ELISABETH BARTA-WINKLER

DAS FASZIEN-GENUSS-TRAINING

MIX
Papier aus verantwortungsvollen Quellen
FSC® C118234

ISBN 978-3-99025-509-4

Layout: freya_art, Regina Raml-Moldovan
Lektorat: Barbara Schöberl
Bilder: © Thomas Gruber, Tomson e. U., Tom Sohn, www.tomson.photography
Video: Elisabeth Barta-Winkler
Webseite der Autorin: www.gesundheitscoach-linz.at

printed by GPS-Group

HINWEIS

Liebe Leserin, lieber Leser!

Die Anregungen in diesem Buch habe ich sorgfältig recherchiert, erarbeitet und geprüft. Bitte gehen Sie verantwortungsbewusst und sorgsam mit den Informationen und Vorschlägen in diesem Buch um. Lassen Sie sich bei Beschwerden und Krankheiten ärztlich beraten. Für die Richtigkeit der Angaben kann keine Haftung übernommen werden. Des Weiteren wird eine Haftung für Sach-, Personen- und Vermögensschäden, die sich bei der Anwendung der Informationen und Vorschläge in diesem Buch ergeben sollten, ausgeschlossen.

Damit die Lesbarkeit des Textes nicht darunter leidet, verwende ich immer nur eine Geschlechtsform. Für mich sind beide Geschlechter gleichwertig, daher wechsle ich zwischen der weiblichen und der männlichen Form ab. Falls ich explizit ein Geschlecht meine, dann habe ich das ausdrücklich angemerkt.

Elisabeth Barta-Winkler

Das FASZIEN-GENUSS-TRAINING

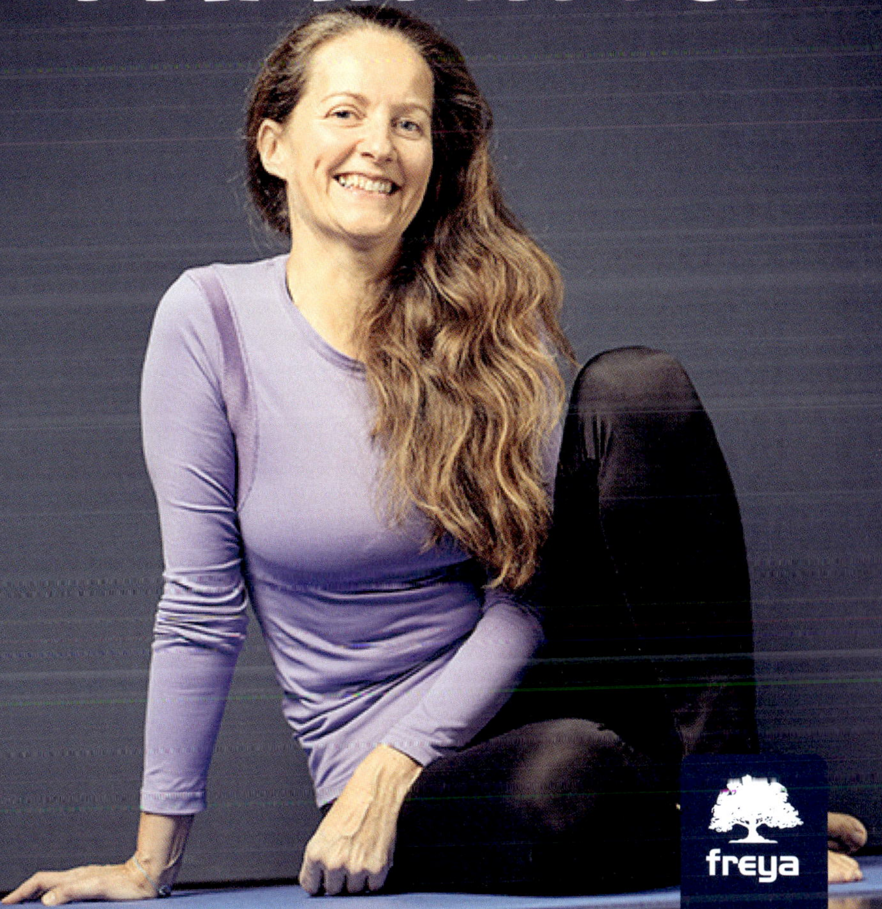

freya

Hier geht´s zu den Videos

Entdecken Sie weitere Videos mit der
FREYA-BÜCHER-APP!

INTERAKTIVES LESEVERGNÜGEN MIT DER FREYA-BÜCHER-APP!

Ab sofort können Sie unsere Bücher mit der kostenlosen App interaktiv entdecken. Videos, Zusatzinhalte und mehr Informationen aus den Freya Büchern steigern Ihr Lesevergnügen und bieten Ihnen faszinierende Einblicke.

So einfach geht's:

1. Laden Sie die kostenlose Freya-Bücher-App im **Google Play Store** oder im **Apple App Store** auf Ihr Smartphone oder Ihr Tablet.
2. Wählen Sie Ihr Buch aus der Liste in der Freya-Bücher-App aus und drücken Sie auf „Bild scannen". Automatisch wird Ihre Kamera aktiviert.
3. Halten Sie Ihr Smartphone oder Ihr Tablet jeweils über die Bilder in Ihrem Buch, die mit einem kleinen Handysymbol versehen sind.
4. Dann öffnen sich die zusätzlichen interaktiven Elemente von selbst. Schon haben Sie Zugang zu weiteren Informationen und Videos aus dem Buch.

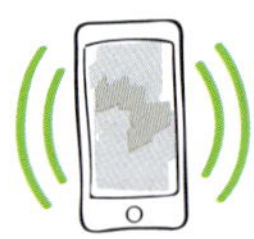

Bilder mit diesem Symbol scannen

Hinweise:

Sollten die Bilder von der App nicht erkannt werden, stellen Sie bitte sicher, dass das Buch ausreichend beleuchtet ist, und verringern Sie gegebenenfalls den Abstand zur Kamera.
Ihr elektronisches Gerät muss mit dem Internet verbunden sein.

EINLEITUNG

Kennen Sie die sogenannte „Blaue Zone"? Diese Zone erstreckt sich über verschiedene Areale auf der ganzen Welt. In diesen Gebieten leben vermehrt über hundertjährige Menschen. Solche Regionen bieten daher vielen Wissenschaftern ein Eldorado für Anti-Aging-Forschungen. Was haben die „alten" Menschen dort alle gemeinsam? Sie leben in Gemeinschaften, fühlen sich mit ihren sozialen Kontakten wohl, rauchen nicht oder kaum, essen und trinken, was ihnen guttut, bewegen sich moderat und das Wichtigste: Sie führen ein stressfreies Leben und hören auf sich und ihren Körper.

Vielleicht können wir gemeinsam auch hierzulande eine neue „Blaue Zone" erschaffen. Dieses Buch bietet Ihnen dazu nicht nur viele interessante und möglicherweise auch unerwartete Informationen, sondern auch gleichzeitig eine Einladung zu Ihrem Genuss-Gesundheitsprojekt, zu Genuss-Entspannungsübungen und zu Genuss-Sportübungen.

Strahlkraft von innen

Damit Sie sich nicht nur körperlich wieder wohlfühlen, sondern auch von innen heraus so richtig „strahlen" können, möchte ich Sie zunächst auf eine kleine Forschungsreise mitnehmen. Deshalb schlage ich Ihnen vor, ein Notizheft zu verwenden. Ich stelle Ihnen einige Fragen in diesem Buch, die Sie möglichst ehrlich für sich beantworten sollen. Ich weiß aus eigener Erfahrung, dass es um ein Vielfaches besser ist, alles aufzuschreiben, als es sich scheinbar zu merken. Vieles Wichtige geht sonst verloren. Sie brauchen keinen Roman zu schreiben und können auch mit Stichworten arbeiten oder in Ihr Handy diktieren. Viele Smartphones haben bereits eine

Diktierfunktion. Bei der Planung Ihres Genuss-Gesundheitsprojektes können Ihre Notizen eine wertvolle Unterstützung sein.

Die Forschungsreise geht quer durch verschiedene Fach- und Wissensgebiete, damit Sie manche Mechanismen Ihres Körpers besser nachvollziehen können. Aufgrund meiner beruflichen Erfahrung als Gesundheitstrainerin weiß ich, wie wichtig es ist, die verschiedenen Zusammenhänge, die auf körperlicher und geistiger Ebene ablaufen können, zu kennen. Oft sind es nur kleine Wissenslücken, die, wenn wir sie schließen, einen großen Unterschied im Verständnis für sich und den eigenen Körper ausmachen können. Das ermöglicht Ihnen, Ihre Verhaltens- und Bewegungsmuster in eine positive Richtung verändern zu können und Ihre Zufriedenheit, Ihr Wohlfühlen und somit Ihren Gesundheitszustand zu steigern.

Weniger ist oft mehr

Sie können mit wenig Aufwand sehr viel für sich, Ihren Körper, Ihre Ausstrahlung und Ihr Wohlbefinden erreichen. Sie bekommen nicht nur viele Anregungen, sondern auch ein effizientes Bewegungsprogramm mit einfach zu erlernenden Übungen. Dieses Programm ist optimal für Sie, wenn Sie mit einem gesunden Sportprogramm beginnen wollen und so wieder mehr Bewegung in Ihren Alltag bringen möchten. Mein Bewegungsprogramm eignet sich aber auch als Ergänzung zu Ihrem bisherigen Sportprogramm. Wenn Sie beispielsweise gerne Joggen, Walken oder Radfahren oder eine andere Sportart betreiben, die Ihre Gelenke sehr einseitig fordert, dann können Sie mit den hier vorgestellten Übungen für einen gesunden Ausgleich sorgen und so eine vorzeitige oder fortschreitende Abnutzung vermeiden. Sie brauchen für mein Bewegungsprogramm keine Vorkenntnisse und keine aufwendigen Materialien oder Geräte.

Viele Menschen meinen, Genuss und Sport (im Sinn von Bewegung) würden überhaupt nicht zusammenpassen, das eine schließe das andere aus. Ebenso viele meinen, Genuss komme erst nach dem Sport. Ich meine Genuss UND Sport passen sehr wohl zusammen und Genuss kann sich mittels optimaler Bewegung schon während des Sports einstellen. Wie, das möchte ich Ihnen in diesem Buch zeigen.

Darüber hinaus bin ich der festen Überzeugung, dass es für jeden Menschen die für ihn richtige Form der Bewegung, der Ernährung, der Lebensweise gibt. Auch für Sie ist das möglich. Ich bin ziemlich sicher, wenn Sie wissen und spüren, was Ihnen guttut und was nicht, offen sind für Neues, neugierig bleiben oder wieder werden, und auch Neues ausprobieren wollen, dann wird Ihr „Zufriedenheits-" und „Wohlfühlen-Level" garantiert steigen.

Das bedeutet allerdings, dass Sie (wieder) die volle Verantwortung für das eigene Wohlergehen übernehmen und nicht an andere abgeben. Damit meine ich Folgendes: Ein Physiotherapeut zum Beispiel kann die Schmerzen in Ihrem Rücken zwar kurzfristig durch seine Behandlung lindern oder sogar abschalten, aber wenn Sie Ihre Schmerzen auch weiterhin im Griff haben möchten, braucht der Körper auch die richtige Bewegung. Ob Sie die Übungen, die Ihnen der Therapeut gezeigt hat, dann regelmäßig machen, liegt in Ihrer Verantwortung.

Oder wenn es Sie beispielsweise nervt, wenn Sie Ihr Partner immer wieder warten lässt, und Sie dieses Verhalten trotzdem tolerieren, auch dann geben Sie Ihre Verantwortung ab. Das mag durchaus manchmal bequem und einfach sein, die Verantwortung an Ärzte, Therapeuten oder an den Partner abzugeben, aber langfristig gesehen ist es nicht unbedingt zielführend, was das eigene Wohlbefinden anbelangt. Da Sie dieses Buch gewählt haben oder geschenkt bekommen haben, nehme ich an, Sie gehören zu den Menschen, die diese Verantwortung (wieder) gerne übernehmen wollen.

Es liegt mir fern, mit erhobenem Zeigefinger auf Sie einzuwirken. Sehen Sie bitte alle meine Anregungen als Möglichkeiten zur Steigerung Ihres Wohlbefindens und Ihrer Gesundheit. Überprüfen Sie gerne meine Ausführungen, die ich Ihnen zu den verschiedenen Fachbereichen gebe. Bilden Sie sich Ihre Meinung dazu. Ich habe mich sehr bemüht, viele verschiedene wissenschaftliche Informationen zu den beschriebenen Fachbereichen zusammenzutragen und hoffentlich verständlich zu erklären.[1] Auf der Freya-Website finden Sie Literaturempfehlungen und ein umfangreiches Literaturverzeichnis zum Download.

Welche interessanten Informationen habe ich für Sie?

Nach einem Statement zum Thema *„Ernährung und Mikronährstoffe"* spreche ich kurz den *„Einfluss unserer Hormone"* an. Danach machen wir einen *„Ausflug in die Sportpsychologie"* und widmen uns dem Thema Stress: Bei einer *„Expedition in die Stress- und Gehirnforschung"* thematisiere ich *Stressreaktionen auf physischer Ebene und die Herzratenvariabilität.* In *„Was haben ausgefranste Schnürsenkel mit Stress zu tun?"* beschäftigen wir uns mit den

1 Die Medizinerinnen oder Fachleute unter Ihnen mögen es mir nachsehen, wenn ich fachlich nicht ganz korrekt formuliere. Ich bin Doktorin der Rechtswissenschaften und nicht der Medizin.

Auswirkungen von Stress auf unsere Chromosomen. Danach forschen wir weiter und fragen: *„Welche Rolle spielen unsere Gedanken und Gefühle?“* Wie können Sie sich *„Umprogrammieren mit zielgerichtetem Denken“? „Fühlen Sie sich als Subjekt oder Objekt?“ „Wie regeneriert unser Gehirn nach Stress?“* Außerdem überprüfen wir Ihren Stresslevel mit *„Wo stehen Sie gerade?“*, machen Halt an einer Ampel *„Von Grün über Gelb auf Rot?“* und fragen: *„Wie reagieren Sie auf Stress?“ „Wie bewerten Sie Ihren Stress?“ „Wie managen Sie Ihren Stress?“*

„Der Unterschied zwischen Theorie und Praxis ist in der Praxis weit höher als in der Theorie“, meint der österreichische Dichter Ernst Ferstl. Damit diese Unterschiede nicht allzu groß werden, folgt ein Praxis-Teil. Sie können *„Ihr Genuss-Gesundheitsprojekt“* planen und sich bei *„Genuss-Übungen zur Entspannung“* nicht nur erholen, sondern auch Ihren Stresslevel nachhaltig positiv beeinflussen.

Da es zu einem meiner Lieblingsthemen gehört und mein Bewegungsprogramm u. a. auf diesem Wissen aufgebaut ist, war für mich selbstverständlich, auch den Faszien Raum in meinem Buch zu geben: *„Faszien – eine faszinierende Entdeckung? Oder das Netz, das uns zusammenhält, uns bewegen lässt und doch so viel mehr kann.“* Für den Fall, dass Sie, so wie ich, sehr neugierig sind und die Zusammenhänge noch etwas tiefgehender verstehen wollen, machen wir nach *„Sie wollen es genauer wissen – ein Exkurs: Das Bindegewebe“* eine *„Kurze Spritztour in die Zellbiologie des Bindegewebes“* und überprüfen *„Welchen Einfluss hat die Zellbiologie auf unsere Bewegung?“*. In *„Verfilzt und verklebt! Bewegungseinschränkungen und Schmerzen“* und einem *„Statement zu Faszienrollen“* thematisiere ich in *„Sitzen – das neue Rauchen? Von schlechter, einseitiger*

Körperhaltung und ungenutzten Gelenkwinkeln" die Zusammenhänge von Zu-wenig- oder Nichtbewegen, Bewegungseinschränkungen und Körperwahrnehmung. Ich frage Sie außerdem: „*Riskieren* Sie *Kopf und Kragen* im Umgang mit PC und Smartphone?" Mit dem Thema „*Kraftvoller Körper*" und der Antwort auf die Frage „*Was macht die Genuss-Sportübungen so erfolgreich?*" schließe ich den „theoretischen" Teil ab. Danach können Sie so richtig loslegen mit den „*Genuss-Sportübungen*". Außerdem finden Sie am Ende noch Übungsvorschläge für einen „*Entspannten Nacken*" und mit „*Gut zu Fuß*" für Ihre Füße.

ERNÄHRUNG UND MIKRONÄHRSTOFFE

Zum Thema Ernährung und Mikronährstoffe gibt es sehr gute Literatur.[2] Ich möchte im Rahmen dieses Buches ein Statement dazu abgeben.

Ich beschäftige mich schon seit einiger Zeit intensiv mit sogenannten Mikronährstoffen (dazu gehören u. a. Vitamine, Mineralien, Spurenelemente, Aminosäuren, Fettsäuren, Enzyme, Vitaminoide, Pflanzenstoffe, probiotische Mikroorganismen). Mit einer guten und ausgewogenen Ernährung (vor allem viel Gemüse) kann der Körper grundsätzlich mit all diesen wichtigen Nährstoffen ausreichend versorgt werden.

Was allerdings zu bedenken ist, dass wir immer wieder in Situationen kommen können, die einen erhöhten Bedarf an Nährstoffen – und da vor allem an Mikronährstoffen – auslösen können.

Der Bedarf kann sich nämlich nicht nur während einer Schwangerschaft oder im Wachstum erhöhen oder wenn wir viel und intensiv Sport betreiben, sondern auch beispielsweise, wenn wir unser Stresssystem permanent hochgefahren haben oder wenn wir in der Nacht oder im Schichtbetrieb arbeiten, aber auch beim Rauchen, bei chronischen Erkrankungen (vor allem im Darmbereich), wenn wir Nahrungsmittelunverträglichkeiten haben, wenn wir regelmäßig Medikamente – und dazu gehört auch das Verhütungsmittel die Pille – einnehmen (müssen). So können beispielsweise Medikamente gegen Bluthochdruck, aber auch Cholesterinsenker einen Mikronährstoffmangel auslösen. Mit einem optimalen Er-

2 In der Literaturliste zum Buch auf der Freya-Website finden Sie „Lesestoff".

nährungs- und Bewegungsverhalten und einem ausgeglichenen Mikronährstoffhaushalt könnte der Einsatz dieser Medikamente – selbstverständlich nur unter ärztlicher Anleitung – in vielen Fällen reduziert werden.

Viele Menschen, die sich vegetarisch oder vegan ernähren, achten in der Regel auf eine gute Auswahl und Zusammenstellung ihrer Nahrungsmittel und können sich somit ausgewogen ernähren. Dennoch empfehle ich vor allem Vegetariern und Veganern mindestens ein Mal jährlich beim Arzt eine Mikronährstoffanalyse durchführen zu lassen, um beispielsweise die Versorgung mit Vitamin B12 (das in ausreichender Menge nur in tierischen Nahrungsmitteln vorkommt und auch mit anderen wichtigen B-Vitaminen zusammenwirkt) sicherzustellen.

„Nichtwissen" oder sehr viel „Falschwissen" gibt es leider auch im Bereich der Mikronährstoffe.

Das Thema Nahrungsergänzungsmittel wird sehr kontrovers diskutiert. Die Kritiker meinen, Nahrungsergänzungsmittel seien schädlich und „rausgeworfenes Geld". Die Befürworter meinen, ohne Nahrungsergänzungsmittel könnten wir nicht gesund bleiben.

Ich sehe vieles etwas differenzierter und versuche, Ihnen einige Informationen und Anregungen zu geben, damit Sie sich Ihre eigene Meinung dazu bilden können.[3]

3 Ich beschäftige mich intensiv seit meiner Ausbildung zum Mikronährstoffcoach mit diesem Thema und könnte ein eigenes Buch schreiben, daher greife ich hier nur einige wenige Aspekte auf.

Egal, ob Sie Mischkost, vegetarisch oder vegan essen, nehmen wir ein Beispiel: Sie hatten in letzter Zeit oft Schwindel, sind sehr müde, Ihnen ist aus unerklärlichen Gründen immer kalt, Sie sind seit einiger Zeit sehr blass und auch kaum belastbar. Das alles wären mögliche Hinweise auf einen Eisenmangel.[4] Sie gehen also zum Arzt und lassen Ihren Eisenspiegel kontrollieren. Im Labor sollten nun folgende Werte im Vollblut bestimmt werden: Ferritin, Transferrin und die Transferrinsättigung. Ferritin gibt Auskunft über das Depot an Eisen, das wir im Körper zur Verfügung haben. Wenn im Körper das Spurenelement gebraucht wird, kann es aus diesem Depot zur Verfügung gestellt werden. Transferrin können Sie sich als eine Art Transportmittel vorstellen, das Eisen zu den Zellen bringt (daher auch der Name). Durch die Transferrinsättigung erhalten wir Auskunft darüber, wie viel Eisen mit Transferrin transportiert werden kann. Eine genaue Diagnose eines möglichen Eisenmangels wäre allerdings nur durch eine Analyse dieser Parameter im Vollblut möglich und nicht im Blutserum. Warum: Wir haben, vereinfacht gesagt, in unserem Blut feste Bestandteile und flüssige. Eisen finden wir fast nur in den festen Bestandteilen. Bei einer Serumanalyse werden aber nur die flüssigen Blutbestandteile untersucht. Daher ist es wichtig, derartige Untersuchungen im Vollblut vornehmen zu lassen.

Für die Bestimmung, ob wir ausreichend mit Mikronährstoffen versorgt sind oder nicht, ist also eine bestimmte Labordiagnostik bzw. Vorgehensweise nötig. Bei manchen Mikronährstoffen – wie z. B. Kupfer – kann auch eine Serumanalyse reichen, weil sich ca. 60 Prozent dieses Spurenelements im Serum befinden.

---

4 Mikronährstoff-Coach, S. 171 ff. An alle Vegetarier und Veganer: Es gibt auch ein pflanzliches Eisenpräparat aus Curryblattextrakt (Murraya koenigii), das nicht nur einen hohen Wirkstoffgehalt, sondern auch eine sehr gute Bioverfügbarkeit aufweist.

Sicherlich gibt es noch großen Forschungsbedarf in diesem Bereich, daher finde ich, ist eine fachlich kompetente Beratung sehr wichtig. In der klassischen Schulmedizin bietet sich meist nicht die entsprechende Zeit, sich ausreichend mit Orthomolekularmedizin[5] zu befassen. Wenn Sie meinen, Sie könnten einen erhöhten Bedarf an bestimmten Mikronährstoffen haben, wenden Sie sich daher an Ärztinnen (Komplementärmedizinerinnen), die entsprechend orthomolekularmedizinisch ausgebildet sind. Ich empfehle Ihnen außerdem, sich umfassend zu informieren.

Eine erfreuliche Entwicklung in die meiner Ansicht nach richtige Richtung stelle ich bei der Diskussion um das sog. Sonnenhormon Vitamin D fest. Selbst Kritiker können die Auswirkungen eines Vitamin-D-Mangels auf viele Zivilisationskrankheiten – allen voran auf die Zuckerkrankheit Diabetes – nicht mehr leugnen. Bleiben wir beim Beispiel Diabetes: Immer wieder belegen Studien, dass ein ausreichend hoher Vitamin-D-Spiegel gemeinsam mit optimaler Ernährung und optimaler Bewegung nicht nur Diabetes Typ 2 heilen, sondern sogar Diabetes Typ 1 deutlich verbessern kann.[6]

Vitamin D hat unter allen Vitaminen eine besondere Stellung. Es kann zum einen über die Nahrung aufgenommen werden, zum anderen über Sonnenbestrahlung vom Körper selbst hergestellt werden. Nahrungsmittel mit nennenswerter Vitamin-D-Konzentration sind u. a. fettreiche Seefische (und vielleicht noch aus der Kindheit bekannt – Lebertran). Für eine gesunde Versorgung mit dem Sonnenhormon brauchen wir eigentlich „nur“ an die frische Luft in die Sonne zu gehen.

5 Dieses Wissensgebiet beschäftigt sich u. a. mit Mikronährstoffen.

6 Jörg Spitz, Zur Bedeutung von Vitamin D bei Diabetes Typ 1 und 2, OM & Ernährung 2020, Nr. 170, F26–F33.

In den Monaten April bis September reicht in unseren Breiten ein Aufenthalt in der Sonne zwischen 10 und 15 Minuten aus, damit unser Körper zwischen 15.000 und 20.000 I. E. produzieren kann.[7] Damit auch wirklich eine Produktion stattfinden kann, sollte der UV-Index gleich bzw. größer als 3 sein[8] und es sollte auf Sonnenschutzmittel mit Lichtschutzfaktor über 15 verzichtet werden. Sie können den optimalen UV-Index ganz einfach mit Ihrem Schatten überprüfen. Stellen Sie sich in die Sonne und schauen auf die Länge Ihres Schattens. Ist Ihr Schatten länger als Sie selbst, kann kein Vitamin D mehr produziert werden. Ein kurzes Sonnenbad ist demnach zwischen 11.00 Uhr und 15.00 Uhr am günstigsten, zu dieser Zeit steht die Sonne höher und der Schatten fällt kürzer aus. In den Wintermonaten ist eine Aufnahme aufgrund des niedrigen Sonnenstands nicht möglich, daher wird hier bei einem Mangel und unzureichender Zufuhr über die Nahrung empfohlen, mit Vitamin-D-Präparaten zu ergänzen.

Wie hoch ein optimaler Vitamin-D-Status sein soll, darüber gibt es in der Literatur und in der Wissenschaft unterschiedliche Empfehlungen.

Die aufgrund von COVID-19 durchgeführten Studien zeigen bereits einen Zusammenhang zwischen niedrigem Vitamin-D-Spiegel und erhöhter Sterblichkeit bzw. schweren Krankheitsverläufen.[9] Ich strebe für mich bzw. meine Familie einen Vitamin-D-Blutspiegel-(25-OH-D-Spiegel-)Wert von um die 60 ng/ml bzw. 150 nmol/l

---

7 Im deutschsprachigen Raum.

8 Das gleicht in etwa einer UV-B-Strahlung zwischen 290 bis 315 nm. Die meisten Smartphones zeigen bei ihren Wetterdaten den UV-Index an.

9 Biesalski: „Vitamin D deficiency and co-morbidities in COVID-19 patients – A fatal relationship? NFS - Nutrition and Food Science Journal 2020, Band 20, S 10–21.

an.[10] Das wäre für mich persönlich ein idealer Wert. Informieren Sie sich daher bitte bei Ihrem Arzt und lassen Sie sich die Gründe für seinen Vorschlag genau erklären. Ich bin zuversichtlich, dass aufgrund der Studien, die gerade weltweit durchgeführt werden, bald sichere Empfehlungen gemacht werden können.

Dasselbe gilt nicht nur für Vitamin D, sondern für alle anderen Mikronährstoffe auch. Ist ein Mangel vorhanden, dann sollte dieser beseitigt werden. Ein Mangel lässt sich mit zusätzlicher und gezielter Zufuhr von diesen Mikronährstoffen beheben, über die normale tägliche Nahrungsaufnahme kann das oft nicht gelingen. Nehmen wir den Mineralstoff Magnesium: Um den Tagesbedarf an Magnesium zu decken, sollten laut D-A-CH[11] Frauen ab 25 Jahren 300 mg pro Tag zu sich nehmen. Damit sind gesunde Frauen gemeint, die keinen erhöhten Bedarf an Magnesium haben. Also gesunde Frauen, die keinen Stress haben, keinen schweißtreibenden Sport betreiben, keine Raucherinnen sind, keine Pille nehmen etc.

Magnesium brauchen wir beispielsweise für unseren Energiestoffwechsel, für unser Nervensystem und unsere Muskulatur, auch für die Freisetzung von verschiedenen Hormonen, für unser Herz-Kreislauf-System. Außerdem ist Magnesium an über 300 enzymatischen Prozessen im Körper beteiligt. Damit beispielsweise unsere Mitochondrien (die Kraftwerke in unseren Zellen) funktionieren, benötigen sie u. a. Phosphatasen. Für die Produktion dieser Phosphatasen braucht es ausreichend Magnesium in den Zellen.

---

10 Es gibt die Messung in ng/ml und nmol/l.

11 D-A-CH = Deutsche Gesellschaft für Ernährung, Österreichische Gesellschaft für Ernährung und Schweizerische Vereinigung für Ernährung – erstellen gemeinsam Referenzwerte für die Nährstoffzufuhr im deutschsprachigen Raum.

Gute Magnesiumlieferanten sind beispielsweise alle grünen Gemüsesorten, Vollkornprodukte, Haferflocken, Hülsenfrüchte, Nüsse, Bananen, Beeren, Fleisch, Fisch, aber auch verschiedene Mineralwässer etc. Mit einer gesunden Mischkost können wir den täglichen Bedarf gut decken, unter der Voraussetzung eines stressfreien Lebensstils oder sonstiger günstiger Bedingungen, die keinen erhöhten Bedarf erzeugen können. Gerade bei Frauen, die mehrfach belastet sind –, vor allem auch alleinerziehende Mütter, die sich wenig Zeit für ein gesundes Essen nehmen – kann sich daher leichter ein Mangel an diesem wichtigen Mineralstoff einstellen.

Es gibt viele hochwertige Nahrungsergänzungsmittel. ABER: Bitte nehmen Sie niemals irgendwelche Produkte auf Verdacht ein. Hier gilt der Grundsatz: „Zuerst messen, dann essen!" Wenn ein Mangel bei Ihnen von Ihrem Arzt diagnostiziert wurde, kann es sein, dass er Ihnen möglicherweise entsprechende Infusionen gibt. Sie haben vielleicht schon von Eiseninfusionen gehört bei einem eklatanten Eisenmangel. Aber auch Vitamin C kann beispielsweise bei akuten Infekten intravenös verabreicht werden. Sie sollten wissen, dass hoch dosierte Mikronährstoffe und Infusionen nur von Ärzten verschrieben werden dürfen. Kann Ihr Mangelzustand mithilfe der Einnahme von Nahrungsergänzungsmitteln behandelt werden, dann achten Sie bitte darauf, dass das Produkt nur Reinsubstanzen von hochwertiger Qualität und keine unnötigen Füllstoffe oder Trennmittel enthält. Leider sind in einigen Nahrungsergänzungsmitteln, die in Drogerie- oder Supermärkten, aber auch teilweise in Apotheken erhältlich sind, viele Zusatz-, Farb- und Füllstoffe oder Trennmittel enthalten, wofür der Körper alle Mikronährstoffe, die ihm zugeführt werden, aufwenden muss, um die Wirkung dieser belastenden Stoffe wieder wettzumachen. Wenn

Sie Nahrungsergänzungsmittel in Apotheken bzw. bei seriösen Herstellern kaufen, können Sie nach den Inhaltsstoffen fragen. Ein fachlich kompetentes Verkaufspersonal kann Ihnen genau erklären, wie die jeweiligen Mikronährstoffe gekennzeichnet sind, welche sonstigen Zutaten in welcher Menge im jeweiligen Produkt enthalten sind oder wie die Einnahme erfolgen soll. Fragen Sie daher genau nach. Mir wird oft schon vom Lesen diverser Zutaten bei einigen Multivitaminpräparaten schlecht. Einige solcher Produkte enthalten Titandioxid, Magnesiumstearate aus Speisefettsäuren etc.[12] All das braucht unser Körper nicht. Diese Stoffe können sogar krank machen, wenn wir sie über einen längeren Zeitraum einnehmen. In diesem Punkt stimme ich mit den Kritikern überein, das kann nicht nur gesundheitsschädigend sein, sondern ist auch verschwendetes Geld.

Ich wünsche mir – so wie ich es bereits in der Faszien-Forschung erkenne[13] – auch bei diesem Thema mehr fachübergreifende und bessere Zusammenarbeit in den verschiedenen Forschungsgebieten. Wenn ich von einer Placebo-kontrollierten Studie über die positive Wirkung von bestimmten Nahrungsergänzungsmitteln auf Depression, Angst und Stressbelastung lese, dann frage ich mich, warum immer noch so viele Antidepressiva verschrieben werden müssen, die dann ihrerseits wieder einen Mikronährstoffmangel auslösen können.[14]

---

12 In einem Produkt habe ich beispielsweise bei 26 Wirkstoffen – die waren in Ordnung – 14 Zusatzstoffe gefunden – darunter leider auch Titandioxid.

13 Krebsforscher aus den USA haben beispielsweise schon bei den Faszien-Forschern (v. a. Dr. Schleip) „angeklopft", um die Erkenntnisse aus der Faszien-Forschung in ihre Forschungen mit einzubinden.

14 Vorsicht ist bei der Einnahme von Johanniskrautkapseln und gleichzeitiger Einnahme von Produkten geboten, die den Serotoninspiegel beeinflussen – wie 5HTP. Diese können sich gegenseitig in ihrer Wirkung verstärken, so ein sog. Serotoninsyndrom auslösen und daher zu einer toxischen Konzentration von Serotonin im Körper führen.

Jeder Mensch ist einzigartig, genau wie sein Körper. Sie sind einzigartig, genau wie Ihr Körper. Daher liegt es in Ihrer Verantwortung, für sich und Ihren Körper gut zu sorgen. Sie entscheiden, was Sie essen und was Sie Ihrem Körper zuführen. Wir wissen meist sehr genau, was uns guttut und was nicht. Daher beobachten Sie und achten beim Essen und Trinken darauf, was Ihnen gut bekommt und was nicht. Auch darauf, zu welchem Zeitpunkt Sie essen und ob Sie sich nach gewissen Mahlzeiten wohler fühlen und wann nicht.

Und, ich muss mich daran auch immer wieder erinnern: Vergessen Sie nicht, ordentlich zu kauen. Falls Sie an leichten Nahrungsmittelunverträglichkeiten leiden, werden Ihnen diese weniger Probleme bereiten, wenn Sie Ihre Mahlzeiten ohne Stress und in Ruhe einnehmen, also auch ordentlich kauen.

Sobald das Essen – oder etwas nicht essen zu dürfen – Stress erzeugt, kann der Stoffwechsel in vielen unserer Zellen nicht mehr ordentlich funktionieren. Wenn Sie beim Essen zum Kalorienzählen anfangen, und das nicht aus medizinischen Gründen notwendig und vom Arzt angeordnet ist, kann ich mir nicht vorstellen, dass Sie dann noch ohne einen Anflug von Stress essen können. Daher verwundert es nicht, dass manche Menschen nicht abnehmen, obwohl sie Diät halten.

Ich halte nichts von strengen Diäten oder Verboten, wenn es nicht gesundheitliche Gründe dafür gibt und eine Diät mit dem Arzt abgeklärt ist.

Vertrauen Sie auf Ihren gesunden Menschenverstand und greifen Sie zu saisonalen und regionalen Lebensmitteln, verzichten Sie, so oft es geht, auf Fertigprodukte und bereiten Sie Ihre Mahlzeiten selber zu. Was aber noch wichtiger ist, hören Sie auf Ihren Körper, welche Nahrungsmittel Ihnen bekommen und welche nicht, und treffen Sie so die Auswahl Ihrer Mahlzeiten. Gönnen Sie sich auch ab und zu Ihr Lieblingsgericht, auch wenn es vielleicht nicht so gesund ist. Ich liebe es beispielsweise, wenn uns mein Mann mit einem Schweinsbraten (mit knuspriger Schwarte) bekocht und komme ins Schwärmen, wenn ich an die herrlichen Kardinalschnitten meiner Schwester, die Schwarzwälder Kirschtorte von meiner Tante, die Rindsuppe mit Mark und Frittaten von meiner Schwiegermutter oder den in Milch und Butterschmalz schwimmenden Apfelstrudel von meiner Mutter denke (ich könnte noch viel mehr aufzählen). Egal, was Sie essen, genießen Sie in Ruhe Ihre Mahlzeiten.

Auf den Punkt bringt es Carmen Maria Poller, wenn Sie meint: „Alles, was Sie genießen, ist auch gesund für Sie. Ob es ein leckeres Essen ist, ein Blick, eine Zärtlichkeit, ein Zusammensein oder Sport. Wenn Sie ein von Herzen gutes Gefühl damit verknüpfen, kann es nur gut für Sie sein."[15]

15 Poller, Glücklich, schön & selbstbewusst, S 159.

WELCHEN EINFLUSS HABEN UNSERE HORMONE?

EIN KURZER BLICK:

Hormone sind Botenstoffe im Körper, sie werden in den Drüsenzellen verschiedener Organe oder Organsysteme gebildet und anschließend ins Blut abgegeben. Wenn die Hormone mit dem Blut zu ihren Zielzellen gelangen, übermitteln sie bestimmte Informationen. Diese Übermittlung geschieht über spezielle Rezeptoren, das sind die Andockstellen, an denen sich die Hormone an die Zellen binden können. In diese Rezeptoren passen sie ganz genau hinein, wie ein Schlüssel in ein Schlüsselloch.[16] Gemeinsam mit unserem Nervensystem regeln sie jeden Stoffwechselvorgang und sind beteiligt an lebenswichtigen Aufgaben, wie zum Beispiel am Blutdruck, an der Herzfrequenz, am Blutzuckerspiegel, an der Regelung der Körpertemperatur, dem Wasserhaushalt etc. Für das geordnete Zusammenspiel unserer Körperfunktionen sind sie somit nicht nur außerordentlich wichtig, sondern für unsere Gesundheit unverzichtbar. Hormone sind aber auch dann im Spiel, wenn wir uns plötzlich, wie aus dem Nichts, beispielsweise völlig hilflos, nutzlos, wertlos und deprimiert fühlen.

Der Hypothalamus – ein Steuerungszentrum in unserem Zwischengehirn – steuert unser Hormonsystem.[17] Dabei wird auf jede noch so kleine Schwankung sofort reagiert und es werden neue „Boten" zur Hypophyse (Hirnanhangdrüse) ausgeschickt. Der Hypothalamus befindet sich gleich in Nähe zu unserem Gefühlszentrum im Gehirn – dem limbischen System. Da dieses Areal eng mit dem vegetativen Nervensystem verbunden ist, gilt es als Ent

16 Pape, Quadbeck, Cavlius, Die Hormonformel, S 9 ff.

17 Scheuchenstuhl, Hild, Natürliche Hormontherapie, S 25 ff.

stehungsort unserer Gefühle und steuert Emotionen wie Schmerz und Stress, Lust und sexuelles Empfinden. Dies erklärt auch, dass bestimmte Hormone unser Verhalten, Denken und Fühlen entsprechend beeinflussen.[18] Der Hypothalamus, die Hypophyse, die Schilddrüse, die Nebenschilddrüsen, die Nebennieren, die Eierstöcke und die Hoden bilden in unserem Körper die verschiedenen Hormone.[19] Obwohl bei den Geschlechtshormonen in weibliche und männliche unterschieden wird, kommen beide bei Frauen und Männern vor. Das Cholesterin aus der Leber bildet zunächst den Grundbaustein für alle Geschlechtshormone. Vereinfacht erklärt, entstehen daraus (über einige Zwischenstufen) zum einen Progesteron und zum anderen DHEA (Dehydroepiandrosteron). Daraus können sich dann die männlichen Hormone (z. B. das Testosteron) und die weiblichen Hormone (die Östrogene) bilden. Die Östrogene werden in den Eierstöcken gebildet und bestehen eigentlich aus einer Gruppe von Hormonen, die drei wichtigsten sind Östron, Östradiol und Östriol. Progesteron und DHEA bilden also eine Art Vorstufe für die Geschlechtshormone.

Wenn Sie schon einmal in einem Konzert waren, können Sie sich das in etwa so vorstellen: Der Hypothalamus und die Hypophyse komponieren ein Stück und sorgen dafür, dass dieses Stück von einer „Philharmonie", bestehend aus den Nebennieren, Eierstöcken und den Hoden, gespielt werden kann. Die Kapellmeisterin Schilddrüse gibt den Takt an.

Nur wenn unsere Hormone im Gleichgewicht sind – das betrifft allerdings alle Hormone, nicht nur die Geschlechtshormone – sind wir gesund und fühlen uns auch gesund.

18 Kaluza, Stressbewältigung, DOI 10.1007/978-3-642-13720-4_2, S 17 f.

19 Scheuchenstuhl, Hild, Natürliche Hormontherapie, S 49 ff.

Durch ein hormonelles Ungleichgewicht können körperliche und psychische Beschwerden entstehen und daher kann es ab einem fortgeschrittenen Alter (vor oder in der Menopause speziell bei Frauen) oft schwerfallen, sich zu bewegen bzw. sich zur Bewegung zu motivieren.

Die weibliche Hormonbalance kann leicht ins Ungleichgewicht geraten, wie z. B. mit Einsetzen der ersten Periode, durch Schwangerschaft, bei der Geburt eines Kindes, durch künstliche Verhütungsmittel wie Pille oder Hormonspirale, durch Vererbung. Aber auch Faktoren wie Stress, Bewegung, Ernährung, Rauchen, also der geführte Lebensstil allgemein, können eine wesentliche Rolle spielen.

Bei vielen Frauen beginnt ab Mitte vierzig die Phase der Wechseljahre (Klimakterium).[20] In der sogenannten Menopause – das ist ab dem Zeitpunkt der letzten Regelblutung – lässt die Hormonproduktion immer mehr nach: Aber auch schon in der Prämenopause – die Zeit vor der eigentlichen Menopause – nimmt die Produktion von Progesteron immer mehr ab. Diese Phase beginnt meist im Alter zwischen 35 und 40 Jahren. Danach folgen unregelmäßige Zyklen, in denen der Eisprung häufig ausbleibt, bis es schließlich zu gar keinem Eisprung mehr kommt und eine letzte spontane Menstruationsblutung einsetzt.[21] Die Liste der Symptome einer unausge-

20 Bei manchen Frauen kann diese Phase aber auch früher oder später beginnen.

21 Ein Mangel an Progesteron kann zu einer sogenannten Östrogendominanz führen: Östrogene werden weiterhin im Eierstock gebildet, durch die verminderte oder gänzlich fehlende Progesteron-Produktion dominieren also die Östrogene – es kommt zu einem Östrogenüberschuss. Scheuchenstuhl, Hild, Natürliche Hormontherapie, S 52 ff. Leider werden teilweise (zum Glück nur mehr selten) die sogenannten konjugierten, equinen Östrogene als „natürliche" Hormone verschrieben, diese haben aber nicht exakt die gleiche biochemische Struktur, nur eine ähnliche. Sie stammen aus dem Harn trächtiger Stuten. Scheuchenstuhl, Hild, Natürliche Hormontherapie, S 57.

glichenen Hormonbalance ist lang, daher hier nur einige Beispiele: Hitzewallungen, Schlafstörungen, Übergewicht, erhöhte Reizbarkeit, Schwindel, Depressionen, Muskel- und Gelenkbeschwerden, Herzrasen, Schweißausbrüche, Kopfschmerzen, Wassereinlagerungen im Gewebe, verminderte Konzentrationsfähigkeit, Bluthochdruck, schlaffe Haut, Panikattacken, Erschöpfung etc.

In einer natürlichen Hormontherapie wird versucht, Abhilfe bei einem Hormon-Ungleichgewicht zu schaffen. Dabei werden nur bioidente Hormone verwendet. Das sind Hormone, die die exakt gleiche biochemische Struktur haben, wie die der im Körper gebildeten Hormone.[22] Über einen Speichel- und/oder Bluttest lässt sich der aktuelle Hormonstatus bestimmen. Die Meinungen darüber, ob Speichel- oder Bluttest oder beides aussagekräftiger ist, gehen in der Literatur auseinander. Warum manche Ärztinnen, die sich mit bioidenten Hormonen beschäftigen, eine Hormondiagnostik aus dem Speichel bevorzugen, lässt sich vereinfacht so erklären: Im Blutserum werden die Hormone an Transportproteine gebunden, im Speichel liegen die Hormone in ihrer „freien" Form, also in ihrer biologisch aktiven Form vor, womit eine genauere Information über den Hormonstatus gegeben ist. Außerdem ist eine Diagnostik nicht mehr aussagekräftig über das Blut, wenn bereits bioidente Hormone in Form von Salbe oder Creme über längere Zeit aufgetragen wurden. Für einen Speicheltest ist es wichtig, sich an eine genaue Anleitung zu halten, was wann nicht mehr gegessen oder getrunken werden darf bzw. wann genau und wie die Speichelproben genommen werden müssen.

Eine individuelle Hormonersatztherapie kann allerdings auch bestimmte Schwierigkeiten bringen, wie die Universitätsprofessorin

22 Platt, Die Hormonrevolution, S 15.

für Frauenheilkunde und Autorin Ingrid Gerhard sehr gut beschreibt.[23] Dabei weist sie auf verschiedene Mängel hin, u. a. einen Mangel an Zeit und Rückzugsmöglichkeiten, an sozialer Unterstützung, an Naturerlebnis, Licht, Sonne (Vitamin bzw. Hormon D), Schlaf und Bewegung, aber auch ein Übermaß an schlechter Ernährung und Umweltgiften.[24] Vieles davon können wir beeinflussen, daher sollten Sie sich beispielsweise fragen: Wie viel Zeit nehmen Sie für sich in Anspruch? Wie oft gehen Sie raus in die Natur? Wie bewegen Sie sich? Haben Sie in der Nacht Ihr Handy eingeschaltet auf Ihrem Nachtkästchen liegen? ...

Der wichtigste Indikator für Ihren Hormonhaushalt ist Ihr Wohlbefinden. Achten Sie darauf, was sich gut für Sie anfühlt und was nicht. Vertrauen Sie daher vor allem auf Ihre innere Ärztin. Das gilt im Übrigen nicht nur für einen gesunden Hormonhaushalt, sondern auch für alle anderen gesundheitlichen Belange.

Tests bzw. die Überprüfung des Hormonstatus können Ihnen zwar am Papier genaue Daten liefern, diese müssen aber nicht unbedingt konform gehen mit Ihrem persönlichen Empfinden. Die amerikanische Gynäkologin und Bestsellerautorin Christiane Northrup berichtet beispielsweise von niedrigen Östrogen- und Testosteronwerten bei Frauen, deren sexuelles Verlangen aber sehr hoch war und umgekehrt genauso.[25]

---

23 Ingrid Gerhard, Wechseljahresbeschwerden, nicht nur ein Mangel an Hormonen, OM & Ernährung 2020, Nr 170, F5–F12.

24 Nicht nur schlechte Luft kann vergiften, sondern auch mit Schwermetallen belastete Kleidung, Kosmetika oder Lärm. Ein Handy können wir abends ausschalten, auch das haben wir selber in der Hand.

25 Northrup, Göttinnen altern nicht, S 125. Northrup hat mittlerweile viele sehr gute Bücher für Frauen geschrieben. „Göttinnen altern nicht" ist für Frauen in jedem Alter sehr empfehlenswert.

Sie können unabhängig von einer Hormonersatztherapie viel für sich und einen gesunden Körper tun. Demnach lässt sich unser Hormonhaushalt relativ einfach durch einen entsprechenden Lebensstil regulieren: Durch optimale Bewegung, optimale Ernährung und einen möglichst stressfreien Lebensstil. Daher starten wir unseren Ausflug.

AUSFLUG IN DIE SPORTPSYCHOLOGIE

Damit das Ganze nicht zu theoretisch wird, greife ich in meine berufliche Erfahrungsschatzkiste als Gesundheitscoach bzw. Gesundheitstrainerin und habe daraus zwei Beispiele „kreiert“:

Beispiel 1:

Der Wecker läutet um 6.00 Uhr früh, unausgeschlafen und fast völlig gerädert wacht Jutta auf und denkt: „Oh Gott!“ Langsam quält sie sich aus dem Bett, die Gelenke und Glieder schmerzen, sie stapft ins Bad. Da fällt ihr ein, dass sie sich für heute „sporteln“ vorgenommen hat. Ihre sportliche Freundin hat sie vor einigen Tagen dazu überredet. Sie ist auch etwas neidisch auf ihre Freundin, weil sich diese dazu nicht ständig aufraffen muss. „Aber du hast das mit deiner Freundin ausgemacht!“, meldet sich das schlechte Gewissen. Mit „Mir tut sowieso alles weh, ich schicke dann eine SMS, nächste Woche geht’s bei mir besser“ ist für den inneren Schweinehund die Sache erledigt.

Beispiel 2:

„Endlich zu Hause! War das wieder ein anstrengender Tag, heute wollten wirklich alle etwas von mir. Und da kommt auch noch dieser Heini mit seinem überwichtigen Projekt, als ob das nicht bis morgen warten könnte. Egal, jetzt Lieblingskanal an, Kühl- und Vorratsschrank plündern und dann gemütlich abschalten vor der Glotze.“ Da meldet sich das schlechte Gewissen, als es die zielsichere Auswahl an „Junkfood“ entdeckt: „Stopp, was isst du da? Bist du von Sinnen?“ Innerer Schweinhund kontert: „Das habe ich mir heute nach diesem superanstrengenden Tag verdient, also halt die Klappe!“ „Aber ...“ – wirft das schlechte Gewissen ein. „Komm schon“, besänftigt der innere Schweinehund, „morgen ernähre ich mich wieder gesünder, gehe ordentlich Mittagessen und versprochen, morgen abends fahre ich eine Runde auf dem Hometrainer. Aber jetzt lass mich bitte in Ruhe, ich muss mich schließlich erholen!"

Fassen wir zusammen: Das schlechte Gewissen plagt, der innere Schweinehund hält dagegen.

Warum quälen uns ein schlechtes Gewissen und ein innerer Schweinehund?

Ich habe einen ersten Erklärungsansatz dafür in den sogenannten Attributionstheorien der Sportpsychologie entdeckt:[26]

Vereinfacht ausgedrückt bedeuten Attributionen, dass wir verschiedene Ursachen bestimmten Ereignissen zuschreiben. Wir können uns somit unser eigenes Verhalten oder das von anderen Menschen erklären.

26 In diesen Attributionstheorien aus der Sportpsychologie wird anhand von sozial-kognitiven Ansätzen versucht, ein bestimmtes Handeln über sozial erworbene kognitive Prozesse zu erklären. Ursachenerklärungen – sogenannte Kausalattributionen – gehören zu den sozialen Kognitionen, wonach unser Handeln ganz entscheidend von unseren sozial erworbenen Regeln beeinflusst wird. Nach Bernard Weiner und Heinz Heckhausen, die Pioniere dieses attributionstheoretischen Motivationsansatzes, spielen die Annahmen über die Ursachen von Erfolg und Misserfolg eine zentrale Rolle im Motivationsgeschehen. Außerdem erfüllen diese Kausalattributionen zum einen die Funktion der Kontrollierbarkeit, zum anderen rechtfertigen wir uns damit. Die Welt soll somit durchschaubarer bzw. vorhersehbarer gemacht werden und die eigenen Handlungen bzw. die Ergebnisse dieser Handlungen sollen ins rechte Licht gerückt werden („... es lag nicht an mir, ich konnte nichts dafür ..."). Letztendlich haben diese Attributionen eine den Selbstwert schützende und den Selbstwert erhöhende Funktion. Erfolge oder positive Ergebnisse von Handlungen werden gerne auf die eigene Person zurückgeführt und steigern somit den Selbstwert. Während bei Misserfolgen oder negativen Ereignissen, die auf äußere Ursachen geschoben werden oder keine Erklärung dafür gefunden wird, der Selbstwert dadurch geschützt wird. Stoll, Pfeffer, Alfermann, Lehrbuch Sportpsychologie, S 288 ff.

Wichtig ist aber dabei, dass diese Prozesse völlig automatisch ablaufen, wenn das eigene Verhalten nie hinterfragt und entsprechend reflektiert wird.

Unsere Erfahrungsschatzkiste

Wir haben im Laufe unseres Lebens viele Informationen zum einen durch Lernen oder durch Erfahrungen angesammelt. Als Kind lernen wir von unserer unmittelbaren Umgebung. Die Verhaltensweisen, die wir schon als Kind immer wieder bspw. von Eltern oder anderen Bezugspersonen beobachtet haben, speichern wir sozusagen als Informationen ab. Außerdem haben sich dadurch entsprechende Annahmen entwickelt, die wir über die Ursachen von Erfolg und Misserfolg haben. Auf all diese „gespeicherten" Informationen greifen wir als Erwachsene beim Denken, beim Erkennen oder beim Wahrnehmen zurück. Unsere Erfahrungen aus der Kindheit spielen also eine wesentliche Rolle. Bezeichnen lässt sich das auch als (früh-)kindliche Sozialisierung.

Betrachten wir das Verhalten von Bezugspersonen, das generell in der Kindheit beispielhaft an den Tag gelegt wurde: Von der Arbeit nach Hause kommend gleich vor die „Glotze" oder das Tablet oder gab es gemeinsame Spaziergänge, ging der Papa vielleicht joggen nach der Arbeit? Wurde gemeinsam gegessen bzw. gab es fixe Essenszeiten oder hat jeder für sich irgendwann gegessen? Wurde selbst gekocht oder gab es Fertiggerichte? Was haben die Erwachsenen den Kindern gegenüber erwähnt über Sport, Bewegung: „Sport ist Mord", „Bewegung an der frischen Luft ist sehr gesund, also raus mit dir!", „Sei vorsichtig, da nicht raufklettern, das ist zu gefährlich, da tust du dir weh!".

Erwachsene haben Vorbildwirkung und prägen dadurch die Verhaltensweisen – wenn auch unbewusst – bei den Kindern. Kinder nehmen nicht nur das Verhalten der Erwachsenen in ihren Erfahrungsschatz auf, sondern auch die daraus resultierenden Empfindungen, die die Erwachsenen bei ihrem Verhalten haben. Wenn die Mama also nach dem Joggen zwar verschwitzt, aber mit einem zufriedenen Lächeln nach Hause gekommen ist, erfährt das Kind, das ist anstrengend, aber es tut offenbar gut. Wenn die Tante genüsslich ihren Big Mac und Pommes verspeist, sich aber dann mit schmerzverzerrtem Gesicht die Hand auf den Bauch hält, erfährt es, das schmeckt zwar gut, aber das tut offenbar gar nicht gut.

Werden derartige Verhaltensweisen dem Kind immer wieder vorgelebt, füllt das Kind unbewusst seine „Erfahrungsschatzkiste" beständig damit auf. Als Erwachsene greifen wir dann in diese Erfahrungsschatzkiste und solange dieser Vorgang unbewusst geschieht, handeln wir entsprechend unbewusst.

Nehmen wir die beiden Beispiele von vorhin: Die Frage „Wie erfolgreich kann ich bei meinem Vorhaben sein?" wird in Beispiel 1 mit „Mir tut eh alles weh!" beantwortet. Außerdem mit Schmerzen „sporteln" – die Erfolgsaussicht ist gleich Null. Im zweiten Beispiel lässt sich Jutta zumindest eine Erfolgsoption für den nächsten Tag offen. Sie kann sich vorstellen, gesünder zu essen und Rad zu fahren. Aber für den heutigen Tag nimmt sie vorweg einen Misserfolg an: Nach einem üppigen Essen ist es nahezu unmöglich, Sport zu treiben.

Darüber hinaus haben Ursachenerklärungen die Funktion, in gewisser Weise zu kontrollieren, zu rechtfertigen und auch den Selbstwert zu schützen oder zu erhöhen. Was die Kontrollierbarkeit und Rechtfertigung betrifft, spielen im ersten Beispiel wiederum die Schmerzen eine Rolle, die einen nicht handeln lassen, aber auch das „Ich habe keine Zeit, …, ich muss mich jetzt erholen, alle wollten etwas von mir, ich konnte nichts dafür …". Jutta erklärt sich damit, warum sie nicht jetzt, nicht heute, sondern vielleicht erst morgen handeln kann. Die eigenen „Nicht"-Handlungen lassen sich dadurch ja schlüssig (für Jutta) erklären und sie steht selbst nicht so schlecht da.

Was die selbstwertschützende bzw. -erhöhende Funktion betrifft, so will sie sich möglicherweise im ersten Beispiel vor der Freundin keine Blöße geben. Die ist wahrscheinlich sportlicher, sie kann nicht „mithalten" – sie schützt „sich" lieber (den eigenen Selbstwert) und verschiebt auf nächste Woche. Da ist sie vielleicht etwas besser drauf und kann eher mithalten.

Auch beim zweiten Beispiel handelt sie selbstwertschützend – nach so einem anstrengenden Tag „muss" sie sich ja „schützen", „vorsichtshalber" stopft sie sich mit ungesunder Nahrung voll, dann kann sie ja gar nichts anderes mehr machen und sie fühlt sich für den Moment ja zufrieden.

Die Attributionstheorien erklären also, warum wir handeln oder nicht handeln und uns dementsprechend verhalten. Wenn Sie nun ein Verhalten bei sich entdecken – einen inneren Schweinehund beispielsweise, sollten Sie im Hinterkopf haben, dass dieses Verhalten möglicherweise durch eine entsprechende (früh-)kindliche Sozialisierung beeinflusst wurde. Dabei ist es wesentlich, sich dessen bewusst zu sein. Das bedeutet zum einen, dass Sie sich genauer beobachten und fragen, wie sich ein bestimmtes Verhalten für Sie anfühlt, zum anderen, ob Sie nicht eine Verhaltensweise von Erwachsenen aus der Kindheit übernommen haben, die Ihnen heute nicht mehr dienlich ist. Sie haben aber nicht nur Negatives in Ihrer Erfahrungsschatzkiste gesammelt, sondern auch sehr viel Positives. Es geht demnach vorwiegend darum, sich diese unbewussten Verhaltensweisen ins Bewusstsein zu holen und zu reflektieren, ob diese für einen noch passen oder nicht. Erst wenn Sie sich bewusst machen, welche Erklärungsansätze Sie gerade wieder parat haben, können Sie Ihre Handlungen bzw. Ihr Verhalten verändern und damit auch Ihren inneren Schweinehund zähmen. Die Ergebnisse aus der Stress- und Gehirnforschung bieten dafür eine große Unterstützung.

EXPEDITION IN DIE STRESS- UND GEHIRNFORSCHUNG

Sie treffen eine alte Bekannte auf der Straße, freuen sich, möchten sich kurz unterhalten und fragen: „Hallo, schön, dass ich dich treffe, wie geht's dir?" Sie bekommen ein knappes „Ich bin im Stress!" oder vielleicht auch ein „Ich würde ja gerne mit dir plaudern, aber ich habe einfach keine Zeit, ich bin so im Stress!".

Ein wichtiger Schwerpunkt aus der sog. salutogenetischen Perspektive im Rahmen der Stressforschung sind die Auswirkungen auf die Gesundheit.[27] Vereinfacht ausgedrückt beschäftigt sich die Salutogenese vor allem damit, wie Gesundheit entsteht und wie wir sie uns erhalten können. So unterschiedlich jeder Mensch Stress bewertet, genauso unterschiedlich wirkt sich Stress auf jeden Einzelnen in seiner Gesundheit aus.

Aaron Antonovsky, ein israelischer Medizinsoziologe, der den Ausdruck der Salutogenese geprägt hat, hat Anfang der 70er-Jahre eine Untersuchung an Frauen durchgeführt, die Konzentrationslager überlebt hatten, ausgewandert waren, drei Kriege und somit extrem belastende Situationen miterlebt hatten. Man könnte meinen, dass sich über 90 Prozent dieser Frauen in einem katastrophalen Gesundheitszustand befanden. Aber 29 Prozent dieser Frauen befanden sich überraschenderweise in einem guten psychischen und physischen Gesundheitszustand. Dieses Ergebnis nahm Antonovsky zum Anlass, der Frage nach den gesundheit-

27 Die salutogenetische Stressforschung beschäftigt sich mit den gesundheitlichen Schutzfaktoren, nach sozialen und personalen Ressourcen, auf die der Einzelne im Belastungsfall zurückgreifen kann.

lichen Schutzfaktoren beim Bewältigen von Stresssituationen nachzugehen.[28]

Mittlerweile unumstritten ist die Tatsache, dass positive, angenehme zwischenmenschliche Kontakte wesentlich zum eigenen Wohlbefinden beitragen können. So empfindet jemand beispielsweise Schmerzen weniger intensiv, wenn er gerade herzlich lachen muss, weil jemand einen sehr lustigen Witz erzählt, oder nach einer Operation setzt ein schnellerer Heilungserfolg ein, wenn die Pflege durch ein freundliches und fürsorgliches Krankenhauspersonal erfolgt. Viele Studien zeigen, wie positiv sich sozialer Rückhalt auf die Gesundheit auswirken kann.[29] Denken Sie dabei auch an die „Blaue Zone". Die Menschen dort pflegen ihre sozialen Kontakte. Erklärt wird diese stressreduzierende Wirkung mit einer vermehrten Freisetzung von Oxytocin[30]. Bekannt ist, dass das sogenannte Bindungshormon Oxytocin nicht nur bei der Geburt und beim Stillen ausgeschüttet wird, sondern auch beim Erleben von angenehmer körperlicher oder emotionaler Nähe.

Stressreaktionen auf physischer Ebene

Sie haben sicher auch schon verschiedene körperliche Beeinträchtigungen, wie häufige Erkältungen, Magen- oder Verdauungsprobleme, Kreuzschmerzen etc., damit erklärt oder erklärt bekommen: „Das kommt vom Stress!" Zum einen fühlen sich viele Menschen

28 Antonovsky, A., Maoz, B., Dowty, N. & Wijsenbeek, H. (1971), Twenty-five years later. A limited study of the sequelae of the concentration camp experience. Social Psychiatry, 6, 186–193.

29 Eine sehr gute Zusammenfassung findet sich in Schwarzer & Leppin, Sozialer Rückhalt und Gesundheit. Eine Meta-Analyse.

30 Uvnäs-Moberg, Pettersson, Oxytocin, ein Vermittler von Antistress, Wohlbefinden, sozialer Interaktion, Wachstum und Heilung, S 51 ff.

wie ein hilfloses Opfer, das dem „Übeltäter“ Stress völlig ausgeliefert ist, zum anderen entschuldigen wir dabei eigenes Fehlverhalten sich selbst und anderen gegenüber. Bei manchen schwingt auch ein Unterton von Stolz bei einem Zuviel an Stress mit. Das soll offenbar unterstreichen, wie wichtig und bedeutsam jemand ist.

Unser Wunderwerk Körper ist immer darauf bedacht, dass alles reibungslos funktioniert. Er arbeitet daher sehr effizient und ressourcen- und energieschonend. Dieser Zustand wird als Kohärenz bezeichnet.[31] Unser Gehirn verarbeitet nachts sämtliche Eindrücke und Erfahrungen, die wir tagsüber gemacht haben. Sie können sich das so vorstellen, dass Unwichtiges weggeworfen und aussortiert wird, alles Wichtige in die richtigen Schubladen abgelegt wird und bei Bedarf dann auch hervorgeholt werden kann. Schlafen wir nicht ausreichend, kann das Gehirn diese Unordnung nur mit enormem Energieaufwand bewerkstelligen. Daher kann länger anhaltender Schlafmangel oder auch Schlafstörungen dieselben Beschwerden hervorrufen wie chronischer Stress. Die gute Nachricht ist, dass die Anregungen in diesem Buch, vor allem zum Thema Stress, auch für einen guten Schlaf sorgen können.

Hinreichend bekannt ist mittlerweile, dass die körperlichen Stressreaktionen die Atmung, den Herz-Kreislauf, die Muskulatur, den Stoffwechsel, die Sexualität, das Immunsystem und das Schmerzempfinden beeinflussen können. Die akuten Stressreaktionen werden durch das Zusammenwirken von zentralem, vegetativem Nervensystem und dem Hormonsystem ausgelöst.

31 Hüther, Bauer, Müller, Wie Träume wahr werden, S 191 f.

Sehr vereinfacht ausgedrückt, lässt sich dieser Prozess so erklären: Das vegetative (oder autonome) Nervensystem sorgt für ein Gleichgewicht in unserem Körper, wobei der Parasympathikus und der Sympathikus zusammenwirken. Der Parasympathikus sorgt für Wachstum und Gesunderhaltung bzw. „Wartung" des Körpers, also alle automatisch ablaufenden Prozesse, und hält somit unseren gesamten Organismus am Laufen. Der Sympathikus ist unser Alarmsystem. In der Psychologie wird der Begriff Arousal[32] verwendet für das Ausmaß der Aktivierung des zentralen Nervensystems. Der Sympathikus läuft auf Hochtouren, wodurch wir besonders aufmerksam, wach und reaktionsbereit sind. Im Schlaf ist unser Arousal-Level sehr niedrig. Ein hoher Arousal-Level kann sich sowohl im sog. Eustress (empfinden wir positiv), wie im Disstress (empfinden wir negativ) zeigen. Bei einem hohen Arousal-Level befinden wir uns in einem erhöhten körperlichen Erregungszustand.[33]

Wenn unser Leben auf dem Spiel steht, wird in einen „Kampf-oder-Flucht-Modus" geschaltet und alle anderen Systeme, die dafür nicht notwendig sind, werden auf einen „Minimalmodus heruntergefahren". Beispielsweise beim Überqueren einer Straße, völlig in Gedanken versunken, ohne zu schauen, merken Sie plötzlich, da kommt ein Auto um die Kurve geschossen, der Sympathikus „übernimmt" und schaltet auf „Alarm". Durch die Aktivierung unseres Hormonzentrums werden u. a. Adrenalin und Cortisol in der Nebennierenrinde freigesetzt. Dadurch steigt der Blutzuckerspiegel an, unsere Muskeln werden ausreichend durchblutet, um schnell zur Seite springen zu können. Zudem schränkt Cortisol die Immunabwehr ein und fährt daher die Entzündungsreaktionen

32 Blackburn, Epel, Die Entschlüsselung des Alterns, S 112.

33 Blackburn, Epel, Die Entschlüsselung des Alterns, S 112.

runter. Auch die Verdauungsarbeit lässt in diesem Modus nach. Das im Körper produzierte Stresshormon reguliert außerdem auch unseren Kohlehydrat- und Fettstoffwechsel.

Dieses „Umschalten" passiert ganz automatisch, ohne dass wir darüber nachdenken müssen. Ist die Gefahrensituation vorbei, schaltet unser Körper wieder automatisch sämtliche „Normalfunktionen" an, die Atmung und der Herzschlag beruhigen sich, die Verdauungsarbeit und das Immunsystem nehmen ihre Arbeit wieder auf. Während Adrenalin relativ rasch wieder abgebaut wird, verbleibt das Stresshormon Cortisol etwas länger in unserem Blutkreislauf. In der Medizin wird dieselbe Wirkung mit der Gabe von Cortison (daher der ähnliche Name) erreicht. Vor allem bei heftigen allergischen Reaktionen oder bei schweren chronischen Krankheiten kann die Herabsetzung der Immunabwehr lebensrettend sein.

Eine besondere Rolle im Stressgeschehen spielt auch der sog. Vagus-Nerv (Nervus vagus).[34] Hervorzuheben ist, dass dieser Nerv viele Informationen aus unserem Körperinneren an unser Gehirn sendet.[35] Dieser Nerv hat einen beachtlich weiten Verlauf in unserem Körper (Bauch, Herz, Lunge, Mund, Rachen, Ohren und Kopfhaut) und besitzt zwei Äste, einen vorderen und einen hinteren, die sich beide sehr unterschiedlich auf unser Stressverhalten auswirken können. Außerdem kann der Vagus je nachdem, welcher der beiden Äste aktiviert ist, den Sympathikus beeinflussen. Sehr vereinfacht gesagt, können wir uns durch das optimale Funktionieren des vorderen Astes gemeinsam mit seinen Hirnnerven ruhig, erholt oder kreativ und glücklich fühlen. Mit gezielter Ent-

34 Rosenberg, Der Selbstheilungsnerv, S 83 ff.

35 Lienhard, Schmid-Fetzer, Cobb, Neuronale Heilung, S 17 ff.

spannung können Sie die schädlichen gesundheitlichen Auswirkungen von chronischem Stress wieder beseitigen und somit auch die Aktivität des Nervus vagus fördern.[36] Eine sowohl geniale wie einfache Übung von Stanley Rosenberg stelle ich Ihnen dazu im Kapitel „Entspannter Nacken“ vor. Darüber hinaus finden Sie viele Übungen in den Genussübungen zur Entspannung.

Wie regeneriert unser Gehirn nach Stress?

Die Regeneration nach Stresssituationen funktioniert relativ gut bei jungen Menschen. Bei älteren Menschen hingegen können die negativen Folgen in den Gehirnen deutlich zu sehen sein. Manuela Macedonia beschreibt in ihrem Buch „Beweg dich! Und dein Gehirn sagt Danke“ sehr gut, wie sich die Neuronen und deren Fortsätze (Dendriten) nach Stresssituationen regenerieren können. Je älter wir werden, umso kürzer und umso weniger werden die Fortsätze, bis sie schließlich gar nicht mehr nachwachsen.[37] An dieser Stelle möchte ich gleich darauf hinweisen, dass Sie es gar nicht erst so weit kommen lassen müssen. Ich stimme mit Manuela Macedonia absolut überein – BEWEGEN Sie sich! Keine Angst, ich rate Ihnen jetzt nicht, dass Sie sofort mit dem Joggen beginnen sollen. Es reicht für den Anfang schon, wenn Sie öfter von Ihrem Sitzplatz aufstehen und sich dann wieder hinsetzen. Das Ganze ein paar Mal hintereinander und Sie trainieren Ihre Gesäß- und Oberschenkelmuskulatur gleich etwas mit. Das kann sich auch positiv auf die sogenannte Herzratenvariabilität oder Herzfrequenzvariabilität auswirken.

36 Täuber, Gedanken als Medizin (E-Book).

37 Maceodina, Manuela, Beweg dich! Und dein Gehirn sagt Danke, S 159 ff.

Herzratenvariabilität – HRV

Die HRV kann Informationen über den allgemeinen Gesundheitszustand liefern.[38] Die Schlagzahl unseres Herzens passt sich immer an den jeweiligen Bedarf an. Nehmen wir an, Sie gehen flott steil bergauf oder eine Treppe hinauf. Der Körper muss sich etwas mehr anstrengen, er benötigt dafür mehr Sauerstoff und mehr Energie. Ihr Herz muss daher mehr Blut durch den Körper schicken und deshalb öfter schlagen. Das autonome Nervensystem, der Sympathikus, sorgt dafür, dass die Herzrate bergauf gesteigert wird und der Parasympathikus lässt diese, nachdem Sie oben angelangt sind und die Steigung vorbei ist, langsam wieder sinken. Dieses Anpassen geschieht – wie auch das Umschalten mit der Ausschüttung von Cortisol – automatisch. Funktioniert Ihr Nervensystem einwandfrei, laufen alle Körperfunktionen wieder in geregelten Bahnen ab.

Problematisch für Ihre Gesundheit werden allerdings ein ständiges Ausschütten von körpereigenem Cortisol und dieser „Alarm-Modus“ dann, wenn er über längere Zeit aufrechterhalten wird, obwohl längst keine lebensbedrohende Gefahrensituation mehr vorliegt. Das kann unweigerlich zu einer verminderten HRV führen. Eine niedrige HRV wird mittlerweile mit vielen verschiedenen gesundheitlichen Problemen in Zusammenhang gebracht, von Übergewicht über sexuelle Störungen bis hin zu Herzerkrankungen.[39] Mit einer Atemtechnik, die ich Ihnen in den Genussübungen zur Entspannung vorstelle, können Sie Ihre HRV wieder auf ein gesundes Niveau bringen.

38 Rosenberg, Der Selbstheilungsnerv, S 120 ff.

39 Rosenberg, Der Selbstheilungsnerv, S 120 ff.

Beißen Sie sich manchmal fest?

Beobachten Sie sich einmal: Beißen Sie Ihre Zähne in stressigen Situationen zusammen? Knirschen Sie mit Ihren Zähnen öfter? Tragen Sie deshalb eine Schutzschiene in der Nacht? Das ständige Zusammendrücken Ihres Kiefers kann Auswirkungen auf Ihre gesamte Kopf-, Hals-, Nacken-, Schulter- und Rückenmuskulatur haben. Spuren können sich zudem über Ihre Gesichtsmuskulatur in Ihrem Gesicht zeigen. Daher das Wichtigste zuerst: Beobachten Sie sich untertags, wann und in welchen Situationen Sie Ihre Zähne zusammenbeißen. Nehmen Sie dann einen Spiegel und schauen Sie sich an. Es wird Ihnen daher eher auffallen, wenn Sie sich – im wahrsten Sinne des Wortes – bei der nächsten Gelegenheit wieder festbeißen.

Ich habe eine sehr einfache Methode für Sie: Machen Sie Ihren Mund weit auf und halten Sie ihn offen. Atmen Sie dabei für etwa vier Atemzüge durch die Nase ein und aus. Schließen Sie danach sanft Ihre Lippen und spüren Sie alle Empfindungen in Ihrem Gesicht, in Ihrem Kopf, Hals, Nacken etc. nach. Versuchen Sie bewusst – trotz geschlossener Lippen – Ihre Zähne auf Abstand zu halten. Denken Sie sich einen Bleistift zwischen Ihre Zähne. Wenn Sie diese Methode über einige Wochen mehrmals täglich anwenden, können Sie ein kleines Wunder erleben.

Haben Sie keine Scheu, Ihren Mund zu öffnen, wenn Sie jemand dabei sehen könnte. Erklären Sie einfach, dass diese Übung sehr gesund ist und Sie Ihr Kiefer dadurch entspannen können. Laden Sie Ihre „Zuschauer" gleich ein, mitzumachen. Sie können, wenn Sie unbeobachtet sind, auch Ihre Zunge rausstrecken oder Laute dazu machen. Alle Übungen aus dem Kapitel „Nackenverspannungen" und viele Übungen aus meinem Genuss-Sportprogramm können Ihnen dabei zusätzlich helfen, weil alle faszialen Strukturen zusammenspielen.

Unsere Körperzellen bleiben von zu viel ungesundem Stress auch nicht unberührt.

Was haben ausgefranste Schnürsenkel mit Stress zu tun?

Die Molekularbiologin Elizabeth Blackburn hat für die Ergebnisse ihrer Forschungen an den Telomeren 2009 den Nobelpreis für Medizin erhalten. Telomere sind unsere Schutzkappen an den Chromosomen. Falls Sie sich nicht mehr an den Biologieunterricht erinnern können, hier eine kurze und einfache Erklärung: Chromosomen befinden sich im Zellkern und beinhalten alle Erbinformationen. Bei jeder Zellteilung werden diese Informationen auf die neue Zelle kopiert. Bei diesem Zellteilungsprozess verkürzen sich die Telomere. Blackburn vergleicht die Telomere, wie ich finde, sehr treffend mit den Schutzkappen an unseren Schnürsenkeln (Schuhbändern).[40] Wenn diese zu sehr ausfransen, werden sie unnütz. Wie lang die Telomere bei unserer Geburt sind und wie schnell sie kürzer werden, ist genetisch festgelegt. Durch die neuere Wissenschaft der Epigenetik wissen wir, dass wir unsere Gene in gewissem Umfang durch unseren Lebensstil – vor allem durch unser Stressverhalten – beeinflussen können.[41] Werden die Telomere zu kurz, stirbt die Zelle und kann sich nicht mehr teilen.

Fühlen wir uns permanent durch Stresssituationen bedroht, können unsere Schnürsenkel ebenfalls „ausfransen". Die Molekular

40 Blackburn, Epel, Die Entschlüsselung des Alterns, S 26 f.

41 Blackburn, Epel, Die Entschlüsselung des Alterns, S 26 f.

biologin hat mit ihrem Team ein Enzym entdeckt, die sog. Telomerase.[42] Dieses Enzym bietet einen Schutz für die Telomere und kann diese somit in ihrer Länge konstant halten. Folglich geht ständiger ungesunder Stress mit verringerter Telomerasebildung und Verkürzung der Telomere einher. Manche Menschen erleben Stress als Bedrohung, andere wiederum als Herausforderung (Disstress, Eustress). Blackburn und die ebenfalls mehrfach ausgezeichnete Psychologin Epel haben sich daher in ihren Forschungen gefragt, ob jemand lernen kann, statt sich durch eine Stresssituation bedroht zu fühlen, sich auch herausgefordert zu fühlen?[43] Sie beantworten diese Frage mit „JA".

Schauen wir uns dazu an, wie wir das Wissen um die Prozesse in unserem Gehirn dabei nutzen können.

Welche Rolle spielen dabei unsere Gedanken und Gefühle?

Unser Gehirn reagiert nicht nur auf Ereignisse, sondern kann diese vorhersagen. Das bedeutet: Erinnerungen an Ereignisse in der Vergangenheit – alles, was in unserer Erfahrungsschatzkiste schlummert – nimmt unser Gehirn, damit es vorhersagen kann, was jetzt kommen wird. Aufgrund der Informationen, die von außen kommen, oder der Signale aus unserem Körper (auch aus unseren Faszien) werden diese Prognosen richtiggestellt und verändert. Danach wird in unserem Gehirn ein Gefühl erzeugt.[44]

42 Blackburn, Epel, Die Entschlüsselung des Alterns, S 76 ff.

43 Blackburn, Epel, Die Entschlüsselung des Alterns, S 111.

44 Blackburn, Epel, Die Entschlüsselung des Alterns, S 111 f.

Dabei spielen unsere Gedanken eine wesentliche Rolle. Schätzungen zufolge denken wir täglich zwischen 50.000 und 70.000 Gedanken.[45]

Jeder Gedanke kann ein Gefühl auslösen. Bei den meisten dieser zigtausend Gedanken bleiben wir in unseren Gefühlen neutral. Schafft es allerdings ein Gedanke, ein Gefühl in uns auszulösen, schenken wir ihm mehr Aufmerksamkeit. Ein Gefühl kann – abhängig eben von unserer Erfahrungsschatzkiste – als sehr angenehm bis hin zu sehr unangenehm empfunden werden. Je intensiver wir fühlen, umso stärker können körperliche bzw. biochemische Reaktionen ablaufen.[46] Umgekehrt kann aber auch unser innerer (neurophysiologischer) Zustand – wie beispielsweise die Stickstoffmonoxid-Ausschüttung – sich auf unsere Gedanken und Gefühle auswirken. Von diesem Botenstoff hängt die Regulation unserer Neurotransmitter (z. B. Endorphin, Serotonin, Dopamin, Oxytocin, Dimethyltryptamin) ab. Dauerstress verringert die Ausschüttung von Stickstoffmonoxid. Gefühle wie Kummer, Wut und Angst verbrauchen zudem Stickstoffmonoxid. Hingegen überfluten Mitgefühl, Freude, Liebe bzw. positive Gefühle unsere Zellen mit Stickstoffmonoxid und können damit einen „Flow-Zustand" erzeugen.[47] Wird Stickstoffmonoxid freigesetzt, werden die Blutgefäße entspannt und ein wahrer Cocktail aus diesen Wohlfühl-Botenstoffen überschwemmt unseren Körper. Bei Sport, Meditation, herzhaftem Lachen und allem, was wir lustvoll erleben, wird Stickstoffmonoxid ausgeschüttet.[48]

---

45 Schmid, Kopfsache gesund (E-Book).

46 Wenn Sie tiefer eintauchen wollen in die Welt unserer Gefühle, empfehle ich Ihnen das Buch „Gesundheit ist auch Gefühlssache" vom Kardiologen Prof. Dr. Hempel.

47 Poller, Glücklich, schön & selbstbewusst, S 160f.

48 Ebenso, wenn wir uns gesund ernähren und sog. Antioxidantien (z. B. frisches Gemüse, Früchte, Nüsse, Samen) zu uns nehmen.

Das Nervensystem eines erwachsenen Menschen besteht aus etwa 90 Milliarden Nervenzellen, die durch sog. Synapsen – Verbindungs- bzw. Schaltstellen – miteinander verbunden sind und kommunizieren. Unser Gehirn legt alle unsere Gedanken und Erfahrungen in diesen Verbindungen ab. Kommen immer wieder dieselben Gedanken dazu, werden die Synapsen immer wieder aktiviert und können sich daher verdoppeln.[49] Die jeweiligen Nervenbahnen werden stärker. Umgekehrt können sich Verbindungen zurückbilden, wenn sie nicht ständig aktiviert werden. Der Begriff Plastizität bzw. Neuroplastizität wird dafür von Neurowissenschaftern verwendet. Denken und machen wir etwas Neues, und das mehrmals, können sich neue Synapsen und somit neue Nervenbahnen bilden. Das ist auch die Erklärung dafür, dass lebenslanges Lernen unabhängig vom Alter möglich ist.

Sind aber Gedanken so neu und vor allem ungewohnt, kann es sein, dass sie das genaue Gegenteil von einigen bestehenden Synapsen beinhalten.[50] Das ist auch der Grund dafür, warum das positive Denken alleine oft nicht so gut funktioniert. Es kann sogar sein, dass wir dadurch die alten ungeliebten Verbindungen noch mehr befeuern.

Angenommen Sie haben in Ihrer Erfahrungsschatzkiste „Ich bin fett!“ gespeichert und Ihre Erfahrungsschatzkiste nie entrümpelt und bewusst reflektiert. Sie können sich nun mit positivem Denken immer wieder vor den Spiegel stellen und sagen: „Ich bin schlank!“ Ihre neuronalen Verbindungen werden nach wie vor mit „Ich bin fett!“ aktiviert. Sie können noch so positiv denken, es werden keine neuen Synapsen gebildet und alles bleibt beim Alten.

49 Schmid, Kopfsache gesund (E-Book).

50 Schmid, Kopfsache gesund (E-Book).

Oft habe ich in verschiedenen Ratgebern gelesen: „Denk positiv!", „Sei glücklich". Diesem – ich nenne es „aufgesetzten" – positiven Denken stehe ich sehr skeptisch gegenüber, vor allem, wenn es einem gerade schlecht geht. Ich denke, die Gefahr ist dabei groß, dass Zorn, Angst, Verzweiflung oder andere derartige Gefühle dann noch stärker werden. Die negative Gedankenspirale dreht sich dabei immer weiter nach unten. Durch jeden weiteren negativen Gedanken können sich die unangenehmen Gefühle noch mehr verstärken.

Wie schön wäre es, hätten wir einen „Aus-Schalter" für negative Gedanken zur Verfügung? Ich mache keinen Scherz, wenn ich behaupte, diesen Schalter gibt es tatsächlich und er heißt „Annehmen":

Sie nehmen Ihre Gedanken und Gefühle,
egal wie unangenehm diese gerade sind, so an, wie sie sind.
Sie fragen sich jetzt sicherlich:
Das kann doch nicht so einfach sein?

DAS KANN DOCH NICHT SO EINFACH SEIN?

Eigentlich ist es so einfach. Was passiert, wenn Sie Ihre Gedanken und Gefühle so annehmen, wie sie sind? Das kann zunächst die Gedankenspirale nach unten stoppen. Ein Gefühl von Zorn können Sie zwar nicht mit einem Fingerschnipp in ein Gefühl der Freude verwandeln. Aber Sie können durch das Annehmen dieses Gefühls einen noch schlimmeren Gefühlszustand verhindern und Ihren Zorn bspw. in Ärger verwandeln und schließlich schrittweise zumindest in einen neutralen Gefühlszustand kommen. Und das können Sie üben:

Bei negativen Gedanken, die ein unangenehmes Gefühl erzeugen, können Sie ein bewusstes „Stopp!“ setzen. Dabei hilft Ihnen Ihr Verstand. Fragen Sie sich: „Was fühle ich jetzt?“ Lassen Sie Ihren Verstand Ihr Gefühl beschreiben: „Ich bin jetzt sehr zornig (ich habe Angst, ich bin traurig ...).“ Sagen Sie sich immer wieder: „Das ist so.“ Es hört Sie ja niemand, verwenden Sie daher ruhig auch Kraftausdrücke: „Es ist besch..., so wie es ist.“

Auch bewusstes Ablenken kann „stoppen“. Wenn Sie merken, dass sich Ihre Gedankenspirale weiter nach unten dreht, lenken Sie sich bewusst ab. Ich stelle mich vor einen Spiegel, wenn ich merke, meine Gedanken und Gefühle sind gerade im Keller und ich kann absolut keinen Gedanken finden, der sich besser für mich anfühlt, oder es fällt mir schwer, die Situation anzunehmen, wie sie ist. Ich sehe mich im Spiegel an. Sie können sich vorstellen, dass das kein erfreulicher Anblick für mich ist und ich denke: „Um Gottes Willen!“ Dann schneide ich ganz gezielt blöde Grimassen, zeige mir die Zunge usw. Und auf einmal muss ich lachen, wie blöd ich aussehe.

Das lenkt mich ab und stoppt mein Gedankenkarussell nach unten. Ich habe mir allerdings schon beizeiten überlegt, was ich machen werde, wenn ich mich in einer derartigen Negativgedankenspirale befinde: Dann sage ich „Stopp!" und mache ...

Warten Sie nicht erst, bis wieder negative Gedanken und Gefühle auftauchen, suchen Sie jetzt gleich nach mehreren geeigneten Hilfsmitteln und schreiben Sie sie auf:

Überlegen Sie sich „Ihr gezieltes Stopp". Was könnte für Sie hilfreich sein? Welches Ablenkungsmanöver – so wie ich den Spiegel habe – könnte bei Ihnen greifen? Üben Sie Ihr „Stopp" immer wieder, auch wenn Sie sich scheinbar „nur" über Kleinigkeiten ärgern. Sie werden sehen, dass Sie viel eher wahrnehmen, wenn sich Ihre Gedankenspirale langsam, aber stetig, nach unten bewegt. Sie können somit viel gezielter gegensteuern.

Wenn Sie negative Gedankenspiralen immer wieder bewusst stoppen, kann Ihr Gehirn gar nicht anders und wird mit der Zeit neue Synapsen anlegen. Diese neuen Synapsen helfen Ihnen dann, dass Ihnen negative Gedankenmuster, die Sie in Ihrer Erfahrungsschatzkiste abgespeichert haben, schneller bewusst werden.

Umprogrammieren mit zielgerichtetem Denken

Sie können mit einem immer wieder praktizierten zielgerichteten Denken, wie Katharina Schmid in ihrem Buch „Kopfsache gesund"[51] beschreibt, langsam aber sicher eine neue Verbindung schaffen und somit „alte" deaktivieren.

51 Schmid, Kopfsache gesund (E-Book).

Dabei nutzen Sie die Zusammenarbeit von Hypothalamus und Neocortex. Wenn Sie sich auf einen Gedanken konzentrieren, dann werden dazu passende Gedanken immer öfter von selbst auftauchen.[52]

Beim zielgerichteten Denken arbeiten Sie mit Bildern und Gefühlen. Sie stellen sich eine Situation nicht nur bildhaft, sondern auch mit allen Ihren Sinnen vor. Sie können sich zum Einstimmen an ein Ereignis aus der Vergangenheit erinnern, wobei Sie sehr fröhlich oder lustig waren und Sie sehr viel gelacht haben. Erinnern Sie sich ganz genau, wie Sie sich damals gefühlt haben, welche Personen daran beteiligt waren, wo Sie waren etc. Spulen Sie diesen Film mit der Erinnerung von damals in Ihrem Gedächtnis ab mit allen dazugehörigen Empfindungen.

Genauso produzieren Sie nun Ihren Film mit einer zukünftigen Situation. Überlegen Sie sich zuerst Ihr Drehbuch zu diesem Film. Schreiben Sie es auf und schauen Sie sich diesen Film immer wieder an. Vorzugsweise gleich in der Früh nach dem Aufwachen und abends kurz vorm Einschlafen.

Eine große Hilfe ist für mich der Gedanke, nicht „nur" ein Ziel zu verfolgen, sondern ein Vorhaben. Was ist der Unterschied? Der bekannte Hirnforscher Gerald Hüther unterscheidet zwischen einem genau definierten Ziel und dem Gelingen eines Vorhabens, wenn wir einen Traum verwirklichen. Danach können wir beim Verfolgen von bestimmten Zielen sehr erfolgreich sein. Hingegen brauchen wir zum Gelingen eines Vorhabens etwas nicht Messbares, wie Achtsamkeit, Freude, Leichtigkeit, Fantasie, Kreativität

52 Schmid, Kopfsache gesund (E-Book).

oder Umsicht.[53] Daher gleich meine Frage dazu: Welchen Traum möchten Sie verwirklichen? Schreiben Sie alles dazu auf, was Ihnen in den Sinn kommt.

Formulieren Sie Ihr Ziel bzw. Ihr Vorhaben positiv. Für das Verarbeiten von Negationen (Wörter wie „nicht", „kein") verbraucht unser Gehirn nämlich mehr Energie.[54] Sie kennen sicher das Beispiel: „Denke nicht an einen rosaroten Elefanten!" Sie können gar nicht anders, als an einen rosaroten Elefanten zu denken. Für das Gehirn bedeutet das zusätzlichen Aufwand, so, als ob Sie einen Satz auf Ihrer Tastatur tippen und dann nicht den ganzen Satz auf einmal, sondern jeden Buchstaben einzeln wieder löschen müssen.

Wie bei Ihrem Drehbuch sollten Sie überlegen, wie sich Ihre Gefühle für Sie als Hauptdarstellerin zeigen sollen, wenn Sie Ihr Ziel erreicht haben bzw. Ihr Vorhaben gelungen ist. Stellen Sie es sich ganz genau vor. Wo befinden Sie sich? Was sagen Sie, was denken Sie? Vielleicht erzählen Sie in diesem Film gerade Ihrer Freundin, dass Sie Ihr Ziel erreicht haben. Sie führen Regie und haben somit also alle Fäden in der Hand. Schreiben Sie mögliche Dialoge in Ihr Notizheft. Sie können das Drehbuch auch immer wieder umschreiben, bis es für Sie voll und ganz stimmig ist. Was glauben Sie passiert, wenn Sie sich eine Zeit lang diesen wunderbaren Gedanken und Gefühlen hingeben? Sie bekommen mehr von dieser Sorte, mehr wunderbare Gedanken und Gefühle.

Sie können Ihren Film bzw. Ihre Bilder mit einer starken Pose verknüpfen – der „Pose mit dem Wow-Effekt" – und diese dann immer wieder auch untertags „üben". Diese Pose kann nicht nur einen ab-

53 Hüther, Bauer, Müller, Wie Träume wahr werden, S 32 ff.

54 Schmid, Kopfsache gesund (E-Book).

soluten „Wow“-Effekt auslösen, sondern auch wie ein Turbo für angenehme Gefühle wirken. Aus verschiedenen Studien ist bekannt, dass diese Haltung unseren Hormonspiegel positiv beeinflussen kann. Wenn Sie diese Haltung für etwa zwei bis drei Minuten einnehmen, mixen Sie innerlich Ihren „Glückscocktail“. Dabei können u. a. Ihr Testosteron- und Serotoninspiegel steigen und der Cortisol-Level sinken. Das wiederum kann nicht nur Ihr Immunsystem positiv beeinflussen, sondern nachweislich auch Ihre innere Haltung, v. a. Mut und Willensstärke.[55] Diese Vorteile gelten übrigens generell für eine kraftvolle aufrechte Haltung. Die Anleitung und Beschreibung zur Pose finden Sie am Ende des Kapitels über das Genuss-Gesundheitsprojekt „Die Pose mit „Wow“-Effekt“.

Kreisen allerdings Ihre Gedanken ständig um negative Ereignisse oder Erfahrungen, kann Ihr Gehirn bzw. Ihr Verstand gar nicht anders, als Ihnen wieder Gedanken in dieser Qualität zu liefern.

Unterstützende Übungen für zielgerichtetes Denken bieten Ihnen bspw. auch die „Übung zum Genießen“ und „Gedanken loslassen und Achtsamkeit üben“ aus dem Kapitel „Genuss-Übungen zur Entspannung“.

Beachten Sie dabei, dass wir Veränderungen nur mit Gedanken, die intensive Gefühle auslösen, vornehmen können, sowohl im positiven wie im negativen Sinn. Wie die Forschung bestätigt hat, können wir lernen, einen hohen Arousal-Level als Energiequelle für uns zu nutzen. Halten Sie sich dabei immer wieder vor Augen, dass Sie Vergangenes nicht ändern können. Worauf Sie allerdings

55 Albrecht, Power Posing, S 17 ff.

Ihre Aufmerksamkeit lenken, können Sie jeden einzelnen Augenblick entscheiden.[56]

Die beiden mehrfach ausgezeichneten Wissenschafterinnen und Bestsellerautorinnen Blackburn und Epel meinen dazu: „In jedem Moment gibt es eine gewisse Freiheit, denn wir können entscheiden, wie wir diesen Moment verbringen wollen."(Elizabeth Blackburn, Elissa Epel)[57]

Fühlen Sie sich als Subjekt oder Objekt?

Für mich war beim Durchforsten meiner Erfahrungsschatzkiste, beim Aufbrechen beschränkender Glaubenssätze und Denkmuster folgende Sichtweise sehr hilfreich: Wir alle kommen als sog. „selbstwirksame Subjekte"[58] zur Welt, ausgestattet mit einem großen Lernbedürfnis und einer fast unstillbaren Neugierde. Wir wollen die Welt entdecken und gestalten. Als selbstwirksame Subjekte fühlen wir uns gleichberechtigt und befinden uns auf Augenhöhe mit anderen, unabhängig von Hierarchien. Als selbstwirksame Subjekte übernehmen wir die volle Verantwortung für uns und unser Leben. Das würde so bleiben, wenn die Bezugspersonen unserer Kindheit ihre Subjektrolle vorgelebt hätten. Meist werden wir jedoch als Kind von unseren Bezugspersonen (Eltern, Lehrer etc.) – wenn auch unbewusst und ohne böse Absicht – zu Objekten degradiert, weil wir deren Bewertungen und Erwartungen ausgesetzt sind, die wir dann in unserer Erfahrungsschatzkiste aufbewahren. Ich war sehr erstaunt, wie ich begriffen habe, dass dabei im Gehirn dieselben Prozesse ablaufen bzw. dieselben Areale

56 Blackburn, Epel, Die Entschlüsselung des Alterns, S 111.

57 Blackburn, Epel, Die Entschlüsselung des Alterns, S 115.

58 Hüther, Bauer, Müller, Wie Träume wahr werden, S 74.

aktiviert werden, die auch bei körperlichen Schmerzen aktiv sind. Hüther schreibt in seinem Buch „Wie Träume wahr werden", dass es uns tatsächlich wehtue, nicht als Subjekt gesehen, sondern wie ein Objekt behandelt zu werden.[59] Das erklärt auch, warum wir manche Erinnerungen an Vergangenes als schmerzhaft bezeichnen. Lösen wir uns nicht aus dieser Objekthaltung, sehen wir uns selbst auch als Objekt an. Es fällt uns dann auch nicht leicht, andere als Subjekte zu betrachten und zu behandeln.

Frauen übernehmen oft Verhaltensweisen der Mütter. Die Tochter sieht beispielweise, dass sich Mama selbst nie etwas gönnt, nur arbeitet, sich nie Zeit für sich nimmt, sich aufopfert für andere und dabei angespannt, gestresst und unglücklich wirkt, vielleicht auch oft krank ist. Die Mutter selbst erlebt sich offensichtlich nicht als selbstwirksames Subjekt, sondern als Objekt. Die Tochter nimmt demnach ihre Mutter ebenfalls in einer Objektrolle wahr. Erlebt sich eine Mutter selbst als Subjekt, kann sie sich trotz vieler Aufgaben und Herausforderungen Zeit für sich nehmen und ihre Mutterrolle entspannt erleben. Das würde der Mutter dann gelingen, wenn sie in eine entsprechende Erfahrungsschatzkiste greifen kann. Oder auch dann, wenn sie als Erwachsene durch Reflexion und Bewusstmachen aus ihrer Objektrolle schrittweise und nachhaltig herausfindet.

Erinnern Sie sich an die beiden Beispiele vorhin mit Jutta? Jutta befindet sich offensichtlich auch in einer Objektrolle. Würde sie sich als selbstwirksames Subjekt wahrnehmen, wäre ihr völlig egal, ob sie mit ihrer Freundin mithalten kann oder nicht. Es besteht auch die Gefahr, dass sie ihre Freundin nicht als Subjekt,

59 Hüther, Bauer, Müller, Wie Träume wahr werden, S 74 f.

sondern als Objekt wahrnimmt, weil sie diese auf ein Podest stellt. Jutta denkt: „Sie ist ja viel besser (drauf) im Gegensatz zu mir." Als selbstwirksames Subjekt würde sich Jutta freuen, dass es ihrer Freundin gut geht und ihr gelingt, sich viel zu bewegen. Sie würde, ohne Neid zu verspüren, neugierig sein und sie fragen, wie sie das macht, und vielleicht sogar etwas, das bei ihrer Freundin gut funktioniert, ausprobieren. Als selbstwirksames Subjekt würde Jutta im zweiten Beispiel entweder gar nicht erst zu „Junkfood" greifen oder wenn sie es doch macht, dann würde sie ohne einen Anflug von schlechtem Gewissen jeden einzelnen Bissen genießen.

Nehmen wir noch ein anderes Beispiel: Die Vorgesetzte von Jutta bevorzugt ihre Kollegin und lobt diese ständig, während Juttas Arbeit mit einem lapidaren „Passt" gewürdigt wird. Jutta ärgert sich. Sie ärgert sich aber nicht nur über ihre Vorgesetzte, sondern sie beneidet auch die Kollegin. Da sich diese Situation immer wiederholt, steigert sich Jutta immer mehr in ihren Ärger rein und begegnet ihrer Kollegin zunehmend neidvoller. Vielleicht denken Sie jetzt wie Jutta: „Die Vorgesetzte ist schuld, weil sie immer die Kollegin bevorzugt."

Jutta befindet sich hier wieder in einer Objektrolle. Auch wenn es für Sie zunächst vielleicht ungewohnt klingen mag: Für ihre Empfindungen ist Jutta selbst verantwortlich, nicht ihre Vorgesetzte, nicht ihre Kollegin. Die Führungsqualitäten einer Vorgesetzten, die ein derartiges Verhalten an den Tag legt, lassen sich natürlich hinterfragen. Aber darum geht es nicht. Erlebt sich Jutta als Subjekt, spricht sie das Verhalten ihrer Vorgesetzten an. Als selbstwirksames Subjekt ist Jutta gleichberechtigt und auf Augenhöhe mit ihrer Vorgesetzten und mit ihrer Kollegin, unabhängig von beruflichen Hierarchien. Ob sich Jutta ärgert oder nicht, entscheidet also nicht ihre Vorgesetze, sondern Jutta selbst. Ob Jutta Neid gegenüber ihrer Kollegin verspürt, entscheidet Jutta, nicht diese Kollegin. Lassen Sie das alles ein bisschen auf sich wirken. Mir geht es darum, dass Sie einen Unterschied merken. In der Objektrolle denkt Jutta: „Die Vorgesetzte ist schuld, die Kollegin spielt mit, das ist ungerecht ..." Jutta fühlt sich hilf- und machtlos. In der Subjektrolle hat Jutta die Wahl, sie kann entscheiden, wie sie mit der Situation umgeht, sie ist kein hilfloses Opfer. Sie kann ihre Vorgesetzte ansprechen. Sie nimmt das Verhalten nicht persönlich, sondern als mangelnde Führungsqualität der Vorgesetzten.

In einer Objektrolle zu leben bedeutet unweigerlich mehr Stress. Die Subjektrolle haben wir in die Wiege gelegt bekommen. Wir können sie jederzeit wieder hervorholen.

Sobald Sie jemand anderen (Ihren Partner, Ihr Kind, Ihre Eltern, Ihren Chef, Ihre Freundin ...) für Ihre Befindlichkeit verantwortlich machen, geben Sie Ihre Verantwortung und somit Ihr selbstwirksames Subjekt-Dasein auf.

Überlegen Sie an dieser Stelle bitte, in welcher Rolle Sie sich in verschiedenen Konstellationen erleben: in Bezug auf Ihre Eltern, Ihre Kinder, Ihren Partner, Ihre Vorgesetzten, Ihre Freundin ... Machen Sie sich bitte eine kurze Notiz, ich komme an anderer Stelle noch einmal darauf zurück.

Wir tauchen jetzt noch tiefer in die wissenschaftliche Stressforschung ein. Diese befasst sich auf verschiedenen Ebenen mit psychosozialen Belastungen und deren Bedeutung für die Gesundheit.[60] Die psychologische Stressforschung untersucht dabei die Verarbeitung auf kognitiver und emotionaler Ebene. Sie haben nun wieder Gelegenheit, Ihre Notizen zu erweitern. Sie können Ihnen bei der Planung Ihres Genuss-Gesundheitsprojektes sehr nützlich sein.

Wie ist Ihr Status quo in punkto Stress?

Betrachten wir also Ihre Stressbefindlichkeit genauer.

Folgende Fragen können Ihnen dabei erste Hinweise auf körperliche, emotionale, kognitive und verhaltensbezogene (sog. behavoriale) Warnsignale liefern:[61] Hatte ich in der letzten Woche Herzklopfen, ein enges Gefühl in der Brust, Atembeschwerden, Einschlafstörungen, chronische Müdigkeit, Verdauungsbeschwerden, Magenschmerzen, Appetitlosigkeit, sexuelle Funktionsstörungen, Muskelverspannungen, Kopf- oder Rückenschmerzen, kalte Hände oder Füße, starkes Schwitzen?

War ich in letzter Zeit nervös, innerlich unruhig, gereizt, verärgert, ängstlich, unzufrieden, unausgeglichen, lustlos, fühlte ich mich ausgebrannt? Traten in letzter Zeit Konzentrationsstörungen, Blackout, Albträume auf oder machte ich oft Fehler, musste ich ständig grübeln? Habe ich mich in letzter Zeit anderen gegenüber aggressiv verhalten, habe ich das Gefühl, aus der Haut fahren zu

60 Kaluza, Stressbewältigung, S. 12. Auf die biomedizinische und sozialepidemiologische/medizinische Stressforschung gehe ich in diesem Buch nicht ein. Die biomedizinische Stressforschung legt dabei ihren Forschungsschwerpunkt auf die körperlichen Auswirkungen im Organismus. Die sozialepidemiologische und medizinsoziologische Stressforschung erforscht die Qualität und Quantität derartiger Belastungen.

61 Sehr aufschlussreich ist dabei die Checkliste Warnsignale für Stress, Kaluza, Stressbewältigung, S. 196 f.

müssen, konnte ich anderen nicht zuhören oder habe ich andere unterbrochen, habe ich schnell gesprochen, habe ich mich mit Alkohol oder Medikamenten beruhigt, habe ich mehr geraucht, habe ich weniger Sport und Bewegung gemacht, als ich mir vorgenommen habe?

Falls Sie sich diese Fragen stellen, seien Sie bei der Beantwortung wirklich ehrlich mit sich.[62] Wenn Sie diese Fragen mit „Ja doch, leicht" beantworten würden, dann könnte das bereits auf erste Anzeichen von Überforderung hinweisen. Damit bekommen Sie einen ersten Eindruck auf den eigenen Ist-Zustand in punkto Anforderungen und Belastungen.

Von Grün über Gelb auf Rot?

Eine weitere grundlegende Orientierungshilfe bietet die sogenannte „Stress-Ampel".[63] Dabei werden drei Ebenen des Stressgeschehens unterschieden:

- Die Stressoren → Ihre Ampel blinkt grün,
- die Stressreaktionen → Ihre Ampel schaltet auf Gelb und
- die persönlichen Stressverstärker → Ihre Ampel ist rot.

Überlegen Sie: „Ich gerate in Stress, wenn ..." Also, welche äußeren Anforderungsbedingungen müssen vorliegen, die Sie in Stress versetzen können? Dabei können *physikalische, körperliche, so-*

62 Lauten viele dieser Antworten „Ja, sogar stark", befinden Sie sich wahrscheinlich bereits in einem Zustand starker Überforderung. Hält dieser Zustand schon längere Zeit an, nehmen Sie das bitte nicht auf die leichte Schulter und lassen Sie sich in diesem Fall ärztlich beraten. Einen schmerzhaften Zustand – egal ob körperlich oder mental – der längere Zeit anhält und dabei überhaupt keine Anzeichen einer Verbesserung in Sicht sind, sollten Sie niemals ignorieren, sondern abklären lassen. So können Sie einen schlimmeren Verlauf von Krankheiten – wie bspw. Burn-out bzw. Depressionen verhindern.

63 Kaluza, Stressbewältigung, S 12 ff.

ziale Stressoren oder *Leistungsstressoren* vorliegen. Schreiben Sie Ihre Antworten in Ihre Notizen.

Hier einige Beispiele: „Ich gerate in Stress, wenn … ich in einem überfüllten, überhitzten Raum bin, es draußen stürmt, Hochwasser angekündigt wird, in Asien ein Erdbeben ist, ich mir meinen Fuß verstaucht habe, ich mit meinem Partner einen Streit hatte, mein Chef mir zusätzliche Aufgaben gibt, ich mich mit meinen Problemen allein gelassen fühle" usw. Die Prozesse, die dann auf körperlicher und psychischer Ebene in Gang gesetzt werden, sind dann Ihre Stressreaktionen.

Wie reagieren Sie auf Stress?

Die verschiedenen *Stressreaktionen* („Wenn ich im Stress bin, dann …"), die auf der psychischen Ebene in Gang gesetzt werden, können sich in einem „offenen" (also für andere sichtbaren) Verhalten oder in einem „verdeckten" (für andere nicht sichtbaren) Verhalten zeigen.

Beispiele für Stressreaktionen mit „offenem" Verhalten wären: Sie schlingen das Essen runter, machen keine Pausen in der Arbeit, fallen anderen ins Wort, gehen unkoordiniert an Dinge heran oder machen mehrere Dinge gleichzeitig und hektisch, schreien andere an, schimpfen wegen Kleinigkeiten lautstark herum etc.

Beispiele für Stressreaktionen mit „verdecktem" Verhalten wären: Sie können sich nicht konzentrieren, sind verärgert, haben Angst, dass Sie etwas falsch machen, dass Sie versagen könnten, Sie grübeln ständig an dem immer gleichen Problem, machen sich selber Vorwürfe oder Sie haben überhaupt eine Leere im Kopf.

Notieren Sie alle Ihre Stressreaktionen, die Ihnen bei sich auffallen.

Nun kann es aber sein, dass Sie sich selbst noch dazu unter Druck setzen und Ihre *persönlichen Stressverstärker* zum Einsatz kommen.

Fragen Sie sich, mit welchen persönlichen Motiven, Einstellungen und Bewertungen gehen Sie an eine belastende Situation heran: „Ich setze mich selbst unter Stress, indem …" Schreiben Sie wieder alle Ihre Überlegungen und Erkenntnisse auf. Auch dazu einige Beispiele: Sie wollen immer alles perfekt machen, sich anderen gegenüber abheben, profilieren, Sie können ihre eigenen Leistungsgrenzen nicht abschätzen bzw. erkennen sie nicht an oder wollen sie vielleicht nicht anerkennen, Sie empfinden sich als unentbehrlich, können keine Hilfe von anderen annehmen oder aber Sie setzen sich deshalb unter Druck, weil Sie vor Gefühlen wie Einsamkeit, Sinnlosigkeit, innerer Leere, Traurigkeit fliehen bzw. derartigen Gefühlen aus dem Weg gehen wollen.

Jeder kann in unterschiedlicher Weise auf eine bestimmte Situation reagieren. Alleine der Gedanke an den nächsten Zahnarztbesuch kann bei dem einen den Pulsschlag nach oben treiben, während der andere ganz entspannt am Zahnarztstuhl sitzen kann. Der eine bringt beispielsweise bei einer Prüfung kein Wort heraus, während der andere bei derselben Prüfung die Prüfer „in Grund und Boden redet" und nicht die geringste Nervosität verspürt.

Ob eine Situation als Stress empfunden wird – und damit unter dem Gesichtspunkt der Stress-Ampel als *Stressor* fungiert –, hängt davon ab, wie der Einzelne die Situation bewertet.

Wie bewerten Sie Ihren Stress?

Ob nun Prozesse im biologischen Stresssystem ausgelöst werden – also ob jemand, wie in den vorhin genannten Beispielen nervös bzw. gestresst wird oder nicht – hängt von zwei Bewertungsvorgängen ab. Dazu muss ich aber anmerken, dass diese Bewertungsvorgänge völlig automatisch ablaufen:[64]

Im *primären Bewertungsvorgang* wird die Situation zunächst abgeschätzt und der Stressor entweder als bedeutungslos, als stressbezogen oder sogar als positiv und günstig eingeschätzt.

Die Bewertung der Situation geschieht aufgrund persönlicher „Sollwerte". Diese Sollwerte sind wiederum in Ihrer Erfahrungsschatzkiste gespeichert. Sie fragen sich automatisch: „Ist diese Situation bedrohlich für mich, droht mir ein Schaden oder ein Verlust oder ist ein solcher schon eingetreten, ist diese Situation herausfordernd für mich?" Jeder Mensch hat verschiedene individuelle Erfahrungen gesammelt und daraus haben sich individuell empfundene Bedürfnisse entwickelt, wie beispielsweise nach Liebe, Zugehörigkeit, Sicherheit etc. Das alles wurde gut verankert in der Erfahrungsschatzkiste. Wenn nun diese Sollwerte als gefährdet angesehen werden, wird die Situation automatisch als stressbezogen eingestuft.

Nehmen wir wieder ein Beispiel: Als Kind war der erste Zahnarztbesuch für Peter ein völliges Desaster, der Zahnarzt hat ihn angeschrien, die Behandlung hat ihm wehgetan. Bei den darauffolgenden Zahnarztbesuchen war es kaum besser. Peter hatte immer

64 Dazu siehe das sogenannte transaktionale Stressmodell, Lazarus & Launier, Stressbezogene Transaktionen zwischen Person und Umwelt, In J. R. Nitsch, Stress. Theorien, Untersuchungen, Maßnahmen S 213–259.

schon Tage vor einem Termin, Angst hinzugehen. Der Zahnarztbesuch stellte eine Bedrohung für ihn dar, sein Bedürfnis nach Sicherheit war in Gefahr. Diese Erfahrungen hat Peter abgespeichert. Peter ist zwar nun erwachsen, hat sich diese Stresssituationen aber nie bewusst gemacht und reflektiert. Daher stuft er den Gedanken an den nächsten Zahnarztbesuch automatisch als stressig ein.

Die *sekundären Bewertungsvorgänge* schätzen dann die eigenen Kompetenzen ein. Nehmen wir an, Sie haben im primären Bewertungsvorgang die Situation als stressbezogen eingestuft. Damit nun auch eine Stressreaktion ausgelöst wird, müssten Sie zu der Einschätzung gelangen, dass sich diese Situation aufgrund Ihrer eigenen Kompetenzen oder mithilfe von außen nicht bewältigen lässt. Sie stellen sich daher automatisch die Frage: „Kann ich?" Kommt ein automatisches „Nein" als Antwort, löst das eine Stressreaktion aus.

Als Beispiel dient wieder Peter: Der Arzt hat ihm zu einem ziemlich aufwendigen kieferorthopädischen Eingriff geraten. Im ersten Bewertungsvorgang stuft Peter – natürlich alles wieder unbewusst und völlig automatisch – die Situation als stressig ein. Im zweiten Bewertungsvorgang sieht er aufgrund seiner Erfahrungen keinerlei Hilfe oder keine eigenen Fähigkeiten, dass er diese Situation bewältigen kann. Eine Stressreaktion – der Pulsschlag erhöht sich rasant – ist die automatische Folge. Nehmen wir ein anderes Beispiel: Peter war als Kind ein sehr guter Schüler und wurde ständig gelobt von den Lehrern. Peter will nun als Erwachsener eine Prüfung machen. Diese Prüfung ist sehr wichtig für seine Karriere. Er hat zwar viel gelernt und ist auch sehr gut vorbereitet, dennoch ist er besorgt um seine berufliche Laufbahn und daher nervös. Er hat also automatisch im primären Bewertungsvorgang die Situation als herausfordernd und stressbezogen eingestuft. Im sekundären Bewertungsvorgang bekommt er allerdings auf die Frage „Kann ich?“ ein klares „Ja“. Er ist ja sehr gut vorbereitet, er hat gelernt, er kann auf seine Fähigkeiten vertrauen. Daher wird keine weitere Stressreaktion ausgelöst. Peter nimmt einen tiefen Atemzug und die Nervosität legt sich.

Erinnern Sie sich an eine Stresssituation, die Sie vor Kurzem erlebt haben. Auch wenn diese Prozesse unbewusst abgelaufen sind, jetzt können Sie die Bewertungen bewusst machen und mit ihnen „arbeiten“. Wenn Sie nun diese Situation genauer betrachten: Fällt Ihnen etwas auf bei Ihren „Sollwerten“? War die Situation bedrohlich für Sie (so, wie für Peter der Zahnarztbesuch)? Wie hat sich der Stress bei Ihnen sichtbar gemacht (z. B. Herzklopfen, Nervosität ...)? Wie haben Sie Ihre Fähigkeiten eingeschätzt („Kann ich?“)? Notieren Sie Ihre Antworten.

Wenn Sie also aufgrund subjektiver Erfahrungen Gefahr für Ihre Bedürfnisse sehen und annehmen, dass Sie aufgrund der eigenen Fähigkeiten die Anforderungen an eine bestimmte Situation nicht erfüllen können, dann entsteht Stress. Auch wenn diese Bewertungsprozesse zunächst automatisch ablaufen, können Sie sich diese Prozesse bewusst machen und entsprechend reflektieren. Welche Strategien können Sie entwickeln, um Stresssituationen zu bewältigen bzw. Stress zu verarbeiten?[65]

65 Für die Begriffe Stressbewältigung bzw. Stressverarbeitung wird in der Literatur auch der Begriff „coping“ verwendet.

Wie managen Sie Ihren Stress?

Ich lade Sie ein, noch etwas tiefer zu forschen und befördere Sie nun zu Ihrem eigenen Stressmanager. Im Stressmanagement haben wir drei Hauptwege zur individuellen Belastungsbewältigung zur Verfügung:[66]

- Das *instrumentelle Stressmanagement*,
- das *mentale Stressmanagement* und das
- *regenerative Stressmanagement.*

Dabei setzt das *instrumentelle Stressmanagement* bei den *Stressoren* an: Diese Methode zielt darauf ab, den eigenen Alltag stressfreier zu erleben, stressfreier zu gestalten bzw. Stress erst gar nicht entstehen zu lassen. Das wird dadurch erreicht, indem die Anforderungen, die von außen kommen, so verändert werden, dass sie so weit wie möglich abgebaut bzw. verringert werden.

Beispiele dafür wären: Wie könnten Sie die Zeit anders planen, könnten Sie mit dem Chef reden, würden Ihnen weitere Informationen bzw. eine Fort- oder Weiterbildung helfen, können Sie etwas delegieren an jemand anderen, könnten Sie auch „Nein" sagen und damit eine deutliche Grenze ziehen? Oder Sie haben beispielsweise Angst, Sie könnten irgendeine schlimme Erkrankung haben. Wieso also lange warten? Vereinbaren Sie doch gleich einen Arzttermin und lassen Sie sich untersuchen. Dann können Sie zumindest gedanklich das Thema vorerst abhaken. Oft lässt sich sogar beobachten, dass Schmerzen deutlich weniger werden, wenn bereits ein Arzttermin vereinbart wurde. Das alles ließe also Stress erst gar nicht so richtig aufkommen. Schreiben Sie auf, wie Sie Ihren Alltag stressfreier gestalten können.

66 Kaluza, Stressbewältigung, S 50 ff.

Das *mentale Stressmanagement* setzt bei den *persönlichen Stressverstärkern* an. Dabei geht es darum, sich selbst diese Einstellungen und Bewertungen (siehe Bewertungsprozesse) bewusst zu machen. Hinterfragen Sie Ihre Gedanken, ob diese eher stresserzeugend oder sogar stressverschärfend wirken.

Beispiele dafür: Wäre eine Aufgabe nicht auch mit weniger Aufwand bereits erledigt? Reicht es nicht auch aus, im Durchschnitt zu sein? Könnten Sie sich freuen mit demjenigen, der besser ist als Sie selbst? Was würde passieren, wenn Sie um Hilfe bitten? Könnten Sie ein Problem oder Schwierigkeiten als herausfordernd ansehen? Könnten Sie nicht auch für positive, angenehme Erlebnisse Dankbarkeit empfinden, anstatt sie gar nicht zu beachten?

Welche Denkmuster haben denn nun das Potenzial, den Stress zu verstärken? Sehen wir uns dazu die fünf häufigsten *stressverschärfenden Denkmuster* genauer an:[67] Welche Denkmuster davon laufen bei Ihnen ab? Neigen Sie zu

- einem „Das gibt's doch nicht!"-Denken und Sie steigern sich in den Ärger oder Frust hinein?
- einem „Blick auf das Negative" und nehmen nur die negativen und unangenehmen Aspekte wahr?
- einem „Defizit-Denken" und nehmen nur die eigenen Schwächen und Misserfolge wahr?
- einem „Negative-Konsequenzen-Denken" und machen sprichwörtlich aus einer Mücke einen Elefanten und sehen insbesondere die „Katastrophe"?
- einem „Personalisieren" und nehmen das Verhalten von anderen persönlich bzw. fühlen sich persönlich betroffen, ange-

67 Kaluza, Gelassen und sicher im Stress. Das Stresskompetenz-Buch, Kap. 4.

griffen, verantwortlich, im schlimmsten Fall beschuldigt bzw. schuldig?

Wenn Sie diese Muster nicht hinterfragen, bleiben sie wie ein fester Bestandteil in Ihnen verankert. Das führt dann dazu, dass Sie die eigene Sichtweise als die einzig richtige und mögliche ansehen und daher nur einen sehr eingeschränkten Handlungsspielraum zulassen können.

Wenn Sie nun bei sich eines oder mehrere der stressverschärfenden Denkmuster feststellen, können Ihnen folgende Perspektivenwechsel helfen:

Beim „Das gibt's doch nicht!"-Denken können Sie versuchen, die Situation und die eigene Reaktion auf die Situation bewusst anzunehmen. „Es ist, wie es ist." Dabei können Sie sich fragen: „Stimmt das so, wie ich das sehe? Was spricht für meine Sichtweise? Könnte ich diese Situation auch anders erklären?"

Beim „Blick auf das Negative" schauen Sie sich bewusst an, welche positiven Aspekte die Situation hat, welche Chancen sich Ihnen bieten können oder welcher Sinn gefunden werden kann.

Beim „Defizit-Denken" konzentrieren Sie sich bewusst auf die eigenen Stärken und Erfolge und vertrauen bewusst auf Ihre Stärken. Fragen Sie sich: „Es gab schon viele schwierige Situationen in meinem Leben, wie habe ich diese gemeistert? Worauf konnte ich mich da verlassen? Worauf kann ich mich generell verlassen?"

Beim „Negative Konsequenzen-Denken" lenken Sie bewusst Ihre Aufmerksamkeit auf mögliche Erfolge und „ent-katastrophieren" sie. Überlegen Sie, wie oft es tatsächlich zu keiner Katastrophe gekommen ist, obwohl Sie vorher fest davon überzeugt waren.

Beim „Personalisieren“ versuchen Sie eine innere Distanz zu bewahren und die Situation bewusst mit den Augen eines anderen zu sehen. Was würden Sie Ihrem Freund raten, wenn er sich in einer ähnlichen Situation befinden würde?

Bei allen diesen Denkmustern kann Sie das zielgerichtete Denken unterstützen. Notieren Sie auch hier wieder Ihre Gedanken dazu.

Ein weiteres „Management-Tool“ steht Ihnen mit dem *regenerativen Stressmanagement* zur Verfügung. Dieses setzt bei den *Stressreaktionen* an.

Stressreaktionen können immer wieder auftreten. Oft ist es schlichtweg nicht möglich, alle äußeren (oder auch inneren) Stressfaktoren zu vermeiden. Es geht daher in erster Linie darum, Einfluss auf die als sehr unangenehm empfundenen Gefühle (Angst, Ärger, Zorn, Wut etc.) zu nehmen. Ein erster Schritt besteht zunächst darin, die Intensität dieser Gefühle zu verringern. In weiterer Folge kann dann auch das Empfinden angenehmer Gefühle angepeilt werden. Unterschieden wird dabei *zwischen kurzfristiger palliativer Stressbewältigung* und *langfristiger regenerativer Stressbewältigung.*[68]

Beispiele, den empfundenen Stress kurzfristig zu verarbeiten, wären: bewusstes Atmen (z. B. die HRV-Atmung im Kapitel Genuss-Entspannungsübungen), sich abzulenken, einen Film anzusehen,

68 Kaluza, Stressbewältigung, S 52.

sich körperlich abzureagieren mit einem kurzen Work-out oder Putzen, Gartenarbeit, sofort einer Freundin zu erzählen, was einen gerade so stresst etc.

Welche Möglichkeiten fallen Ihnen für sich dazu ein? Notieren Sie diese.

Für eine langfristige Verarbeitung, die dann auch regenerativ wirken kann, braucht es etwas mehr eigenen Einsatz. Einem Hobby nachzugehen, kann dabei genauso erholend sein, wie beispielsweise regelmäßige Entspannungsübungen oder regelmäßige sportliche Bewegung. Zusätzlich zu den positiven Auswirkungen regelmäßiger sportlicher Aktivität beweisen Studien, dass körperliche Fitness zu verminderten körperlichen Stressreaktionen führen kann und die Erholung auch nach einer Konfrontation mit einem Stressor viel schneller einsetzen kann.[69]

Entscheidend dabei ist, dass diese Maßnahmen regelmäßig durchgeführt werden. Es gibt eine Vielzahl von Möglichkeiten, mit Stress umzugehen. Probieren Sie doch einige meiner Stressbewältigungsmaßnahmen aus, die ich Ihnen in diesem Buch vorstelle.

Welche Gedanken können Ihnen beim Reflektieren von Stresssituationen helfen?

---

69 Kaluza, Keller & Basler, Beanspruchungsregulierung durch Sport? In Zeitschrift für Gesundheitspsychologie, S 26 ff.

„Es sind nicht die Dinge oder Ereignisse an sich, die uns beunruhigen, sondern die Einstellungen und Meinungen, die wir zu den Dingen haben."

Ich denke, dieses Zitat von Epiktet passt perfekt zu diesem Thema.

Beim *Reflektieren von Stresssituationen* geht es darum, genau zu beobachten, welche Situationen als Stress empfunden werden und was mit einem selbst in der jeweiligen Situation geschieht.[70] Dabei ist zunächst wichtig, überhaupt zu erkennen, welche Situationen einen in Stress versetzen. Nehmen Sie wieder Ihre Notizen zur Hand.

Fragen Sie sich: „Passieren mir gleiche oder ähnliche Situationen immer wieder?" Schauen Sie sich diese Situationen wirklich genau an. Welche Bewertungen haben Sie über Ihr Verhalten, eventuell auch über das Verhalten von anderen beteiligten Personen gemacht? Haben Sie bestimmte Erwartungen in dieser Situation an sich selbst oder an andere? Gibt es irgendwelche Befürchtungen dabei?

Noch tiefer können Sie in Ihrer Reflexion vordringen, wenn Sie auch Ihre körperlichen und emotionalen Reaktionen genau analysieren. Spüren Sie vielleicht im Körper etwas, was und wo genau? Was fühlen Sie in dieser Situation gerade? Schätzen Sie auf einer Skala von 1 (bedeutet „gar nicht wichtig") bis 10 („sehr wichtig") ein, wie wichtig es für Sie ist, in genau dieser Situation den Stress runterzufahren. Alleine das könnte schon „ent-stressend" wirken, wenn Sie merken, dass es Ihnen eigentlich in dieser Situation gar nicht so wichtig ist.

70 Kaluza, Stressbewältigung, S 212 ff.

Prüfen Sie auch, ob Sie überhaupt einen Einfluss auf das Eintreten der Situation haben oder ob der Stress vielleicht von außen kommt? Wenn das der Fall ist, haben Sie dann überhaupt einen Einfluss auf den Verlauf der Situation oder auf das Ergebnis?

Wenn Sie merken, das ist alles nicht der Fall, bewerten Sie die Situation wieder völlig neu. Dieselben Fragen können Sie sich natürlich auch stellen, wenn der Stress sowohl von innen als auch von außen kommend empfunden wird.

Nehmen wir an, Sie haben gerade einen Kundentermin in Ihrem Büro und im Raum nebenan macht Ihr Chef einen Kollegen ziemlich lautstark zur Schnecke. Es ist Ihnen wirklich sehr unangenehm, dass Ihr Kunde das mitbekommt. Sie fühlen sich gestresst. Nun reflektieren Sie die Situation:

Auf einer Skala von 1 bis 10 ist es für Sie sehr wichtig, den Stress runterzufahren. Sie wollen sich schließlich auf Ihr Kundengespräch konzentrieren. Haben Sie Einfluss auf diese Situation? Sie könnten beispielsweise rübergehen und Ihren Chef bitten, etwas leiser zu sein. Reflektieren Sie weiter: Sie trauen sich womöglich nicht, Ihren Chef anzusprechen? Vielleicht versetzt Sie das in noch mehr Stress? Haben Sie Einfluss auf das Verhalten Ihres Chefs?

Und dabei komme ich zu einem wesentlichen Punkt: Sie müssen unterscheiden zwischen dem Verhalten einer Person und der Person selber. Also fragen Sie sich immer: „Ist es das Verhalten, das mir nicht passt oder ist es die Person?“ Sie erinnern sich noch an die Subjekt- bzw. Objektrolle?

Und dabei komme ich zu einem weiteren wesentlichen Punkt: Sie sind nicht in der Lage, eine Person zu verändern. Das können und sollen Sie auch nicht. Der Chef, der Partner, der Kollege ... ist, wie er ist. Auch Sie sind, wie Sie sind. Jeder darf sein. Wir sind alle okay, wie wir sind. Wir können allerdings ein Verhalten setzen, das nicht in Ordnung ist. Nehmen Sie bitte wieder Ihre Notizen, die Sie zu Subjekt- und Objektrolle gemacht haben.

In meinen Augen ist es nicht nur vergeudete Energie, zu versuchen, Menschen zu ändern, sondern Sie laufen Gefahr, den anderen dadurch als Objekt und nicht als Subjekt zu betrachten, was Sie selber wieder in eine Objektrolle bringen kann.

Wenn Ihnen das Verhalten einer Person überhaupt nicht passt, dann sollten Sie sich zunächst fragen, ob Sie durch dieses Verhalten in irgendeiner Weise beeinträchtigt sind. Wenn ja, dann sollten Sie unbedingt die Person auf ihr Verhalten ansprechen und ihr sagen, inwieweit Sie davon beeinträchtigt sind.

Ich wiederhole: Sobald Sie jemand anderen (Ihren Partner, Ihr Kind, Ihre Eltern, Ihren Chef, Ihre Freundin ...) für Ihre Befindlichkeit verantwortlich machen, geben Sie Ihre Rolle als selbstwirksames Subjekt und Ihre Verantwortung ab.

Aber auch das eigene Verhalten anderen gegenüber sollten Sie öfter reflektieren. Kommen Sie immer pünktlich zu Ihren Verabredungen? Unterbrechen Sie Ihre Freundin ständig mitten im Satz, wenn Ihnen gerade etwas eingefallen ist? Hören Sie lautstark Musik, obwohl die Wände zum Nachbarn sehr dünn sind? All das wären Verhaltensweisen, wodurch andere beeinträchtigt sein können.

Das Reflektieren des eigenen Verhaltens anderen gegenüber ist daher genauso wichtig wie das Reflektieren von Stresssituationen im Allgemeinen und könnte so manchen Konflikt und so manchen Stress verhindern. Damit erleichtern Sie sich und Ihrem Gegenüber, in ihrer Subjektrolle zu bleiben.

Fazit

Jeder reagiert unterschiedlich – mit mehr oder weniger Stress – auf bestimmte Situationen. Ob wir letztendlich Stress empfinden, hängt von der eigenen Einschätzung und Bewertung der Situation und den eigenen Fähigkeiten ab.

Wenn Sie sich die Stressreaktion bewusst gemacht haben und versuchen wahrzunehmen, welche Gefühle Sie gerade empfinden, welche Gedanken Ihnen gerade durch den Kopf gehen, dann lassen sich auch die unbewusst und automatisch ablaufenden Bewertungsprozesse etwas „besser durchschauen" und eine positive und angenehme Stressverarbeitung (regeneratives Stressmanagement) wird möglich.

Durch dieses Reflektieren und Bewusstmachen kommen Sie heraus aus der Objektrolle und können wieder als „selbstwirksames Subjekt" Ihr Leben gestalten.

Gedanken, die Sie immer wieder denken, egal ob diese Gedanken als Erwachsene oder bereits unbewusst aus den Erfahrungen der Kindheit entstanden sind, entwickeln sich im Lauf der Jahre zu einem Denkmuster. Dabei gibt es natürlich förderliche Muster, aber leider auch stressverschärfende Denkmuster.

Kommen Sie ins Handeln und schauen Sie sich immer wieder bewusst die einzelnen Stresssituationen an. Verständlicherweise handelt es sich dabei um einen Lernprozess. Wenn Sie diese unterstützenden Denkweisen regelmäßig üben, können Sie daher einen schnelleren Fortschritt in diesem Lernprozess erreichen. Sie können lernen, Ihren Stress als herausfordernd (anstatt als bedrohlich) zu betrachten.

Mit förderlichen Gedanken bzw. Fragen können Sie immer wieder bewusst versuchen, Ihr Gehirn anzuregen. Dann wird es möglich, auch fest „einbetonierte“ Denkmuster aufzuweichen. Durch dieses zielgerichtete Denken können Sie sich in Ihrem Leben wieder selbstbestimmter und freier fühlen und wieder mehr Lebenssinn finden. Drehen Sie Ihren Lieblingsfilm und schauen Sie ihn sich immer wieder an.

Bevor ich mit Ihnen Ihr Genuss-Gesundheitsprojekt plane, schließe ich das Kapitel über Stress & Co. mit einem Zitat von Ichiro Kishimi, Fumitake Koga aus dem Buch „Du bist genug. Vom Mut, glücklich zu sein.“[71] ab:

> *Jemand anderen über den Wert des eigenen Ichs entscheiden zu lassen – das ist Abhängigkeit. Den Wert des Ichs dagegen selbst zu bestimmen bedeutet Selbstständigkeit. Wenn man sich fragt, welche der beiden Möglichkeiten zu einem glücklichen Leben führt, sollte die Antwort klar sein. Ihr Wert wird nicht von jemand anderem bestimmt.*

71 Kishimi, Koga, Du bist genug (E-Book).

IHR GENUSS-GESUNDHEITSPROJEKT

Ich lade Sie nun ein, Ihr persönliches Genuss-Gesundheitsprojekt zu planen.

Bei meiner Arbeit als Gesundheitstrainerin frage ich beim ersten Gesprächstermin das aktuelle Stressempfinden meiner Kundin ab. Was nützt die beste Planung, wenn alleine der Gedanke an Bewegung schon Stress hervorruft? Nehmen Sie daher Ihre Notizen zur Hand und überprüfen Sie Ihr aktuelles Stressempfinden.

Vielleicht hilft Ihnen der Gedanke, Ihr Genuss-Gesundheitsprojekt als Vorhaben zu sehen. Stellen Sie sich dazu folgende Fragen: Wie wäre es, wenn Sie Ihr Genuss-Gesundheitsprojekt mit Leichtigkeit und viel Freude umsetzen können?

Können Sie spüren, wie es sich anfühlt, wenn Sie mit Freude an Ihrem Genuss-Gesundheitsprojekt planen?

Nehmen Sie wieder Ihre Notizen und lesen Sie nach, was Sie über Ihren Traum (oder Ihre Träume) beim „Umprogrammieren mit zielgerichtetem Denken" aufgeschrieben haben. Hilfreich ist auch das Durchforsten Ihrer Erfahrungsschatzkiste in diesem Zusammenhang.

Für mich ist ein strukturiertes Vorgehen auch bei einem Vorhaben sehr wertvoll. Sie könnten jetzt einwenden, das sei aber ein Widerspruch, da fehle die Leichtigkeit. Dem stimme ich dann zu, wenn ich verbissen an die Sache herangehe. Ich kann allerdings ein Vorhaben spielerisch und mit Leichtigkeit strukturieren. Das gelingt dann am besten, wenn ich achtsam im Umgang mit meinen Gedanken und meinen Gefühlen bin.

Vielleicht hilft Ihnen daher folgender Vorschlag: Packen Sie spielerisch Ihr Vorhaben in einen „Ich-Vertrag“ (= Vertrag mit sich selbst) mit folgenden möglichen Vertragspunkten:[72]

Ziel / Ziele

Welche(s) Ziel(e) möchte ich erreichen? Was verspreche ich mir davon? Warum ist mir dieses Ziel wichtig?

Von wesentlicher Bedeutung ist die Frage nach dem „Warum“: Ohne diese Frage kann es leicht sein, dass Sie nicht „Ihr“ Ziel formulieren. Vielleicht erleben Sie sich in diesem Punkt noch in einer Objektrolle. Wenn Sie Ihr „Warum“ wissen, dann können Sie besser unterscheiden, ob es wirklich Ihr Ziel ist oder ob Sie das Ziel anderer verfolgen, „weil es sich so gehört“, „weil alle das so machen“, „weil mein Arzt sagt, ich soll mehr Sport machen“ usw. Jedes Ziel, bei dem Ihr „Warum“ nicht auf Sie und Ihre Persönlichkeit zutrifft, kann großen Stress hervorrufen. Hier helfen auch wieder Ihre Notizen.

Haben Sie Ihr Ziel bzw. Vorhaben gefunden, schreiben Sie Ihr Drehbuch zu diesem Film. Stellen Sie sich bildlich vor, dass Sie dieses Ziel erreicht haben. Spüren Sie Ihre Begeisterung dabei. Sie erinnern sich an das Umprogrammieren mit zielgerichtetem Denken? Je lustvoller und intensiver Sie Ihre Gefühle spüren, je farbenfroher Ihre Bilder aussehen, umso mehr wird diese neuronale Verbindung aktiviert und es fällt Ihnen immer leichter, gleichartige Gedanken zu bekommen. Malen Sie sich daher dieses Bild so bunt und so detailliert wie möglich in Ihren Gedanken aus und spüren Sie mit jeder Faser Ihres Körpers hinein. Schauen Sie sich

72 Kaluza, Stressbewältigung, S 263.

diesen Film immer abends vor dem Schlafengehen und gleich morgens nach dem Aufwachen in Ihren Gedanken an und genießen Sie Ihre Gefühle dabei. Lassen Sie Ihr „Kopfkino“ auch tagsüber immer wieder Ihren Film abspulen und nehmen Sie dabei folgende Pose ein:

POWERPOSE

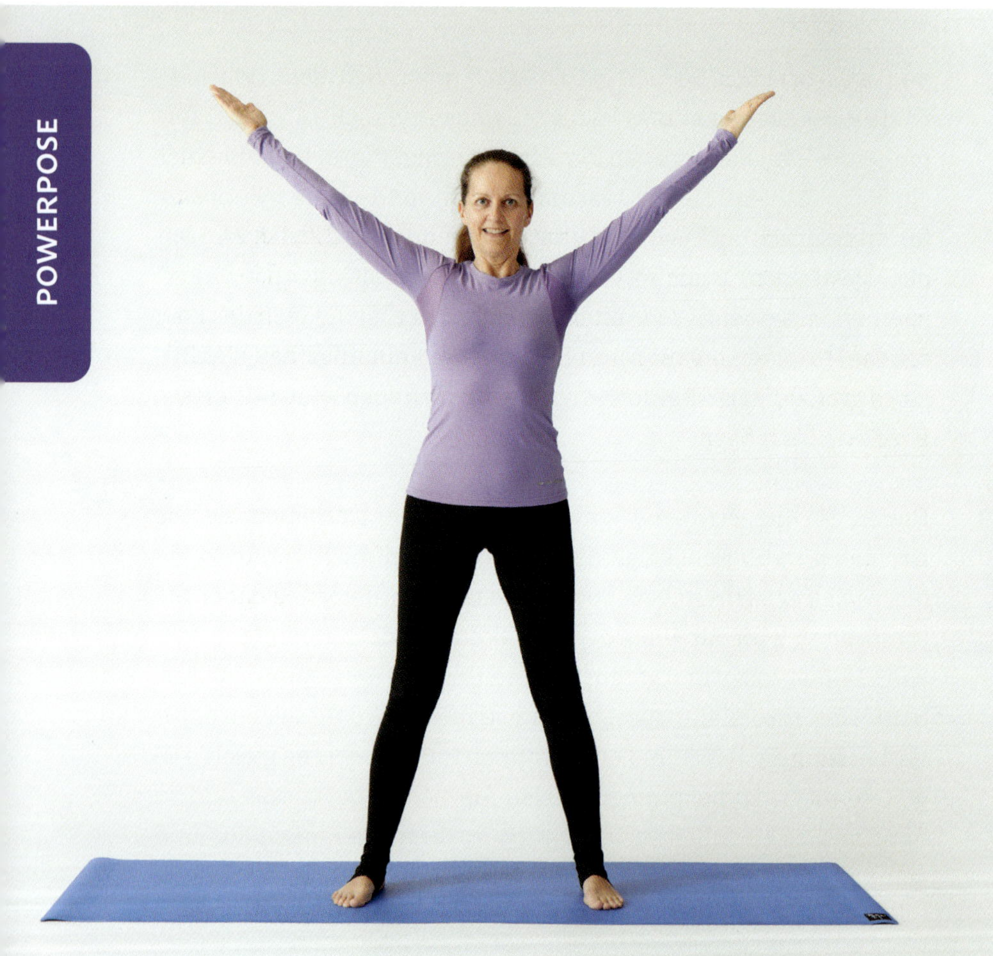

DIE POSE MIT „WOW-EFFEKT“

Diese Pose kann wie ein „Turbo“ für Ihr Gesundheitsprojekt wirken. Veränderungen im Leben brauchen Mut. Ich habe bereits erwähnt, dass diese Haltung nachweislich Ihren Mut fördern kann. Diese Pose können Sie in jeder Phase Ihres Genuss-Gesundheitsprojektes einsetzen.

Den absoluten „Wow-Effekt“ können Sie gezielt üben, wenn Sie während dieser Pose Ihr Zielbild bzw. Ihren Lieblingsfilm ablaufen lassen und dabei mit allen wunderbaren Gefühlen verbinden.

Sie stellen sich aufrecht[73] hin und breiten Ihre Arme weit nach oben gestreckt aus. Sie können auch Ihre Augen nach oben blicken lassen oder geradeaus in einen Spiegel schauen und lächeln. Lassen Sie Ihr Zielbild bzw. Ihren Lieblingsfilm mit allen dazugehörigen angenehmen Gefühlen ablaufen. Bleiben Sie so lange in dieser Pose, wie Sie mögen.

Diese Pose können Sie zwischendurch auch im Sitzen machen und sich so richtig schön durchstrecken. Dann können Sie auch in Ihren Arbeitspausen am Schreibtisch einen kurzen Zielbildturbo für Ihr Genuss-Gesundheitsprojekt schalten.

Beim nächsten Vertragspunkt bzw. nächsten Schritt geht es um die Umsetzung.

73 Lesen Sie die Hinweise „Zur Körperhaltung in den Übungen“ und denken Sie an das Dreieck an Ihren Fußsohlen, an Ihr Brustbein schräg nach oben.

Umsetzung

Überlegen Sie, was Sie tun werden, damit Sie dieses Ziel erreichen, und stellen Sie sich folgende Frage:

Welche Gedanken helfen mir, damit mir die Umsetzung Freude macht? Nehmen Sie Ihre Notizen oder schreiben Sie weitere freudige Umsetzungsgedanken dazu.

Viele Anregungen für mögliche Ziele finden Sie in meinen „Genuss-Übungen zur Entspannung“ und in meinen „Genuss-Sportübungen“.

Ein Ziel könnte z. B. lauten: „Mehr Bewegung in den Alltag bringen.“ Einige Beispiele, wie sich dieses Ziel konkret umsetzen lässt: zu Fuß zur Arbeit, zum Einkaufen etc., die Treppen zu nehmen, anstatt in den Aufzug zu steigen, mit dem Fahrrad statt mit dem Auto zu fahren etc. Überlegen Sie und planen Sie den Zeitaufwand für diese Aktivitäten realistisch ein. Wie viel Zeit müssen Sie aufwenden für die Strecken, die Sie eventuell zu Fuß zurücklegen könnten? Ließen sich nicht auch einige Wege oder Tagesabläufe „umorganisieren“ – d. h., einen Teil der Strecke zumindest zu Fuß zu gehen? Ansonsten laufen Sie Gefahr, zu schnell wieder in den alten Trott überzugehen: „... da braucht man zu lange, also fahre ich lieber mit dem Auto ...“ Damit das nicht passiert, könnten Sie vorher eine Art „Probemonat“ (oder -wochen) mit sich selbst vereinbaren. In dieser Zeit bemühen Sie sich, die Abläufe entsprechend umzugestalten und natürlich auch die verschiedenen vorgenommenen Bewegungsaktivitäten wirklich in die Tat umzusetzen.

Die nächsten Schritte in der Planung Ihres Genuss-Gesundheitsprojektes sollten Sie noch konkreter angehen.

Was setzte ich wann um?

Beispielsweise möchten Sie ein Ausdauerprogramm starten:
Dafür bieten sich viele Sportarten an – z. B. schnelles Gehen, Nordic Walken, Joggen, Schwimmen, im Winter Ski-Langlauf, Schneeschuhwandern etc. Dabei sollten Sie zunächst Verschiedenes ausprobieren und herausfinden, ob Ihnen diese Art und Weise der Bewegung zusagt. Wichtig ist dann aber, dass Sie die jeweilige Technik richtig erlernen. Informieren Sie sich, wo Sie was ausprobieren können, wo Sie Trainingsstunden nehmen können. Planen Sie konkret den dafür erforderlichen Zeitaufwand ein. Wenn Ihnen das zu Beginn zu aufwendig ist, können Sie natürlich einen zügigen Spaziergang planen. Legen Sie dabei fest, wann Sie, wohin und wie lange Sie gehen werden. Vermerken Sie das auch in Ihrem Kalender. Dieser Termin ist dann wie jeder andere Termin einzuhalten.

Für den Start meines Bewegungsprogrammes „Genuss-Sportübungen" legen Sie auch genaue Termine fest, wann Sie welche Übungen ausprobieren möchten. Dasselbe gilt für den Start eines Entspannungsprogrammes mit den Genuss-Entspannungsübungen.

Digitale Unterstützung

Nutzen Sie die digitalen Helferlein. Sämtliche Genuss-Entspannungsübungen und Genuss-Sportübungen haben Sie durch dieses Buch ohnehin jederzeit griffbereit. Es gibt aber auch viele Apps, die Sie bei Ihrem Genuss-Gesundheitsprojekt unterstützen können. Mit der Timer-Funktion auf Ihrem Handy werden Sie erinnert, wann Sie was machen wollen.

Mögliche Hindernisse

Fragen Sie sich: Könnte es Hindernisse bei der Umsetzung geben? Legen Sie vorher zu jedem möglichen Hindernis fest, wie Sie damit umgehen.

Das mögliche Hindernis „Zeit“ beispielsweise lässt sich durch fixes Einplanen und Eintragen der einzelnen Umsetzungsschritte im Kalender überwinden. Ein weiteres Hindernis könnte der innere Schweinehund sein. Dabei kann es hilfreich sein, wie oben im Kapitel „Ausflug in die Sportpsychologie“ beschrieben, die eigene Erfahrungsschatzkiste zu durchforsten und diejenigen Verhaltensweisen auszusortieren, die einem nicht mehr guttun. Lesen Sie nach, was Sie dazu in Ihren Notizen vermerkt haben. Damit lässt sich dann auch ein innerer Schweinehund überreden. Schauen Sie sich also genau an, wann sich ihr Schweinehund meldet. Falls das Überreden nicht gleich funktionieren sollte, können Sie die „Hardcore-Methode“ anwenden und ignorieren Sie ihn.

Nehmen Sie alle möglichen Hindernisse, die Sie aufgeschrieben haben, einzeln oder gemeinsam und stellen Sie sich in Position (Pose mit Wow-Effekt). Stellen Sie sich bildlich vor, wie Sie ein Hindernis nach dem anderen aus dem Weg räumen und bspw. mit einer Walze platt machen. Oder wie Sie Ihren inneren Schweinehund austricksen und sich nicht mehr halten können vor Lachen.

Unterstützung

Gibt es jemanden, der Sie bei Ihrem Genuss-Gesundheitsprojekt unterstützt? Fragen Sie sich: Wer ist bereit, mich bei meinem Projekt zu unterstützen? Hilft mir beispielsweise meine Freundin oder mein Partner, wenn ich gerade einen Durchhänger habe, mein Gedankenkarussell wieder in die richtige Richtung zu drehen? Holen Sie sich, wenn nötig, professionelle Unterstützung. Buchen Sie beispielsweise Coaching-Einheiten bei einem Gesundheits- oder Mental-Coach.

Sie können auch beim Thema Unterstützung den Turbo zünden. Stellen Sie sich während der Pose vor, wie Sie von einer lieben Freundin motiviert und ermutigt werden und wie gut sich das für Sie anfühlt.

GENUSS-ÜBUNGEN ZUR ENTSPANNUNG

Es ist mittlerweile unumstritten, wie wichtig für die Gesundheit körperliche und geistige Entspannung sind.[74] Der Neurobiologe und Hirnforscher Marcus Täuber hat in seinem Buch „Gedanken als Medizin“ sehr gut aufgezeigt, dass Entspannung nicht nur präventiv, sondern als „ein natürliches Heilmittel wirken“ kann.[75] Mit seiner GAM-Meditation (steht für „Gedanken als Medizin“-Meditation) können Sie relativ rasch Abhilfe bei Spannungszuständen schaffen.[76] Was ich an dieser Methode so schätze, ist, dass ebenso das Annehmen (Täuber nennt es Akzeptanz) von unangenehmen Empfindungen wie auch das Arbeiten mit Bildern (genauem Beschreiben der Empfindungen, welche Form, welche Farbe etc.) einen besonderen Stellenwert haben. Die Kommunikation läuft dabei mit den sog. Basalganglien im limbischen System unseres Gehirns, was sich nicht nur auf psychischer Ebene, sondern auch auf physischer Ebene sehr gesundheitsfördernd auswirken kann.

Sie können Entspannung, wie jede andere Fähigkeit auch, erlernen und trainieren. Zuallererst sollten Sie allerdings Spannung überhaupt wahrnehmen können.[77]

Viele Menschen haben leider das Gespür dafür verloren und reagieren erst, wenn sie bereits Beschwerden haben. Eine meines Erachtens sehr einfach zu erlernende Entspannungsmethode ist die Progressive Muskelentspannung nach Jacobson.

---

74 Blackburn, Epel, Die Entschlüsselung des Alterns, S 185 ff.

75 Täuber, Gedanken als Medizin.

76 Täuber, Gedanken als Medizin.

77 Ich möchte noch anmerken, dass auch Faszientraining eine optimale Methode ist, die eigene Körperwahrnehmung wieder zu schulen.

Die Progressive Relaxation nach Jacobson[78]

Edmund Jacobson, der Begründer der progressiven Muskelentspannung, wurde immerhin 95 Jahre alt. Jacobson hat in seinen Forschungen bereits vor über hundert Jahren einen Zusammenhang zwischen übermäßiger muskulärer Anspannung und physischen und psychischen Erkrankungen herausgefunden. Seine Ergebnisse, darunter auch, dass unser zentrales Nervensystem weniger aktiv ist, wenn unser Muskeltonus reduziert ist, hat er erst nach zwanzigjähriger Forschungsarbeit veröffentlicht.

Das erste Ziel des Trainings besteht dabei darin, die Spannungsempfindungen zu sensibilisieren. Auf den Punkt trifft meiner Meinung nach der von Jacobson geprägte Begriff von der „Kultivierung des Muskelsinns", die für ihn auch das wichtigste Ziel des Trainings war. Zunächst geht es einmal darum, den Unterschied bzw. Wechsel zwischen Anspannung und Entspannung bewusst zu erfahren.

Einzelne Muskelgruppen werden angespannt, die Spannung wird für ein paar Sekunden gehalten und danach mit dem Ausatmen wieder entspannt. Mit der Zeit und mit Übung lernen Sie immer besser, den entspannten Zustand immer etwas länger aufrechtzuerhalten und so auch in Alltagssituationen zu integrieren.

Es gibt mittlerweile viele verschiedene Übungsvorschläge – diese Übung gehört zu meinen Favoriten und ist, wie ich finde, relativ einfach zu erlernen und zu merken.

Sie können sich dabei bequem auf eine Matte legen. Die Übungen lassen sich aber auch im Sitzen durchführen. Der Ablauf ist bei allen Körperregionen gleich.

78 Hamm, Progressive Muskelentspannung, in Vaitl & Petermann, Handbuch der Entspannungsverfahren, Band 1: Grundlagen und Methoden, S 241 ff.

Hier der Ablauf mit einem Beispiel:

1. Aufmerksamkeit auf eine Körperregion lenken – z. B. die dominante Hand und den Unterarm richten (wenn Sie mit der rechten Hand schreiben bzw. mit der rechten Hand im Alltag greifen, dann ist das Ihre dominante Hand), die Hand zur Faust ballen und anspannen.
2. Die Spannung für ca. 5 bis 7 Sekunden halten. Dabei normal weiteratmen.
3. Mit dem nächsten Ausatmen die Spannung lösen und entspannen. Die Aufmerksamkeit auf die entspannte Körperregion – den Unterarm und die Hand – lenken. Die Entspannung für ca. 30 bis 45 Sekunden genießen.

Körperregion – Hände und Arme:

- Dominante Hand und Unterarm, Hand zur Faust ballen.
- Dominanter Oberarm, Ellbogen anwinkeln, Hand geöffnet.
- Nicht dominante Hand und Unterarm, Hand zur Faust ballen.
- Nicht dominanter Oberarm, Ellbogen anwinkeln, Hand geöffnet.

Körperregion – Füße, Beine, Gesäß

- Füße – Zehen einkrallen oder Zehen spreizen.
- Unterschenkel – Beine gestreckt, Zehenspitzen Richtung Schienbein ziehen und Fersen vom Boden abheben.
- Oberschenkel – Beine leicht gebeugt, Fersen in den Boden drücken, Zehen vom Boden abheben.
- Gesäß – Po-Backen zusammendrücken.

Körperregion – Kopf und Gesicht

- Stirn und Kopfhaut – Augenbrauen hoch- oder zusammenziehen und die Stirn in Falten legen.
- Augen und obere Wangenpartie – Augen zusammenkneifen und die Nase „rümpfen".
- Untere Wangenpartie, Kiefer und Mund – Zähne aufeinanderbeißen, Lippen aufeinanderpressen, Zunge gegen den Gaumen nach oben drücken.
- Hals und Nacken – Kopf etwas einziehen und nach hinten drücken oder Kopf nach vorne auf die Brust ziehen.

Körperregion – Schultern, Rücken, Brust, Bauch

- Schultern und obere Rückenpartie – Schultern hochziehen.
- Brust – tief einatmen, Atem anhalten und dabei Brustmuskulatur anspannen.
- Unterer Rücken – leichtes Hohlkreuz.
- Bauch – Bauch einziehen.

Wenn Sie diese Übungen regelmäßig einige Zeit – ich empfehle über mindestens vier Wochen – durchgeführt haben, können Sie alle Übungen einer Körperregion gleichzeitig an- und entspannen.

Klopfen

Zunächst reiben Sie sich die Hände – wie beim Händewaschen – und schütteln sie aus, dann beklopfen Sie mit der flachen Hand den Arm der anderen Seite von unten nach oben und von innen nach außen und streichen und schütteln ihn anschließend aus. Das Gleiche machen Sie dann auf der jeweils anderen Seite und auch mit den Beinen, mit dem Gesäß, mit dem Oberkörper, mit dem Rücken, im Bereich der Schultern, im Bereich der Lendenwirbelsäule. Anschließend klopfen Sie noch mit den Fingerkuppen mit beiden Händen den ganzen Kopf, das Gesicht und den Nacken ab. Diese Übung eignet sich wunderbar zum Auffrischen zwischendurch und zum Munterwerden in der Früh.

Mit den beiden nun folgenden Übungen „Augenturnen" und „Butterfly-Technik" wird die sogenannte bilaterale Hemisphären-Stimulation aktiviert, was bedeutet, dass beide Gehirnhälften motiviert werden, optimal zusammenzuarbeiten, womit ein unmittelbar entspannender Effekt ausgelöst werden kann.[79]

Augenturnen

Sie suchen sich in Ihrem Blickfeld rechts und links optische Fixpunkte. Das können beispielsweise bei einem Blick auf ein Fenster die Seitenteile eines Vorhangs sein. Dabei lassen Sie den Blick zwischen dem linken und dem rechten Vorhangteil wie ein Scheibenwischer hin- und herwandern. Diese Methode lässt sich immer und überall anwenden und hat darüber hinaus einen wunderbar entspannenden Effekt.

79 Cora Besser-Siegmund, Harry Siegmund, Wingwave-Coaching, S 144 f.

Anstatt sich also beim nächsten Mal in der Warteschlange zu ärgern, können Sie sich links und rechts einen Fixpunkt suchen und die Augen „turnen“ lassen.

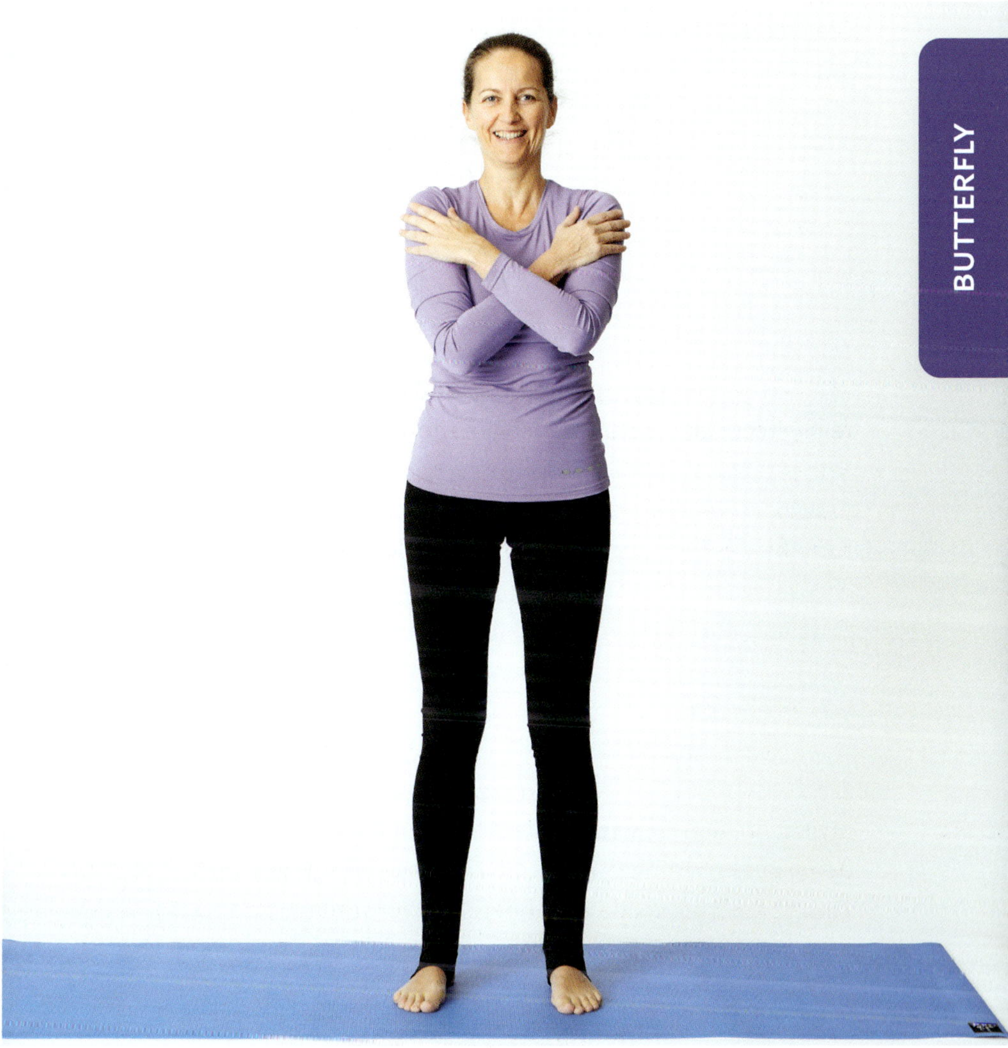

BUTTERFLY

Butterfly-Technik

Diese Methode lässt sich bequem auch im Sitzen oder Liegen durchführen. Dabei überkreuzen Sie die Unterarme über dem Brustkorb so, dass die Hände die Schultern berühren. Dann klopfen Sie abwechselnd mit der Handfläche die Schultern. Diese Technik heißt deshalb Butterfly-Technik, weil sie durch die gegebene Haltung bzw. die Bewegung einem Schmetterling gleicht. Dadurch entsteht ein sogenannter neuronaler Stimulationseffekt, der wiederum eine sehr angenehme und entspannende Wirkung hervorruft.

HRV-Poweratmung[80]

Mit dieser Atemtechnik können Sie Ihren Herzschlag mit Ihrem Atem synchronisieren und so stressbedingte Störungseinflüsse in den Griff bekommen und eine gesunde HRV erreichen. Das hat den Vorteil, dass das Stresshormon Cortisol, welches bei anhaltenden Stresssituationen zu lange im Blut verbleibt, abgebaut wird. Mithilfe dieser Technik kann vermehrt DHEA (Dehydroepiandrosteron) ausgeschüttet werden. DHEA ist ein starker Gegenspieler zu Cortisol. Ein Entspannungseffekt lässt nicht lange auf sich warten und Ihr Herz lernt wieder, sich an die jeweiligen Gegebenheiten anzupassen.

Sie können bei der Übung sitzen, liegen oder auch stehen. Zuerst atmen Sie für ca. fünf bis sechs Sekunden lang aus,[81] halten den Atem kurz für eine Sekunde an (Atempause), atmen danach wieder für ca. fünf bis sechs Sekunden lang ein, halten wieder den Atem

80 Christopher-Marc Gordon, Leben ohne Stress und Schmerzen durch die neue Faszien-Selbsttherapie, S 131 ff.

81 Zählen Sie langsam 21, 22, 23, 24, 25. Wenn Sie 21 sagen/denken, dauert das ungefähr eine Sekunde.

für eine Sekunde an (Atempause) und atmen danach wieder aus für fünf bis sechs Sekunden. Sie können das zwischen 15 bis zu 30 Atemzüge lang machen. Es kann sein, dass Sie anfangs keine fünf oder sechs Sekunden schaffen, dann fangen Sie mit zwei Sekunden an. Versuchen Sie, diese Atempausen zwischen Ausatmen und Einatmen bzw. umgekehrt ganz bewusst wahrzunehmen. Mit der Zeit und mit Übung gelingt das immer besser und Sie können die Dauer der Ausatmung immer mehr verlängern. Dann reichen auch schon ein paar dieser Atemzyklen aus, um einen sofortigen Entspannungseffekt zu bekommen.

Meine Lieblingsübung aus der Polarity-Körpertherapie

Diese Übung mache ich als kurze „Verschnaufpause". Dann stelle ich mich aufrecht hin, die Arme seitlich neben dem Körper, die Oberarme eng am Rumpf. Nun werden die Arme im Ellbogengelenk abgewinkelt, die Unterarme sind parallel zum Boden, die Handflächen zeigen nach unten, Finger gestreckt nach vorne. Ich atme durch die Nase ein und aus, und zwar ganz tief. Ich mache diese Übung so lange, wie ich Lust dazu habe. Ich spüre die entspannende Wirkung meistens gleich nach dem ersten Atemzug. Aber weil die Übung so guttut, bleibe ich immer für mehrere Atemzüge lang in dieser Position. Danach fühle ich mich entspannt und erfrischt zugleich.

» Foto von Polarity auf der nächsten Seite

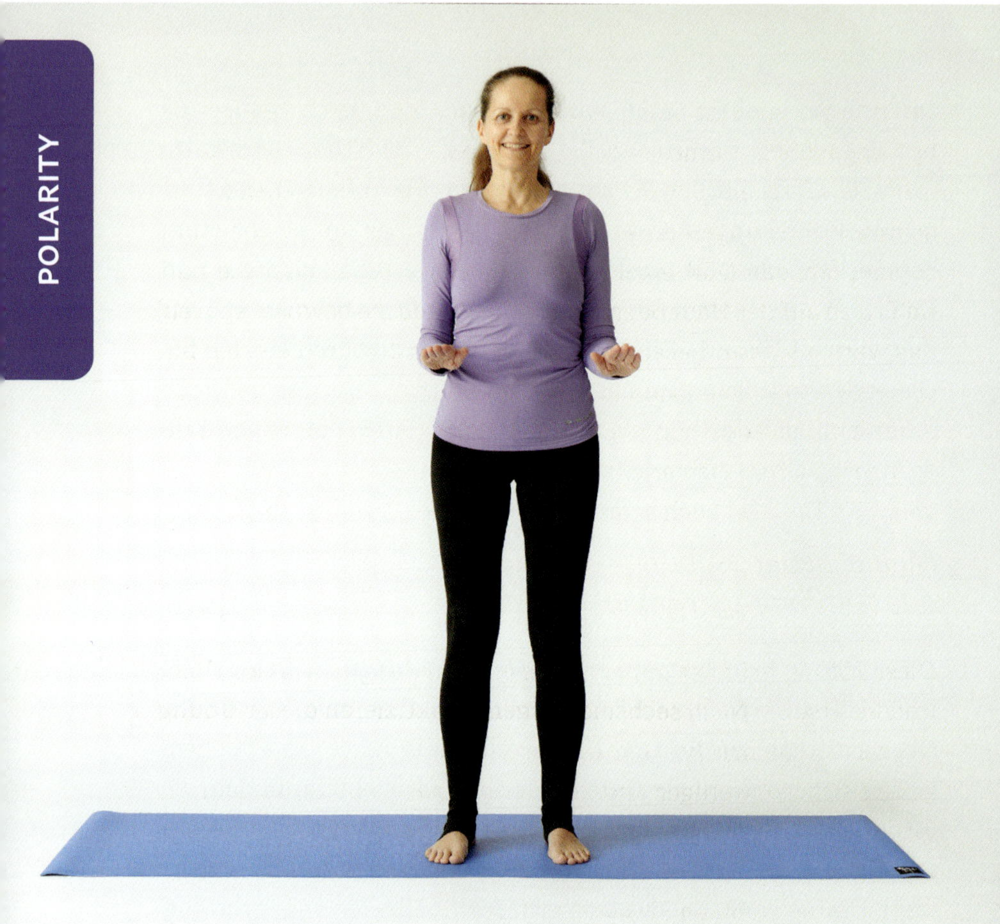

Übung zum Genießen

Mögen hätt' ich schon wollen,
aber dürfen habe ich mich nicht getraut.

Eines von vielen berühmten Zitaten von Karl Valentin beschreibt sehr gut, dass einen oft noch ein schlechtes Gewissen plagt, wenn man sich selber etwas Gutes tun will. Daher ist es umso wichtiger, wieder zu lernen, bewusst zu genießen.

Mindestens ein Mal in der Woche (besser wäre täglich) bewusst auf angenehme Sinneseindrücke achten, z. B. den angenehmen Geruch bei einem Spaziergang im Wald, die verschiedenen Geschmacksrichtungen einer Mahlzeit oder eines Weines bewusst schmecken, den Duft einer Blume bewusst riechen oder die Luft im Freien auf der Haut oder abends die Bettdecke bewusst spüren, das warme Wasser bei einem Vollbad bewusst spüren etc. Ich bin sicher, Ihnen fallen noch viele weitere Beispiele ein, wenn Sie erst einmal mit dieser Übung begonnen haben. Diese Übung kann Sie wunderbar beim zielgerichteten Denken unterstützen, vor allem, wenn Sie Ihr Drehbuch schreiben und Ihren „Zielfilm" abspulen.

Die „Was-ist-gut-gelaufen"-Übung

Diese Übung gründet auf einer Studie von Seligman, Steen, Park und Peterson.[82] Nach sechsmonatigem Praktizieren dieser Übung wurde das Gehirn bei den Probanden „umprogrammiert". Diese haben sich als weniger ängstlich empfunden und außerdem als glücklicher beschrieben.[83]

Jeden Abend nehmen Sie sich kurz Zeit und schreiben drei Dinge auf, die an diesem Tag gut gelaufen sind und warum sie gut gelaufen sind. Dabei kann es sich auch um Kleinigkeiten handeln, die Sie vielleicht nur für einen kurzen Augenblick erfreut haben.

82 Diese von Seligman empfohlene Übung wird vorgestellt in dem Buch „Mit Freude läuft's besser - Durch wingwave positive Emotionen fördern und Leistung steigern": Marco Rathschlag in Teil II Freudeforschung und wingwave-Grundlagen-Forschung, in Cora Besser-Siegmund, Marco Rathschlag „Mit Freude läuft's besser - Durch wingwave positive Emotionen fördern und Leistung steigern", S 55 f.

83 Seligman, M.E.P., Steen, T.A., Park, N & Peterson, C (2005): „Positive psychology progress: Empirical validation of interventions." American Psychologist, 60, 410–421.

Die Dankbarkeitsübung

Ähnlich der vorhergehenden Übung nehmen Sie sich kurz Zeit, um bewusst Ihre Aufmerksamkeit auf die Personen, Dinge, Situationen etc., zu lenken, auf die/das Sie dankbar in Ihrem Leben sind. Es gibt so vieles, wofür Sie dankbar sein können. Dabei sollten Sie auch scheinbar belanglose Ereignisse nicht vergessen, wie beispielsweise die nette Verkäuferin im Supermarkt, das herrliche Wetter, die Autofahrerin, die einem die Vorfahrt an der Kreuzung gibt etc. Ich habe festgestellt, seit ich diese Übung regelmäßig mache, erlebe ich viel öfter derartig angenehme Situationen.

Gedanken loslassen und Achtsamkeit üben

Diese Übung können Sie im Sitzen oder Liegen machen. Die Wirbelsäule sollte gerade sein. Mit geschlossenen Augen lenken Sie die Aufmerksamkeit zum Atem. Dabei können Sie spüren, wie sich beim Atmen der Brustkorb und der Bauch leicht heben und senken. Hilfreich ist die Vorstellung, dass Sie vom eigenen Atem wie von einer Wolke oder von einer Welle getragen werden. Sobald Sie merken, dass die Gedanken sich nicht mehr auf den Atem richten, sondern Sie an irgendetwas anderes denken, nehmen Sie es zur Kenntnis. Dann lassen Sie diese Gedanken gezielt los und kehren mit der Aufmerksamkeit ganz bewusst wieder zurück zum Atem. Wichtig ist, dass Sie Geduld mit den Gedanken haben, wenn diese sich immer wieder selbstständig machen. Ganz gezielt immer wieder die Aufmerksamkeit auf den Atem richten. Mit der Zeit und mit Übung gelingt dieses Gedankenloslassen immer besser. Diese Übung eignet sich perfekt in stressigen Zeiten. Gerade da ist es wichtig, sich bewusst dem Atmen zu widmen. Wenn Sie sich jeden Tag nur ein paar Minuten dafür die Zeit nehmen, werden Sie erstaunt sein, wie sich das auf Ihr Wohlbefinden auswirken kann.

Alle diese Vorschläge dienen als Anregung und Sie können diese gerne abwandeln, damit Sie optimal für Sie passen.

Daher schließe ich dieses Kapitel ab mit einem Zitat von Gautama Buddha:

> *Das Geheimnis eines außerordentlichen Menschen ist in den meisten Fällen nichts als Konsequenz.*

Wenn Sie nun so richtig genussvoll entspannt sind, widmen wir uns einem weiteren Lieblingsthema von mir.

FASZIEN – EINE FASZINIERENDE ENTDECKUNG?

ODER: DAS NETZ, DAS UNS ZUSAMMENHÄLT, UNS BEWEGEN LÄSST UND DOCH SO VIEL MEHR KANN.

Ich versuche nun, Ihnen die faszinierende Welt der Faszien etwas näherzubringen. Ich hoffe, Sie sind ebenso begeistert wie ich. Zum Thema „Faszien" gibt es zum Glück sehr viel Literatur – einige meiner Favoriten finden Sie auf der Freya-Website unter Literaturliste zum Download. Außerdem empfehle ich Ihnen, schauen Sie sich im Internet Vorträge von einem der führenden Faszienforscher Europas (wenn nicht sogar weltweit) – Dr. Robert Schleip – an. Er erklärt sehr verständlich die Zusammenhänge und wirkt darüber hinaus auch sehr sympathisch.

Vielleicht fragen Sie sich: „Was sind denn überhaupt Faszien?"[84] Ganz kurz und sehr vereinfacht erklärt, Faszien sind unser Bindegewebe. Alle unsere Organe und Muskeln sind von Faszien umhüllt. Die einzelnen Schichten können übereinandergleiten. Das ermöglicht auch unsere Bewegungen bzw., dass beispielsweise unsere Haut bei Bewegung nicht bricht oder unsere Lungenflügel sich beim Atmen mitbewegen können. Wenn wir unsere Faszien falsch behandeln, können sie verfilzen und verkleben. Ein reibungsloses Gleiten ist dann nur mehr schwer oder gar nicht möglich. Ich zeige in meinen Vorträgen oder Workshops über Faszien gerne das Beispiel einer Wollsocke, die ich versehentlich zu heiß gewaschen habe. Die Wolle ist total verfilzt. Dann können sich meine Zuseher besser vorstellen, was mit dem Gewebe passiert,

84 Wenn Sie wissen möchten, wie unsere Faszien in Wirklichkeit aussehen, empfehle ich Ihnen einen Blick in den „Atlas des menschlichen Fasziensystems" von Carla Stecco, eine italienische Faszienforscherin.

wenn dieses falsch behandelt wird. Das kann sich auf den gesamten Körper und somit auf unser Wohlbefinden auswirken.

Ich habe außerdem festgestellt, dass ich nicht nur auf der physischen Ebene, sondern auch beim Denken viel beweglicher im Sinne von kreativer bin, seit ich meinen Körper für mich richtig dosiert bewege. Bei der Suche nach Lösungsstrategien habe ich bemerkt, dass einige meiner starren Denkmuster aufgeweicht und meine Gedankenwege vielfältiger geworden sind. Wenn ich beispielsweise mit einem Thema oder Problem konfrontiert bin, auf dessen Lösung ich keinerlei Einfluss nehmen kann, weil das nicht in meinem Verantwortungsbereich liegt, so fällt es mir heute im Gegensatz zu früher leichter, entspannt zur reagieren.

Warum möchte ich Sie für dieses Thema begeistern?

Ich bin davon überzeugt, dass ein gesund arbeitendes Gehirn auch mit den Faszien im gesamten Körper zusammenhängt und dass das in den Forschungsarbeiten, die dazu gerade laufen, auch bald wissenschaftlich nachgewiesen werden kann.

Ich sehe einen riesigen Vorteil darin, dass wir mit unserem Bewegungs- und mit unserem Stressverhalten unsere faszialen Strukturen positiv beeinflussen können.

Bekannt waren Faszien in der Medizin schon lange, beachtet allerdings wenig. Früher wurden Faszien für „unnötiges" Füllmaterial gehalten. In den letzten Jahren hat die medizinische Forschung unseren Faszien mehr Aufmerksamkeit geschenkt. Dank moderner Untersuchungsmethoden wissen wir mittlerweile etwas mehr über dieses Netzwerk, das unsere Skelettmuskeln umhüllt und durchzieht. Somit haben Faszien einen entscheidenden Einfluss auf unsere Bewegung und auf unsere Körperwahrnehmung. Mir gefällt die Beschreibung von Andrew Biel sehr gut, wenn er sagt, dass „Fasziengewebe tatsächlich einfach Weichteilgewebe ist".[85] Da alles mit allem zusammenhängt, könnte eigentlich auch nur von einer Faszie (in der Einzahl) gesprochen werden.[86]

Was nun den Begriff „Faszien" betrifft, schreibt Dr. Schleip in seinem Buch Faszien-Fitness:[87] „Das Bindegewebe im Bewegungsapparat sowie die festen Hüllen um die Organe bezeichneten wir fortan als ‚Faszien'". Das war nach dem ersten Weltkongress zur Faszienforschung 2007 in Boston, bei dem beschlossen wurde, den Begriff neu zu definieren. Demnach wird „das gesamte Bindegewebe, als eigenes Organ, als System, das den ganzen Körper durchdringt und das sowohl allgemeine, als auch einige sehr spezifische Aufgaben hat" bezeichnet. Daher verwende auch ich in diesem Buch beide Begriffe gleichbedeutend.

Nach diesem Kongress in Boston wurde im November 2018 ein weiterer in Berlin veranstaltet. Mittlerweile vernetzen sich Forscher aus den verschiedensten Fachgebieten miteinander[88]. So werden die wissenschaftlichen Untersuchungen an faszialem Bindegewebe herangezogen für die Forschungen der Sportwissenschaften, der Schmerzforschung, der funktionellen Anatomie, der Moleku-

85 Andrew Biel, Trail Guide Bewegung & Biomechanik, S 41.

86 Daniela Meinl, Das große Faszien Yoga Buch, S 29.

87 Robert Schleip, Johanna Bayer, Faszien-Fitness, Vital, elastisch, dynamisch in Alltag und Sport, S 19.

88 Johannes Fleckenstein, Robert Schleip, Cornelia Sachs, Mark Driscoll, Susan Shohkett, Thomas Findley, Werner Klinger in: Faszienforschung: Quo vadis? Deutsche Zeitschrift für Akupunktur 2018 61 (2):69–74, online plubiziert: 28. 3. 2018, Springer Medizin Verlag GmbH.

larbiologie, der Biomechanik, der Evolutionsbiologie oder auch der Akupunktur.

Einige Beispiele: Daniel Lieberman untersucht an der Harvard University in Cambridge die Ausdauerleistungen z. B. beim Marathon. Lieberman hat u. a. die fasziale Struktur am seitlichen Oberschenkel (den sog. Tractus iliotibialis) und die kinetische Energiespeicherung während des Laufens und Barfußlaufens untersucht. Er ist einer der Pioniere der Untersuchungen des Barfußlaufens. Er meint, dass Bewegung, Medizin und Laufen in unserer DNA angelegt seien – vor allem barfuß. Unsere Motivation zum Bewegen könne aber durch den ebenfalls in unserer DNA angelegten Energiesparmodus eingeschränkt sein.

Adamantios Arampatzis forscht an der Humboldt-Universität in Berlin im Bereich der Sportwissenschaften. Dabei bezieht er ebenso die Kenntnisse aus der Faszienforschung für eine Prävention von Sportverletzungen oder um das Sturzrisiko für ältere Menschen zu minimieren. Mit seinem Team forscht er an der Optimierung von Trainingsprogrammen für ältere Menschen, damit diese ihre Stabilität und die Muskelkraft verbessern können.

Faszienforscher untersuchen u. a. den Raum außerhalb und zwischen den Zellen. In diesem Raum findet eine Vielzahl von Stoffwechselprozessen statt. Die Molekularbiologin Melody Swartz untersucht mit ihrem Team an der Universität von Chicago bspw. das Lymphsystem. Sie greift auf die Erkenntnisse der Faszienforschung zurück, um damit immuntherapeutische Strategien oder Impfstoffe u. a. bei Krebs, Autoimmunerkrankungen, Allergien, u. v. m. zu entwickeln.

Oder L'Hocine Yahia, er erforscht mit seinem Team an der Universität in Montreal Biomaterialen und Biomechanik. Die Erkenntnisse aus der Faszienforschung werden dabei beispielsweise für die Bildgebung von Krebszellen oder auch für das Wachsenlassen von Gewebe genutzt. Neugierig bin ich schon auf die weiteren Ergebnisse in diesem Zusammenhang, was die Regeneration von Nervenzellen betrifft. Stellen Sie sich vor, abgestorbene Nervenzellen könnten wieder aktiviert werden bzw. neue, gesunde gebildet werden!

Ich finde es wirklich sehr wichtig und beruhigend, dass die verschiedenen Fachbereiche der Wissenschaft und Medizin zusammenarbeiten, und wünsche mir für die Zukunft einen noch intensiveren Austausch.

Ich denke, es ist hilfreich für ein besseres Verständnis für Ihren Körper, wenn Sie Näheres zum Thema Bindegewebe erfahren.

Sie wollen es genauer wissen?
Ein Exkurs: Das Bindegewebe

Dieses Gewebe, das im menschlichen Körper zum „beweglichsten" (im Sinne von wandelbar) zählt, kann unterschiedlich eingeteilt werden:[89]

Zum einen können wir es nach verschiedenen Arten einteilen. Dabei unterscheiden wir die Struktur und die Funktion:
Betrachten wir zunächst die Struktur:

89 Andrew Biel, Trail Guide Anatomie, S 14, und Trail Guide Bewegung & Biomechanik, S 31 ff.

- Bindegewebe kann eine *flüssige* Form annehmen – wie z. B. unser Blut, die Lymphe oder der Schleim.
- Die *lockere* Form unseres Bindegewebes finden wir beispielsweise unter der Haut,
- die *dichte* Variante haben wir in den Faszien, Sehnen, Bändern, in der Knochenhaut und den Gelenkskapseln.
- Dann finden wir noch *knorpeliges Gewebe* (natürlich in unseren Knorpeln) und
- *knöchernes* Bindegewebe.

Funktionell betrachtet haben wir in unserem Körper sowohl *druckfestes* als auch *zugfestes Gewebe.*

Unsere Knorpel und Knochen zählen dabei zum *druckfesten Gewebe.* Die Arten der *zugfesten Gewebe* spannen ein Netzwerk im gesamten Körper und verbinden die einzelnen Strukturen miteinander. Dieses zugfeste Gewebe ermöglicht es aber auch, dass die einzelnen Strukturen aneinander vorbeigleiten können. Zur Gruppe dieser zugfesten Gewebe gehören:[90]

- Die oberflächliche Körperfaszie (*Fascia superficialis*) direkt unterhalb der Haut – sie verbindet einzelne Körperteile und unterteilt sie aber auch,
- darunter die sogenannte *Fascia profunda* (tiefe Faszie) – eine eher straffe Bindegewebsschicht,
- die Muskelfaszie – das Fasziengewebe (tiefe Faszie), das um und durch unsere Muskelbäuche geht;
- die Septen (trennen die einzelnen Muskeln voneinander),
- die Aponeurosen (breite, flache Sehnen, Sehnenplatten),
- die Retinacula (eine Art Haltebänder für die Sehnen in der Nähe der Gelenke),

90 Andrew Biel, Trail Guide Bewegung & Biomechanik, S 34.

- die Gelenkkapseln (straffes Bindewebe stabilisiert und umschließt das Gelenk),
- die Sehnen und Bänder,
- das Periost (umhüllt den Knochenschaft).

Schauen wir uns kurz die sogenannte myofasziale Einheit (Muskel mit seiner Faszie) an: Jede einzelne Muskelfaser ist von einer faszialen Schicht (Endomysium) umhüllt. Mehrere hundert Muskelfasern sind parallel nebeneinander angeordnet und zu einem Muskelfaserbündel zusammengefasst und auch wieder umhüllt (Perimysium genannt). Diese Muskelfaserbündel sind wiederum eingewickelt (Epimysium). Die Enden eines Muskels sind schließlich zu Sehnen gebündelt. Sehnen verbinden die Muskeln mit den Knochen und Bänder verbinden Knochen miteinander zu Gelenken.

Je nach Struktur, finden wir in den verschiedenen Arten – wie schon oben beschrieben – lockere oder dichtere Formen des Gewebes vor.

Außerdem lässt sich das „Weichteilgewebe" auch anhand seiner Eigenschaften einteilen:[91]

- Das Gewebe kann sich verlängern, ohne dabei verletzt und geschädigt zu werden, d. h. es ist *dehnbar*.
- Nach dem Dehnen (oder Verformen) kann das Gewebe sich wieder in seine ursprüngliche Länge zusammenziehen, d. h. es ist *elastisch*.
- Im Gegensatz dazu kann das Gewebe nachhaltig verändert werden und diese neue Form beibehalten, das nennt man dann *Plastizität*.

91 Andrew Biel, Trail Guide Bewegung & Biomechanik, S 28 ff.

- Wenn das Gewebe langsam und immer wieder beispielsweise Druck oder Zug ausgesetzt ist, kann sich seine Form allmählich verändern, was als *Creep* bezeichnet wird.
- Je nach Konsistenz der Grundsubstanz im Gewebe kann es auf Temperatur oder Druck reagieren, wobei der Begriff *Viskosität* verwendet wird.
- Eine weitere Eigenschaft ist der sogenannte *piezoelektrische Effekt*: Wird auf das Gewebe Bewegung, Druck oder Zug ausgeübt, wird eine elektrische Spannung erzeugt.
- Das Bindegewebe besteht aus festen (Bindegewebszellen) und flüssigen (Extrazellulärmatrix) Bestandteilen, d. h. es ist *gallertartig*.

Kurze Spritztour in die Zellbiologie des Bindegewebes

Erinnern wir uns zurück an den Biologie-Unterricht in unserer Schulzeit:[92] Unser Körper besteht in etwa aus 80 Prozent Flüssigkeit, die frei oder zellulär gebunden ist, die restlichen 20 Prozent sind Binde- und Stützgewebe. Wenn wir die Struktur im menschlichen Organismus anschauen, haben wir zunächst die Zellorganelle – dann die Zelle – das Gewebe – das Organ – die Organsysteme. Aus Atomen (wie z. B. Wasserstoff und Sauerstoff) und Molekülen (wie z. B. Traubenzucker und Wasser) entstehen Zellorganellen. Mitochondrien sind beispielsweise solche Zellorganellen, sie sind auch die Kraftwerke unserer Zellen. Jede unserer Muskelzellen hat ca. 1.500 Mitochondrien.

Zellen als Grundeinheiten aller Lebewesen sind somit die Grundbestandteile der Gewebe (ein Verband gleichartiger Zellen mit

92 Schermaier, Taferner, Weisl: bio@school 5, S 11 ff.

bestimmten Aufgaben) und die Gewebe wiederum bauen Organe und Organsysteme auf. Beispielsweise wird aus vielen Muskelzellen Muskelgewebe gebildet (Zelle – Gewebe), aus Dünndarm, Dickdarm etc. wird das Verdauungssystem (Organ – Organsystem).

Die Zellen produzieren Proteinfasern, die in Grundsubstanz schwimmen. Die Grundsubstanz ist eine Lösung aus Wasser, Zucker- und Eiweißverbindungen. Sie können sie sich in etwa wie rohes Eiweiß vorstellen. Sie ist in allen Bindegewebsstrukturen, denn die Zellen müssen „bewässert und befeuchtet" werden. Ohne Grundsubstanz können die Bindegewebszellen nicht „überleben". Die Grundsubstanz hat die Neigung, Wasser anzuziehen und zu binden. Die Kollagenfasern freuen sich darauf, mit Flüssigkeit gefüllt zu werden. Wenn nun Flüssigkeit in die Zellen gefüllt wird, schwillt die Extrazellulärmatrix (das ist der Raum oder Bereich außerhalb bzw. zwischen den Zellen) an und bewirkt eine Zugspannung, worauf sich die Kollagenfasern auseinanderziehen bzw. strammgezogen werden. Dadurch kann Druck auf das Gewebe ausgehalten werden.

Wir wissen, dass unsere Arterien und Venen alle unsere Organe mit Blut versorgen und gleichzeitig Sauerstoff, Nährstoffe und Stoffwechselendprodukte transportieren und unser Lymphsystem Elektrolyte, Proteine, weiße Blutkörperchen in unseren Blutkreislauf bringt. Außerhalb dieses Kreislauf-, Gefäß- und Lymphsystems übernimmt den Austausch für beispielsweise Nährstoffe, Hormone oder Antikörper diese feucht-flüssige Umgebung der Grundsubstanz.

Nach der Funktion des Gewebes und wo es im Körper ist, richtet sich die Zusammensetzung und gibt es unterschiedliche Arten von Bindegewebszellen:[93] Die sogenannten Fibroblasten scheiden Grundsubstanz und Fasern (Kollagen, Elastin, Retikulin) aus und geben diese in die Extrazellulärmatrix (außerhalb der Zelle) ab.

Kollagen (Protein aus Aminosäuren) kommt in vielen Geweben und Organen vor (z. B. Haut, Knochen, Knorpel). Die Kollagenfasern sind sehr zugfest und in den verschiedenen Bindegewebstypen unterschiedlich angeordnet – einmal nebeneinander, quer zueinander, ineinander verwoben, manchmal wirr, planlos.

Die Elastinfasern – sie sind dünner als die Kollagenfasern – sorgen dafür, dass das Bindegewebe nach seiner Dehnung wieder in die ursprüngliche Form zurückkehren kann (siehe auch bei den Eigenschaften – elastisch).

Daneben gibt es auch noch die sogenannten retikulären Fasern, die ein netzartiges Gitter formen und so beispielsweise die Blut- oder Nervengefäße unterstützen.

Wird zu viel Kollagen produziert, würde das unsere Bewegung einschränken, bei zu wenig Kollagen verliert das Gewebe an Stabilität. Im unteren Rücken zum Beispiel, der viel stabilisiert, muss viel Kollagen produziert werden, während unser Deltamuskel (der umhüllt unsere Schulter) weniger Kollagen, dafür mehr Elastin braucht, damit wir unsere Arme ordentlich bewegen können.

Die Menge und Zusammensetzung der Extrazellulärmatrix bestimmt die Qualität der Art des Bindegewebes. Die Bindegewebsstruktur von Knochen beispielsweise ist hart und starr im Gegensatz zu Sehnen, wo sie straff, aber doch biegsam gebaut ist.

93 Andrew Biel, Trail-Guide Bewegung & Biomechanik, S. 25 f.

Im Unterschied zu den Muskelzellen sind die *Bindegewebszellen* weit voneinander entfernt angeordnet. Demnach nimmt dieser Raum zwischen den Zellen (Extrazellulärmatrix), was Funktion und Struktur des Bindegewebes betrifft, eine entscheidende Rolle ein. Beim Muskel- oder Nervengewebe bestimmen eher die Zellen, weil sie „dicht an dicht" gedrängt sind und daher weniger Zwischenzellraum besteht.

Welchen Einfluss hat das auf unsere Bewegung?

Woher weiß der Körper, was er wo in welcher Menge herstellen soll? Ganz einfach, unser Körper nimmt alle Hinweise, die er bekommt, insbesondere die Hinweise, die Bewegung ihm gibt. Sie haben sicher schon des Öfteren im Zusammenhang mit Muskeln und Bewegung „Use it or lose it" gehört.

Ein plakatives Beispiel: Sie knicken mit einem Fuß um und verstauchen sich das Sprunggelenk. Gehen wir davon aus, dass durch das Umknicken die Bänder, die entlang des Sprunggelenks liegen, gezerrt wurden. Mit schmerzverzerrtem Gesicht holen Sie sich eine Kühlmanschette und legen ihr Füßchen hoch. Was passiert in der Zwischenzeit im gezerrten Gewebe? Der Körper fängt sofort an, Kollagen für die Wundheilung bereitzustellen. Das ist auch gut so, denn die feinen Einrisse in den faszialen Strukturen sollen ja schnell wieder repariert werden. Sie liegen oder sitzen ganz bequem, da meldet sich Ihre Blase. Sie humpeln, weil das Aufsteigen höllisch wehtut, und schleppen sich irgendwie zur Toilette. Vielleicht entdecken Sie sogar bläuliche Verfärbungen an der schmerzhaften Stelle und fahren ins Krankenhaus, damit eine schlimmere Verletzung (Einriss oder totaler Riss einer Sehne oder eines Bandes) ausgeschlossen werden kann. Ihnen wird dort ein Salbenverband angelegt und kurze Schonung verordnet. Sie verzichten „gerne“ auf Bewegung, weil es ja doch so wehtut. Wenn das Nichtbewegen nur kurz ausfällt, ist das noch unbedenklich für unsere faszialen Strukturen. Problematisch wird es aber, wenn wir uns längere Zeit nicht bewegen.

Am Beispiel des Sprunggelenks bedeutet das, Sie gehen zwar in Ihrer Wohnung, an Ihrem Arbeitsplatz die „wenigen“ Schritte, die notwendig sind, fahren aber vielleicht zur Arbeit und sitzen dann auch noch mehrere Stunden Ihres Arbeitstages beim Schreibtisch. Vielleicht überzeichne ich jetzt – aber zu Hause geht's so weiter, Sie sitzen wieder.

Was glauben Sie, denkt Ihr Körper?

Haben Sie dabei im Hinterkopf, dass unser Körper in seiner ständigen Arbeit ein Wunderwerk an Effizienz ist. Nehmen wir wieder unser Beispiel und lassen den Körper zu Wort kommen: „Okay, Sprunggelenk wird nur zum Gehen und zum Sitzen benötigt, diese Region gehört also gut stabilisiert, bitte ganz viel Kollagen dort ablagern.“

Ich habe oben schon beschrieben, was passiert, wenn zu viel Kollagen produziert wird. Das Gewebe (Faszien und Muskeln) rund um das Sprunggelenk verklebt immer mehr. Die einzelnen faszialen Strukturen können nicht mehr aneinander vorbeigleiten. Das Gelenk selber wird nicht mehr ausreichend versorgt. Das kann zur Folge haben, dass das Sprunggelenk nicht mehr optimal ausgerichtet ist und durch den Zug eines Muskels im Unterschenkel (beim Abheben des Fußes beim Gehen) sich ein anderer Muskel verdrehen muss. Manche Muskeln der benachbarten Regionen werden „genötigt“, Aufgaben zu übernehmen, für die sie gar nicht gedacht waren. Das kann dann in weiterer Folge auch das Kniegelenk beeinträchtigen, in weiterer Folge das Hüftgelenk usw.

Aber nicht nur deshalb ist Bewegung so wichtig, sondern auch, weil durch Bewegung der Stoffwechsel in den faszialen Strukturen erst in Gang kommt. Ein großer Teil unserer Körperflüssigkeit wird nicht wie das Blut oder die Lymphe durch ein Gefäßsystem gepumpt, sondern befindet sich – wie oben schon dargestellt – außerhalb dieses „Pumpsystems". Durch Bewegung kann Altes entsorgt bzw. recycelt und Neues bereitgestellt werden.

VERFILZT UND VERKLEBT!

BEWEGUNGSEINSCHRÄNKUNGEN UND SCHMERZEN

Durch einseitige Körperhaltungen und „Nichtnutzen“ der möglichen Gelenkwinkel können die faszialen Strukturen (v. a. Muskeln, Sehnen, Bänder), die mit dem jeweiligen Gelenk verbunden sind, verkleben und verfilzen.

Wissenschaftliche Untersuchungen im Bereich der Faszienforschung haben zudem gezeigt, dass Stress Faszien verkleben und verfilzen lässt. Mögliche Folgen können neben Verspannungen nicht nur Bewegungseinschränkungen, sondern auch Schmerzen sein. In einer Studie mit chronischen Schmerzpatienten im Center Gordon konnte sogar gezeigt werden, dass eine myofasziale Körpertherapie kombiniert mit HRV-Atmung nach drei Monaten eine Schmerzreduktion um ca. 60 Prozent brachte.[94]

Im Zusammenhang mit Bewegung, Bewegungseinschränkungen und daraus resultierenden Schmerzen werfen wir einen Blick auf die sogenannten „Faszienketten“ oder auf „myofasziale Leitbahnen“. Dabei wird davon ausgegangen, dass die Spannungen in unserem Fasziennetzwerk auf immer gleichem Weg übertragen werden. Mit dem Wissen, dass dieses Netz unseren gesamten Körper durchzieht, bedeutet das, dass unser Körper nicht in einzelnen abgetrennten Strukturen funktioniert, sondern immer im Ganzen als eine Bewegungseinheit.

Falls Sie schon einmal aufgrund von Schmerzen in physiotherapeutischer (oder einer anderen manualtherapeutischen) Behand-

94 Christopher-Marc Gordon, Leben ohne Stress und Schmerzen durch die neue Faszien-Selbsttherapie, S. 133 f.

lung waren, ist Ihnen vielleicht aufgefallen, dass die Therapeutin auch an einer völlig anderen Stelle „gearbeitet" hat, als dort, wo Sie Ihre Schmerzen hatten.

Das Konzept der myofaszialen Leitbahnen wurde von Thomas W. Myers entwickelt und geprägt.[95] Myers teilt diese Leitbahnen wie folgt ein:[96] die oberflächliche Rückenlinie, die oberflächliche Frontallinie, die Laterallinie, die Spirallinien, die (jeweils oberflächlichen und tiefen vorderen und hinteren) Armlinien, die funktionelle Rückenlinie, die funktionelle Frontallinie, die ipsilaterale funktionelle Linie und die tiefe Frontallinie. Damit es nicht zu kompliziert wird, weise ich im praktischen Übungsteil auf die Aktivierung der jeweiligen Faszienlinien hin: Die oberflächliche Rückenlinie = rückwärtige Faszienkette, Frontallinie = vordere Faszienkette, Laterallinie = seitliche Faszienkette, Spirallinie und Armlinien.

Die Traditionelle Chinesische Medizin „arbeitet" u. a. mit Energieleitbahnen, den sogenannten Meridianen. Bemerkenswert finde ich dabei, dass die Linien der Meridiane den faszialen Zugbahnen sehr ähneln.[97] So hat beispielsweise die oberflächliche Rückenlinie Ähnlichkeit mit dem Blasenmeridian, die oberflächliche Frontallinie mit dem Magenmeridian oder die Laterallinien mit dem Gallenmeridian.

---

95 Thomas W. Myers, Anatomy Trains, Myofasziale Leitbahnen für Manual- und Bewegungstherapeuten, S 5 ff.

96 Thomas W. Myers, Anatomy Trains, Myofasziale Leitbahnen für Manual- und Bewegungstherapeuten, S 79 ff. Diese Zugbahnen konnten teilweise auch von der Faszienforschung bestätigt werden.

97 Daniela Meinl, Das große Faszien Yoga Buch, S 54 ff.

Auch David Boeger beschäftigt sich in seinem Therapiekonzept (Boeger-Therapie) schon seit Längerem mit den Faszien. Er hat ein für mich sehr einleuchtendes Konzept entwickelt – genannt „iX-pending®".[98]

Danach sind Faszien nicht dehnbar, aber verformbar. David Boeger geht davon aus, dass Fasziengewebe durch Entstauung des venösen Systems verformbar ist.[99]
Wenn wir uns nicht ausreichend bewegen, schränkt das nicht nur die Tätigkeit unserer Muskeln, sondern auch der Organe ein. Durch ein Verlangsamen der Blutzirkulation kann es zu Stauungen in die faszialen Systeme hinein kommen.[100]
Kurz zum Verständnis: Wir wissen (hoffentlich noch aus der Schulzeit), dass die linke Herzkammer das sauerstoffreiche Blut in die Arterie pumpt, damit alle Organe mit sauerstoffreichem Blut versorgt werden. Die Organe verbrauchen den Sauerstoff und das sauerstoffarme Blut wird über die Venen zurück in die rechte Herzkammer gepumpt. Von dort wird das Blut über die Lungenarterie in die Lunge gepumpt, wo es erneut mit Sauerstoff angereichert wird und über die Lungenvenen wieder in die linke Herzkammer gelangt und der ganze Kreislauf geht von vorne los. Den Übergang von den Arterien in die Venen meistert das Kapillarsystem, ein System von winzigen Blutgefäßen.

Eine eigene Faszie umgibt dieses Kapillarbett und reagiert besonders empfindlich auf Verletzungen und Organdruck.[101] Wenngleich

98 Boeger, Boeger, Goebel, iXpending®, Faszienketten richtig mobilisieren, S 18 f.

99 Boeger, Boeger, Goebel, iXpending®, Faszienketten richtig mobilisieren, S 19 f.

100 Boeger, Boeger, Goebel, iXpending®, Faszienketten richtig mobilisieren, S 18 f.

101 Nils E. Bringeland, David Boeger, Narbentherapie, Wundheilungs- und faszienorientierte Therapieansätze, S 56 f.

noch nicht wissenschaftlich belegt, vermutet Boeger, dass körperliche Dehnübungen einen Prozess lostreten, der innerhalb einer Faszie eine venöse Entstauung bewirken kann. Ist die Spannung einer Organfaszie zu hoch, kann das zu einem Rückstau im Kapillarbett der Faszien führen. Verklebungen und Narben können laut Boeger im venösen System den Rücktransport blockieren und so zu Stauungen führen.[102] Wird nun Druck oder Zug auf das Fasziengewebe ausgeübt, wird dadurch das venöse System entstaut.

In seinem „Kettenmodell“ beschreibt Boeger die Faszienketten als Reaktionsketten.[103] So könnten beispielsweise verkürzte Wadenmuskeln zu Bandscheibenproblemen oder Schulterschmerzen führen. Im Zusammenhang mit Schmerzen wird auch von sogenannten Läsionsketten oder Schadensketten gesprochen.[104] Vereinfacht ausgedrückt sind diese Faszienketten aufgrund von Verletzungen (was auch als Adhäsion bezeichnet wird) so verklebt, dass diese Verklebungen nur mithilfe von manualtherapeutischen Maßnahmen aufgelöst werden können, weil aktive Übungen alleine dafür nicht ausreichen würden.[105]

Eine weitere Behandlungsmethode von Fasziengewebe hatte Stephen Typaldos entwickelt mit seinem Fasziendistorsionsmodell.[106] Dieses Modell wurde nach seinem Tod weiterentwickelt und beruht auf drei Säulen. Dabei wird davon ausgegangen, dass „verdrehte Faszien“ – sogenannte Distorsionen im Bindegewebe – die Verursacher von Beschwerden, Bewegungseinschränkungen und

102 Boeger, Boeger, Goebel, iXPending®, Faszienketten richtig mobilisieren, S 20.

103 Boeger, Boeger, Goebel, iXpending®, Fazsienketten richtig mobilisieren, S 20 f.

104 Boeger, Boeger, Goebel, iXpending®, Faszienketten richtig mobilisieren, S 22.

105 Boeger, Boeger, Goebel, iXpending®, Faszienketten richtig mobilisieren, S 22.

106 Markus Nagel, Fasziendistorsionsmodell, S 16 ff.

Schmerzen sind. Wenn diese Distorsionen durch eine Behandlung zurückgeformt werden, dann können die Beschwerden augenblicklich verschwinden. Die zweite Säule dieses Modells ist Bewegung. Damit wir beschwerdefrei bleiben, müssen wir uns bewegen. Die dritte Säule betrifft die Patientenorientierung. Nicht jede Verdrehung der Faszien muss behandelt werden, weil nicht jede Distorsion Beschwerden auslöst. Der Therapeut richtet sich ganz genau nach den Vorgaben des Patienten. Er erfragt sehr genau die Wahrnehmung des Patienten. Also nicht der Röntgenbefund wird besprochen, sondern das Empfinden der Beschwerden des Patienten. Der Patient steht somit im Mittelpunkt und seine Mitarbeit wird gefordert. Dadurch wird der Patient maßgeblich eigenverantwortlich, dass und wie nachhaltig der Behandlungserfolg ist. Mir gefällt dieser Ansatz wirklich sehr gut, weil damit auch das Selbstvertrauen in den eigenen Körper wieder verstärkt werden kann.

Was das Training für die Faszien betrifft, so möchte ich auch Eric Franklin erwähnen. Er meint u. a.: „Deine Bewegung ist so gut, wie die Idee, die du davon hast." „Bewegung beginnt im Denken".[107] Franklin beschreibt neun Bewegungslinien, die sich alle gegenseitig – wie könnte es auch anders sein – beeinflussen und sowohl die Koordination als auch die Körperhaltung verbessern.[108] Diese Bewegungslinien sind den myofaszialen Leitbahnen nach Myers ähnlich, aber doch etwas unterschiedlich. Franklin hat eine eigene Methode des Trainings entwickelt, die sogenannte „Franklin-Methode®" Daher beschäftigt er sich schon sehr lange mit dem Thema Faszien.

107 Eric Franklin, Bewegung beginnt im Kopf, Locker, leicht, dynamisch mit der Franklin-Methode®, S 42 f.

108 Eric Franklin, Bewegung beginnt im Kopf, Locker, leicht, dynamisch mit der Franklin-Methode®, S 56.

Was mir an seiner Methode besonders gefällt, ist das Arbeiten mit der Vorstellungskraft beim Üben. Bei der sogenannten Dynamisch Neurokognitiven Imagination (DNI™) wird beim Training mit Bildern bzw. Metaphern gearbeitet. Die Franklin-Methode® basiert auf dieser DNI™-Technik. Die Vorteile dieser Methode wurden nun auch in einer Studie mit Parkinsonpatienten belegt.[109] Die Franklin-Methode® wurde in einer sehr interessanten Studie u. a. von den europäischen Faszienforschern Robert Schleip und Carla Stecco untersucht.[110] Darin wurden Zusammenhänge und Auswirkungen von mentalen Bildern bzw. der Vorstellungskraft auf Faszien untersucht. Diese Studie bietet eine hervorragende Grundlage für zusätzliche Forschungen in diesem Bereich. Ich denke, weitere wissenschaftliche „Bestätigungen“ seiner Methode werden auch in Zukunft noch folgen.

Ich arbeite deshalb auch in meinem Bewegungsprogramm immer mit Vorstellen der jeweiligen Körperregion und animiere meine Kundinnen und auch die Teilnehmer in meinen Bewegungskursen dazu, ihre Vorstellungskraft zu nutzen.

Sehr wichtig ist mir noch der Hinweis auf die Ratgeber von Roland Liebscher-Bracht und Petra Bracht. Sie haben sich nicht nur intensiv mit dem Thema Faszien auseinandergesetzt (auch durch ihre Zusammenarbeit mit Dr. Robert Schleip), sondern ihre jahrelange Erfahrung in die Entwicklung einer eigenen Schmerztherapie ge-

---

109 Abraham et al, „Will you draw me a pelvis?“ Dynamic neuro-cognitive imagery improves pelvic schema and graphic-metric representation in people with parkinson's disease: a randomized controlled trail: Complementary Therapies in Medicine, 2018, Band 43, S 28–35.

110 Abraham, Franklin, Stecco, Schleip, „Integrating mental imagery and fascial tissue: A conceptualization for research into movement and cognition“: Complementary Therapies in Clinical Practice, 2020, Band 40.https://www.sciencedirect.com/science/article/abs/pii/S1744388119306772?via%3Dihub (abgerufen am 11. 8.2020).

steckt und auch sehr viele Übungen entwickelt. Die Übungen werden auch im Internet in Form von Videos zur Verfügung gestellt. Ich kann diese Übungen absolut empfehlen, weil sie gleich zum Mitmachen einladen und sehr gut angeleitet sind.

Ein Statement zu Faszienrollen

Wenn ich Vorträge und Workshops zum Thema Faszien und Faszientraining abhalte, fällt mir auf, viele haben eine Faszienrolle zu Hause, wissen aber nicht, was sie damit anfangen sollen. Die Rolle steht dann ungenutzt in einer Ecke und verstaubt. Sind diese Rollen wieder nur ein Hype der Sportindustrie oder sind sie sogar gefährlich, wie manche meinen?

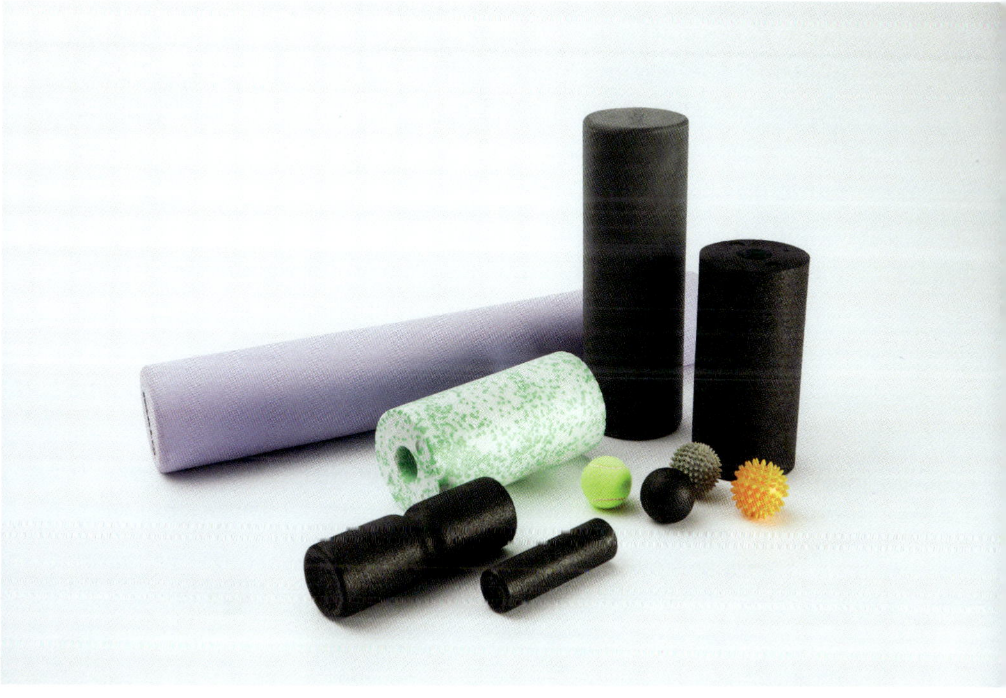

Das CIT® (Centrum für Integrative Therapie in Stuttgart) hat zwar eine nur kleine, aber meiner Ansicht nach sehr interessante Studie durchgeführt. Die Probanden mussten zwei Mal täglich drei Wochen lang mit einer Minirolle ihre Fußsohle jeweils zehn Minuten lang ausrollen. Vor dem Experiment wurden die Teilnehmer über ihr Empfinden zu Schmerz, Beweglichkeit (Gefühl von Steifigkeit), Schwindel, Traurigkeit, Leidensdruck (aufgrund ihrer Beschwerden) und Lebensqualität befragt. Nach dreiwöchigem Rollen wurde eine neuerliche Befragung durchgeführt und siehe da: Eine 30-prozentige Verbesserung gab es in punkto Lebensqualität, Steifigkeit und Schmerzempfinden und sogar eine 60-prozentige Verbesserung bei Schwindelgefühl und Traurigkeit. Nach vierwöchigem Rollen gaben die Teilnehmer an, dass sich ihre Stimmung um 50 Prozent verbessert hat und sie um ca. 50 Prozent auch weniger Stress empfinden.[111] Zugegeben, diese Untersuchung wurde mit „nur" 38 Probanden durchgeführt und kann daher nicht als wissenschaftlicher Beweis gelten.

Ich denke aber, dass Sie einen Versuch wagen können, probieren Sie es und rollen Sie Ihre Fußsohle drei Wochen lang aus und schauen, was passiert. Ich beginne meistens meine Bewegungsveranstaltungen auch damit, dass ich meine Teilnehmer die Fußsohle mit einem Noppenball[112] ausrollen lasse. Ein Tipp dazu: Wenn Sie Ihre Fußsohle im Stehen rollen und Sie kommen auf eine schmerzhafte Stelle, bleiben Sie auf dieser Stelle mit kleinen kreisenden Bewegungen und streichen Sie gleichzeitig mit Ihren Fingern oberhalb von Ihren Augenbrauen Ihre Stirn von innen nach außen mit sanf-

111 Gordon, Leben ohne Stress und Schmerzen, S 79.

112 Sie können natürlich auch einen Tennisball verwenden.

tem Druck aus.[113] Dabei können Sie Ihre rückwärtige Faszienkette gleichzeitig, sozusagen von unten und von oben, aktivieren. Diese zieht sich nämlich von der Plantarfaszie auf der Fußsohle bis vorne auf Ihre Stirn.

Ich war erstaunt und habe mich sehr gefreut, als mir eine meiner Teilnehmerinnen erzählt hat, dass ihre Chefin, nachdem sie ihr von dem Rollen mit den Bällen vorgeschwärmt hat, sogar Noppenbälle für die Firma angeschafft hat. Die Mitarbeiterinnen können nun ihre Fußsohlen auch unterm Schreibtisch regelmäßig rollen.

Was sagt die Wissenschaft zum Rollen?

In 17 Studien wurde das „Foam rolling" untersucht und als Ergebnis wurde 2018 bekannt, dass das Rollen jedenfalls zur Beweglichkeitsverbesserung beisteuert. Wie und was dabei am wirksamsten ist, war jedoch nicht klar.[114] 2019 wurden 21 Studien ausgewertet: Davon 14 im Pre-Rolling – also das Rollen als Warm-up vor der sportlichen Betätigung und 7 Studien im Post-Rolling – also das Rollen nach dem Sport als Cool-down.[115] Untersucht wurden die Beweglichkeit (Flexibilität), die Sprint- und Sprungleistung, die Maximalkraft und die Schmerzwahrnehmung. Deutliche Verbesserungen gab es „nur" bei der Flexibilität im Pre-Rolling und bei der Schmerzwahrnehmung im Post-Rolling.

---

113 Bitte beachten Sie Ihre individuelle Wohlfühlen-Schmerzgrenze, üben Sie langsam Druck auf die Fußsohle aus und steigern Sie diesen langsam. Das Rollen sollte in einem Bereich zwischen „Wohlfühlen-Schmerzlevel" 8 und 9 durchgeführt werden. Also, Sie beginnen langsam und steigern dann genussvoll von „Wohlfühlen-Schmerzlevel" 1 auf 2, auf 3, auf 4 ... bis auf 8 und dann auf 9. NICHT schnell und abrupt. Lesen Sie dazu bitte auch den Hinweis zum Wohlfühlen-Schmerzlevel vor den Genuss-Sportübungen.

114 Hartmann, Foam Rolling – Beweglichkeit von der Rolle. RehaTrain 02/2018, S 26 ff.

115 Wiewelhove, Döweling, Schneider et al. A meta-analysis of the effects of foam rolling on performance and recovery. Frontiers in Physiology. 2019; doi. 10.3389/fphys.2019.00337. in FOMT Nr. 6-10/2019.

Das bedeutet, wenn Sie vor dem Sport, vor allem vor Übungen, die eine gewisse Beweglichkeit verlangen, mit der Faszienrolle arbeiten, werden Sie merken, dass Sie etwas beweglicher sind und vielleicht eine Position einnehmen können, die Ihnen sonst etwas schwerer fallen würde. Rollen Sie nach dem Sport, dann können Sie wahrscheinlich feststellen, dass Ihr Muskelkater nicht so stark ausfällt.

Wenn Sie rollen, dann bitte rollen Sie langsam und vor allem an den Beinen immer Richtung Herz. Ich halte nichts vom Hin- und Herrollen. Auch wenn Sie keine Krampfadern haben, rollen Sie bitte dennoch von den Füßen Richtung Oberkörper. In unseren Beinen befinden sich die Venenklappen. Wir würden ihre Arbeit und somit ihre Pumpleistung erschweren, wenn wir ihnen zusätzlichen Druck in die falsche Richtung geben. Daher bitte immer nur in eine Richtung – nämlich Richtung Herz rollen. Auch Lymphe fließt in diese Richtung. Üben Sie beim Rollen nur so viel Druck aus, wie Ihr persönlicher Wohlfühlen-Schmerzlevel zulässt.[116] Der Stoffwechsel im Gewebe findet durch Druck, Zug bzw. Bewegen statt. Sie üben Druck mit dem Rollen auf Ihre Faszien – auf Ihr Gewebe aus, so können Abfallprodukte im „Gewebeschwamm" aufgesaugt und abtransportiert werden. Vereinfacht können Sie sich das so vorstellen: Wenn Sie einen Schwamm in einen Eimer mit Wasser tauchen, saugt sich dieser sofort voll. Erst nach dem Auswringen kann der Schwamm wieder Wasser aufnehmen. Durch das Rollen bringen Sie Abfallprodukte in das Gewebe (Schwamm). Beim

116 Bitte beachten Sie Ihre individuelle Wohlfühlen-Schmerzgrenze, üben Sie langsam Druck auf die jeweilige Körperstelle aus und steigern Sie diesen langsam. Das Rollen sollte in einem Bereich zwischen „Wohlfühlen-Schmerzlevel" 8 und 9 durchgeführt werden. Also, Sie beginnen langsam und steigern dann genussvoll von „Wohlfühlen-Schmerzlevel" 1 auf 2, auf 3, auf 4 … bis auf 8 und dann auf 9. NICHT schnell und abrupt. Lesen Sie dazu bitte auch den Hinweis zum Wohlfühlen-Schmerzlevel vor den Genuss-Sportübungen.

Rollen in eine Richtung können diese Abfallprodukte weitertransportiert werden. Beim Hin- und Herrollen schieben Sie die Abfallstoffe ebenfalls nur hin und her. Das wäre vergleichbar mit einem schmutzigen Schwamm, den Sie ins saubere Wasser tauchen. Sie müssten also immer frisches Wasser in Ihren Eimer füllen. Das passiert beim Rollen in eine Richtung. „Frische Flüssigkeit" kann dann wieder aufgesogen werden. Das Hin- und Herrollen halte ich deshalb für ineffizient und empfehle Ihnen, vor allem an den Beinen wegen der Venenklappen, immer in eine Richtung – nämlich Richtung Herz – zu rollen.

Ob Sie eine harte oder weiche Rolle bevorzugen, überlasse ich Ihnen. Zu Beginn empfehle ich allerdings immer eine eher weichere Rolle. Sonst kann es sein, dass Ihnen das Rollen zu schmerzhaft wird und Sie es bleiben lassen. Gehen Sie nach Ihrem Empfinden und wählen Sie diejenige, mit der Sie sich am wohlsten fühlen. Sie können Ihren gesamten Körper ausrollen. Beachten Sie aber bitte Ihren Wohlfühlen-Schmerzlevel dabei und rollen Sie in eine Richtung.

Ich genieße das Rollen, lege mich danach gerne der Länge nach auf meine Pilatesrolle (sie ist länger, als die herkömmlichen Faszienrollen) und strecke „alle Viere" von mir. Das ist wunderbar entspannend und ich kann spüren, wie das Gewebe an Schulter, Brust, Becken, Rücken etc. förmlich nachgibt und Spannungen sich lösen.

» Foto von der Pilatesrolle auf der nächsten Seite

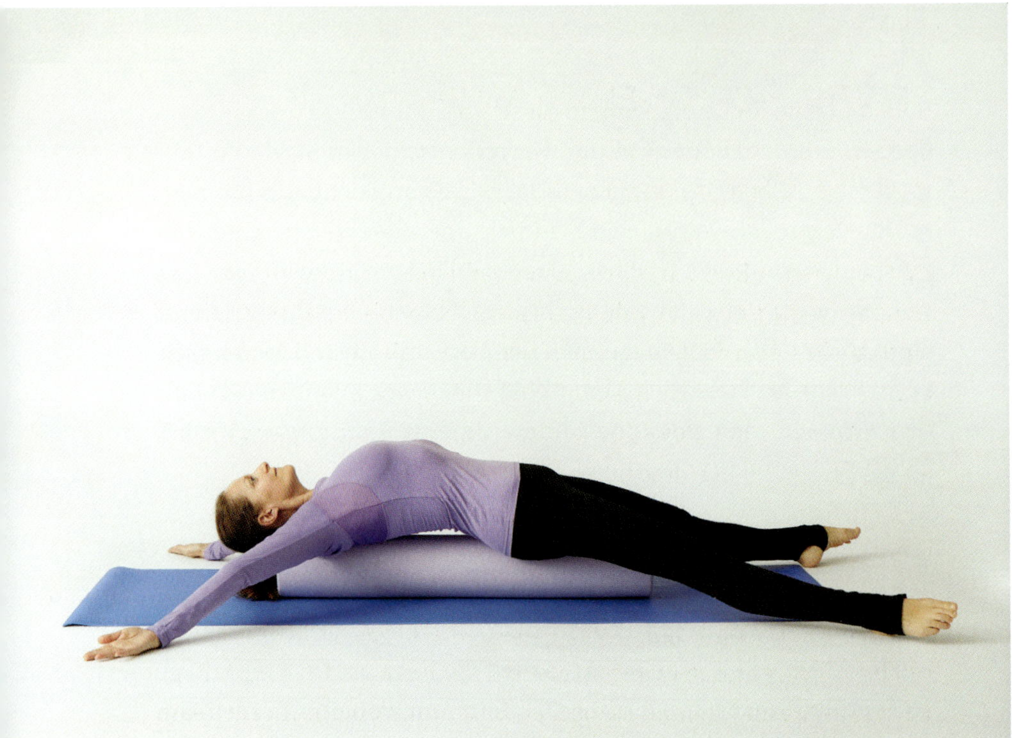

SITZEN – DAS NEUE RAUCHEN?

VON SCHLECHTER, EINSEITIGER KÖRPERHALTUNG UND UNGENUTZTEN GELENKWINKELN

Immer wieder lese ich, dass die schädlichen Auswirkungen des Rauchens mittlerweile mit denen des Zu-viel-Sitzens gleichauf sind. Viele unserer Bewegungsmuster im Alltag sind leider sehr einseitig. Durch Sitzen, Stehen, aber auch beim Schlafen, fördern wir oft einseitige Bewegungsmuster. Selbst bei regelmäßigem Ausdauersport – wie Radfahren, Jogging oder Walking – wird der Großteil unserer Gelenke nicht in den Gelenkwinkeln genutzt, für die sie natürlicherweise gemacht und gedacht wären.

Wenn 100 Prozent möglich sind, was schätzen Sie, in welchem Bereich nutzen wir alle unsere Gelenkwinkel tatsächlich im Alltag? Petra Bracht und Roland Liebscher-Bracht haben mit ihrem Team die Erfahrung gemacht (und dabei kann auf eine dreißigjährige Erfahrung zurückgegriffen werden), dass wir nur zwischen fünf und zehn Prozent tatsächlich nutzen.[117] Noch eklatanter fällt der Prozentsatz bei der Nutzung unseres Schultergelenks aus – da schaffen wir sogar nur zwei Prozent. Sie sind nun wahrscheinlich genauso erstaunt wie meine Zuseher bei meinen Vorträgen oder meine Teilnehmer in meinen Veranstaltungen, wenn ich Sie schätzen lasse.

Nach meiner Vorstellung haben wir in unserem Gehirn Baupläne von jedem einzelnen Gelenk unseres Körpers abgespeichert. In diesen Bauplänen sind auch alle möglichen Gelenkwinkel beschrieben.

---

117 Liebscher-Bracht, Bracht, Deutschland hat Rücken, S. 75 f.

Nehmen wir als Beispiel den Bauplan vom Kniegelenk. Dieses lässt sich u. a. vollständig durchstrecken und vollständig beugen. Wir führen eine Bewegung aus, das zentrale Nervensystem gibt die Information dieser Bewegung über das Rückenmark an das Gehirn weiter. Das Kniegelenk wird maximal gebeugt, das Gehirn wird über diese Bewegung über das zentrale Nervensystem informiert und diese Bewegung wird abgespeichert – so wie im Bauplan vorgesehen.

Wenn das Kniegelenk aber durch keine, zu wenig oder falsche Bewegung im Alltag nie oder kaum vollständig gestreckt oder gebeugt wird, so wird auch das in unserem Gehirn abgespeichert. Unser Gehirn – immer auf Effizienz bedacht – schließt daraus, vollständiges Beugen oder vollständiges Strecken wird nicht gebraucht.

Was passiert mit den faszialen Strukturen im und rund um das Gelenk? Sie verkleben und verfilzen. Dieses „eingeschränkte" Bewegungsmuster wird abgespeichert. Sollte das Gelenk dann doch einmal beispielsweise völlig durchgestreckt werden wollen, geht das schließlich nicht mehr oder nur unter Schmerzen. Wenn dann eine Bewegung, die jetzt eigentlich nicht mehr möglich ist, plötzlich (absichtlich oder unabsichtlich) gemacht wird, kann es sogar zu gravierenden Verletzungen kommen. Die faszialen Strukturen – Sehnen, Bänder, Muskeln – reißen ein oder sogar durch.

Da aber der Bauplan ja noch im Gehirn existiert, können wir unser Gehirn wieder „programmieren" und durch gezielte Bewegung wieder ein neues Bewegungsmuster abspeichern lassen. Auch das funktioniert wieder über unser zentrales Nervensystem.

Führen wir dieses neue Bewegungsmuster regelmäßig aus, lässt sich mit der Zeit das Kniegelenk wieder bis zum absolut möglichen Gelenkwinkel (so wie im Bauplan vorgesehen) bewegen. Ein Training, das die faszialen Strukturen optimal aktiviert, ist aber nicht nur für unsere Beweglichkeit sinnvoll.

Durch ein Faszientraining lernen wir wieder, unseren Körper bewusster wahrzunehmen. Durch eine bessere Körperwahrnehmung wissen wir über unseren Spannungszustand eher Bescheid und können entsprechend regulierend eingreifen. Eine gute Körperwahrnehmung kann daher positive Auswirkungen auf unser Stressverhalten haben und darüber hinaus auch das Verletzungsrisiko senken.

Riskieren Sie Kopf und Kragen? Ihre Körperhaltung am Computer und bei der Smartphone-Nutzung

Wie sitzen Sie vor Ihrem PC? Lümmeln Sie oder sitzen Sie aufrecht, wie halten Sie dabei Ihren Kopf? Wie oft neigen Sie Ihren Kopf, damit Sie auf Ihr Handy schauen können? Und vor allem, wie lange bleiben Sie in dieser Haltung? Leiden Sie öfter unter Nackenverspannungen? Hier eine Erklärung dafür:

Unsere Halswirbelsäule muss ca. 5 kg bei einer neutralen Kopfhaltung bewältigen. Für dieses Gewicht sind unsere faszialen Strukturen in diesem Bereich ausgestattet.

Wenn Sie vor Ihrem PC „lümmeln" und Ihren Kopf nicht mehr in dieser neutralen Stellung halten, weil Sie ihn vorschieben, landen auf Ihrer Halswirbelsäule ca. 13 kg. Etwa doppelt so viel, also ca. 27 kg, beträgt die Last, wenn Sie ständig Ihren Kopf geneigt haben, weil Sie auf Ihr Handy starren. Für diese Lasten sind unsere faszialen Strukturen der Halswirbelsäule und unserer Hals-, Nackenmuskulatur schlichtweg nicht gemacht. [118] Kein Wunder also, dass so viele unter Nackenverspannungen leiden.

Ich habe daher für Sie nach den Genuss-Sportübungen zusätzliche Übungen für den Nackenbereich zusammengestellt.

---

118 Grönemeyer, Mein großes Rückenbuch und Dr. Tobias Weigl, Handynacken, Nackenschmerzen & Nackenverspannungen durch Smartphone & Whatsapp. 5 Tipps & Übung: *https://youtu.be/oZLB58x7n3U* vom 28.1.2018 (abgerufen am 4. 5. 2020).

KRAFTVOLLER KÖRPER

Das „Use it or lose it"-Prinzip trifft natürlich auch auf die Kraftverhältnisse in unseren Muskeln zu. Fehlt es beispielsweise an Kraft in der Beinmuskulatur, kann – abgesehen von der konditionellen Leistungsfähigkeit – selbst ein längeres Treppensteigen schon anstrengend werden. Deshalb ist auch ein gut dosiertes Krafttraining für unsere Muskeln wichtig.

Auch da hilft die Vorstellung der Baupläne im Gehirn und auch dabei ist es natürlich wichtig, regelmäßig und kontinuierlich zu trainieren.

Ich liefere Ihnen nun einige Argumente, warum Krafttraining für Ihre Gesundheit wichtig ist:[119]

- Vielen ist zum Glück schon bekannt, dass ein optimales Krafttraining die beste Osteoporose-Vorbeugung ist. Bereits oben angesprochen, kann Krafttraining das Bindegewebe anregen, mehr Kollagen zu produzieren und so unsere Haut etwas straffer wirken lassen.

- Von den positiven Auswirkungen für unsere Knochen und optischen, äußerlichen Effekten, den Körper durch Krafttraining entsprechend zu formen, einmal abgesehen, gibt es zahlreiche positive Effekte auf der psychischen Ebene. Krafttraining kann stimmungsaufhellend, selbstwert- und selbstbewusstseinssteigernd sein und dadurch auch einen wichtigen Beitrag zur Stressprophylaxe leisten.

119 Buskies, Boeckh-Behrens, Fitness-Gesundheits-Training, S 54 f.

- Mittlerweile dürfte auch hinreichend bekannt sein: Je mehr Muskulatur wir haben, desto größer ist unser Grundumsatz. Mit diesem erhöhten Grundumsatz verbrennt unser Körper mehr Kalorien, womit es uns umso leichter fallen kann, das Körpergewicht in Balance zu halten.

Sollten ich Sie noch immer nicht überzeugt haben, dann helfen wahrscheinlich noch zwei Argumente:

- Da ich dieses Buch in Corona-Zeiten schreibe, erscheint mir dieser Hinweis als besonders wichtig. In vielen unserer Körperzellen des Immunsystems werden Botenstoffe hergestellt (sog. Myokine), die für ein gut funktionierendes Immunsystem essenziell sind. Wenn wir unsere Muskeln beanspruchen, dann werden in den Muskelzellen ebenso Myokine produziert. Werden nun Ihre Muskeln mittels Krafttraining gefordert, können zwei Arten solcher Myokine hergestellt werden: Interleukin-15 sorgt beispielsweise für die Fettverbrennung. Interleukin-6 trägt u. a. für einen ausgeglichenen Blutzuckerspiegel bei und hat eine entzündungshemmende Wirkung. Unser Immunsystem erhält dadurch eine besondere Unterstützung.

- Unsere Muskulatur kann auch die Leistungsfähigkeit und die Formbarkeit unserer Denkfabrik – also unseres Gehirns – fördern.

Was macht die Genuss-Sportübungen so erfolgreich?

Ich habe in mein Bewegungsprogramm all mein Wissen über unseren Körper (vor allem Gehirn, Faszien und Muskeln) sowie alle meine persönlichen und beruflichen Erfahrungen gepackt. Meine Übungen sind so kombiniert, dass sie nicht nur sehr effizient wirken, sondern auch gesund und schonend durchgeführt werden können.

Für mein Genuss-Sport-Krafttrainingsprogramm habe ich auf die Ergebnisse der wissenschaftlichen Untersuchungen von Buskies und Boeckh-Behrens[120] gesetzt und wirklich tolle Erfolge erzielen können. An der Universität Bayreuth wurden in einem mehrjährigen Projekt anhand von elektromyographischen Messungen verschiedene Muskeln bei verschiedenen Übungen untersucht. Dadurch konnten die effizientesten Übungen für die jeweiligen Muskelgruppen festgestellt werden.[121]

Für mein Kräftigungsprogramm habe ich natürlich nur die bestplatzierten Übungen, die ohne Geräte gemacht werden können, gewählt.[122]

Ich kombiniere in meinen Übungen gezieltes Dehnen, Krafttraining mit eigenem Körpergewicht, wobei ich auch Elemente aus Yoga und Pilates einsetze.

Und genau diese Kombination aus Dehnen, Anspannen, Lösen, Kraftimpuls und gezieltem Lenken der Aufmerksamkeit auf die jeweilige Körperregion macht mein Übungsprogramm so erfolg-

120 Boeckh-Behrens, maxxF, Das Super-Krafttraining (E-Book).

121 Buskies, Boeckh-Behrens, Fitness-Gesundheits-Training, S 64 ff.

122 Buskies, Boeckh-Behrens, Fitness-Gesundheits-Training, S 64 ff.

reich. Dadurch können Ihre faszialen Strukturen und alle wichtigen Faszienketten optimal aktiviert werden.

Ihre Gelenke werden in dem Bewegungsumfang genutzt, der gerade für Sie möglich ist. Durch verschiedenes Ansteuern der jeweiligen Gelenkwinkel aufgrund der vielfältigen Übungen kann sich der Gelenksradius Schritt für Schritt vergrößern. Die faszialen Strukturen Ihres Bewegungssystems können sich somit langsam wieder neu und gesund aufbauen. Der größte Gewinn des Trainings allerdings ist, dass Sie Ihren Körper wieder bewusster wahrnehmen können.

Sie bewegen sich gezielt in Ihrem eigenen „Wohlfühlen"-Bereich, Ihre persönlichen „Schmerzgrenzen" können Sie dadurch bewusst wahrnehmen und schrittweise verändern. Somit können Sie mögliche Fehlhaltungen korrigieren, künftige vermeiden und (wieder) Leichtigkeit und Geschmeidigkeit in Ihre Bewegungsabläufe bringen, egal ob bei Alltagsbewegungen oder beim Sport. Sie kennen vielleicht den Spruch: „Wie innen, so außen." Diese Leichtigkeit in Ihren Bewegungen kann auch zu Leichtigkeit in Ihrer Lebenseinstellung führen.

Das ist auch der Grund, warum ich überzeugt bin, dass auch Sie dieses Programm genießen werden können.

Als Einladung für meine Genuss-Sportübungen schließe ich diesen theoretischen Teil mit einem Zitat von Erich Kästner ab:

Es gibt nichts Gutes, außer man tut es.

GENUSS-SPORTÜBUNGEN

Ich stelle Ihnen nun die absoluten Favoriten meiner Genuss-Sportübungen vor. Diese sind in 15 Übungssequenzen zu je 7 Abschnitten eingeteilt.

Zu Beginn einige wichtige Hinweise:

- Falls Sie irgendwelche gesundheitlichen Probleme haben, lassen Sie sich vorher ärztlich beraten und holen Sie sich das „Okay" für die Übungen.
- Lesen Sie sorgfältig die Anleitungen bei den Übungen, bevor Sie loslegen.
- Sie entscheiden, was Sie denken, bevor Sie mit den Übungen beginnen. Auch hier hilft das zielgerichtete Denken. Selbst wenn eine Übung anstrengend oder ungewohnt für Sie ist, überlegen Sie sich, wie es für Sie wäre, wenn Sie die Übung genießen würden. Posieren Sie (Stichwort: Wow-Effekt) dabei.
- Sie wollen möglichst effizient Ihren Körper bewegen und das Beste aus ihm herausholen? Dann stellen Sie sich bitte immer die jeweilige Körperregion, die Sie gerade bearbeiten, vor. Gehen Sie gedanklich in diesen Bereich und spüren Sie genau hinein. Ich habe dazu bei den Übungssequenzen angemerkt: ***Aufmerksamkeit auf ..., Spüren Sie ....***
- Bewegen Sie sich bitte immer langsam in die Position hinein und langsam wieder heraus. Wenn Bewegungen und vor allem Dehnpositionen eingenommen werden, hat jeder Mensch sein eigenes Schmerzempfinden. Manche Menschen sind total beweglich und können völlig schmerzfrei auch einen Spagat machen. Ich war früher sehr unbeweglich. Ich habe das Sitzen im Langsitz als extrem anstrengend empfunden und konnte

» VIDEO
Hinweis

meinen Oberkörper dabei nicht aufrecht halten. Damals, denke ich, war meine gesamte Beinrückseite sehr verkürzt und meine Organfaszie im Oberkörper verklebt. Ich arbeite daher in meinen Kursen und bei meinen Kundinnen gerne mit einer Schmerzskala von 0 (= kein Schmerz) bis 10 (= Schmerzen sind fast nicht mehr zum Aushalten). Die Übungen sollten in einem Bereich zwischen „Wohlfühlen-Schmerzlevel" 8 und 9 durchgeführt werden. Also, Sie begeben sich langsam in die Position/ Bewegung – es darf schon eine gewisse Spannung zu spüren sein, langsam und genussvoll steigern von „Wohlfühlen-Schmerzlevel" 1 auf 2, auf 3, auf 4 … bis auf 8 und dann auf 9. Ich kann es nicht oft genug betonen: LANGSAM in die Bewegung/ Position hinein- und LANGSAM wieder herausgehen. NICHT schnell und abrupt und NICHT so weit in die Bewegung gehen, dass es weh tut – also Level 10. Bei einem Schmerzempfinden von „10" verkrampfen und verspannen Sie sich, was nur noch mehr Stress für Ihre Faszien bedeuten würde. Das wollen Sie mit Sicherheit nicht. Bei einem Schmerzempfinden von „10" halten Sie den Atem an. Sobald Sie merken, Sie verspannen sich und würden auch Ihren Atem anhalten, gehen Sie wieder etwas heraus aus der Position. Sie sollten bei jeder Bewegung und bei jeder Position normal atmen können. Und damit komme ich zum nächsten wichtigen Punkt:

- IMMER normal atmen: Einatmen bitte immer durch die Nase, Ausatmen durch den Mund (oder durch die Nase, was Ihnen lieber ist) – wichtig ist, NICHT den Atem anhalten.
- Bleiben Sie immer in Ihrem „Wohlfühlen"-Bereich und hören Sie auf Ihren Körper.

15 Übungssequenzen – alle wichtigen Faszienketten

Ich stelle Ihnen 15 Übungssequenzen vor, die alle wichtigen Faszienketten aktivieren können. Daher hier noch als Erinnerung folgende Begriffe – rückwärtige Faszienkette, vordere Faszienkette, seitliche Faszienkette, Spirallinie und Armlinien.

Zu Ihrer Körperhaltung bei den Übungen

Im Stand: Sie stehen, wie angegeben (hüftbreit, breiter Stand etc.) und richten Ihre Aufmerksamkeit auf die Fußsohle. Dabei spüren Sie unter den großen Zehen und unter den kleinen Zehen jeweils Ihre Zehenballen, auch Ihre Fersen sollten Sie wahrnehmen. Diese drei Punkte verbinden Sie gedanklich zu einem Dreieck auf Ihrer Fußsohle. Spüren Sie immer beide Fußsohlen. Nun lenken Sie die Aufmerksamkeit auf Ihr Brustbein und denken es sich schräg nach oben, so als ob aus Ihrer Brust eine Schnur schräg nach vorne oben ziehen würde. Dadurch richten Sie sich automatisch auf und Ihre Schultern wandern leicht nach unten. Denken Sie sich die Wirbelsäule lang und Ihren Körper groß!

Im Kniestand, im Vierfüßerstand (= auf Händen, Knien und Füßen), in Rückenlage, in Bauchlage, im Langsitz (= mit gestreckten Beinen auf dem Boden sitzen), im Fersensitz (wenn Sie nicht ohne Schmerzen in den Knien oder Sprunggelenken auf Ihren Fersen sitzen können, legen Sie sich z. B. einen Polster unter das Gesäß), im Stütz (= mit den Unterarmen oder Händen aufgestützt) – auch da gilt, Brustbein schräg nach oben und die Wirbelsäule lang denken.

Sie können alle Übungen, die im Kniestand angegeben sind, selbstverständlich auch im aufrechten Stand machen, wenn Ihnen das lieber ist.

Sie erinnern sich an das Thema Zähneknirschen? Sie können bei allen Übungen zwischendurch auch Ihren Mund weit öffnen.

Spannung oder Entspannung

Versuchen Sie immer, Ihre Aufmerksamkeit auf die Körperregionen, die gerade bearbeitet werden, zu richten und alle anderen Muskeln zu entspannen. Ich weiß, das ist anfangs etwas schwierig und erfordert achtsamen Umgang und Konzentration. Je öfter Sie es probieren, umso schneller werden Sie Fortschritte bemerken. So können Sie auch in Stresssituationen Ihre Anspannungen – wie bei der progressiven Muskelentspannung – bewusster wahrnehmen und gezielter entspannen.

Hören Sie auf Ihren Körper

Wenn Ihnen danach ist, in einer Dehnposition nur einen Atemzug lang zu bleiben oder lieber doch zehn Atemzüge lang, dann tun Sie es. Wenn Ihnen danach ist, in einer Dehnposition – egal in welchem Übungsabschnitt Sie sich gerade befinden – nachzufedern, tun Sie es. Wenn Sie die Kräftigungsübung (in Abschnitt 4 „Zusatzkick") nicht über die gesamte Übungsdauer machen können, egal, geben Sie nicht auf. Beim nächsten Mal geht es vielleicht schon ein paar Sekunden länger. Es kann sein, dass Ihnen manche Übungen an einem Tag schwerer fallen. Ihr Körper zeigt Ihnen ganz genau, wie weit Sie gehen können oder wie lange Sie in einer Position bleiben sollen.

Sollten während einer Übung Ihre Muskeln zu krampfen beginnen, das kann bei den Kräftigungsübungen schon mal passieren, beenden Sie die Bewegung und lockern Sie den jeweiligen Bereich. Klopfen oder massieren Sie mit den Fingern oder mit einem Ball. Sie können dann mit einer leichteren Variante die Übung erneut beginnen, wenn Ihre Muskeln das zulassen. Ich wiederhole mich:

Hören Sie auf Ihren Körper.

Sie haben die Möglichkeit

Manche Übungen sind in verschiedenen Varianten möglich. Probieren Sie dabei zunächst alle Varianten durch und entscheiden Sie dann, welche für Sie zu Beginn die passende ist. Die Übung soll schon herausfordernd, aber trotzdem korrekt ausgeführt und machbar für Sie sein. Falls Sie vielleicht eine Position gar nicht einnehmen können, führen Sie die Übung, soweit dies für Sie möglich ist, aus und denken Sie die Bewegung weiter. Fokussieren Sie sich darauf wie beim zielgerichteten Denken. Ihre Muskeln und Faszien gehen dadurch nicht leer aus, sie bekommen von Ihrem Gehirn entsprechende Informationen. Wenn Sie das immer wieder üben, werden Sie bald Fortschritte bemerken und die Übung tatsächlich ausführen können.

So ist der Ablauf

Die Übungssequenzen sind in jeweils 7 Abschnitte gegliedert. Hier zunächst eine allgemeine Orientierungshilfe und Vorgehensweise. Für alle Abschnitte gilt: ***Lenken Sie Ihre Aufmerksamkeit auf die jeweilige Körperregion.***

- ***Abschnitt 1 – Vorbereiten und Aktivieren***
  Sie aktivieren die jeweilige Körperregion. Damit geben Sie auch Ihrem zentralen Nervensystem den Hinweis, dass diese Körperregion jetzt bearbeitet wird. Sie nehmen die Übungsposition langsam und behutsam ein und bleiben für etwa 4 Atemzüge (AZ) in dieser Position.

- ***Abschnitt 2 – Dehnen***
  Sie gehen langsam in eine Dehnposition und bleiben wieder für etwa 4 AZ.

- ***Abschnitt 3 – Dehnen plus mit Anspannen und Lösen***
  In dieser Dehnposition spannen Sie die Muskeln in der jeweiligen Körperregion an – bei manchen Übungen spannen Sie gegen den Boden bzw. die Matte an und lösen die Spannung wieder. Das Ganze machen Sie vier Mal. Also, vier Mal anspannen und lösen. Wichtig dabei ist, dass Sie ganz normal weiteratmen, auch während des Anspannens. Mit jedem Ausatmen dehnen Sie weiter in dieser Dehnposition und bleiben wieder für 4 AZ.

- ***Abschnitt 4***
  Jetzt kommt ein ***Zusatzkick*** für die jeweilige Körperregion. Sie führen die Kräftigungsübung wie beschrieben für ca. 30 Sekunden durch. Wenn Sie diese Übungen regelmäßig über einen

Zeitraum von mehreren Wochen bereits gemacht haben, können Sie auf 45 oder 60 Sekundendauer steigern, bzw. eine intensivere Variante versuchen. Schaffen Sie eine Übung nicht für 30 Sekunden, machen Sie die Übung nur so lange, wie Sie sie korrekt ausführen können. Wenn Sie beispielsweise anfangs zwei Sekunden schaffen, dann versuchen Sie beim nächsten Mal auf drei bis fünf Sekunden zu steigern.

- ***Abschnitt 5 – Dehnen und Nachfedern***
  Sie begeben sich wieder in die Dehnposition aus Abschnitt 2 bzw. 3. Dabei kann es sein, dass Sie den Impuls verspüren, nachzufedern. Geben Sie diesem Impuls nach. Sie können die Dehnung etwas verstärken. Bleiben Sie auch hier wieder für etwa 4 AZ.

- ***Abschnitt 6 – Abspeichern***
  Sie nehmen die Ausgangsposition aus Abschnitt 1 wieder langsam und behutsam ein. Damit können Sie eine mögliche „neu“ gewonnene Beweglichkeit abspeichern. Sie bleiben wieder für etwa 4 AZ in dieser Position.

- ***Abschnitt 7 – Mobilisieren und Entspannen***
  Dazu habe ich jeweils einen Vorschlag für Sie. Sie können 3 bis 5 Wiederholungen der angegebenen Übungen in diesem Abschnitt ausführen. Am besten wäre es allerdings, wenn Sie sich von Ihrem Körper „anleiten“ lassen. Folgen Sie Ihrem Impuls und machen Sie eine Bewegung, zu der Sie Ihr Körper anleitet und Sie gerade Lust haben. Bevor Sie mit einer weiteren Übungssequenz beginnen, nehmen Sie kurz eine Position ein, die für Sie entspannend ist.

Die Übungen sind jeweils für eine Seite dargestellt. Die Bilder dienen dem besseren Verständnis. Halten Sie sich daher an die beschriebene Anleitung.

Bei einigen Übungssequenzen wird jede Körperseite trainiert. Dazwischen wird die Kräftigungsübung (in Abschnitt 4) für beide Seiten gleichzeitig durchgeführt. D. h. die Kräftigungsübung wird zwei Mal in diesen Übungssequenzen gemacht. Falls Ihnen das zu anstrengend ist, machen Sie Abschnitt 1 bis 3 für eine Körperseite, wiederholen dann für die andere Körperseite. Danach führen Sie die Kräftigungsübung Abschnitt 4 durch. Sie absolvieren Abschnitt 5 und 6 wieder zuerst mit einer Körperseite, dann mit der anderen. Am Schluss mobilisieren Sie beide Seiten in Abschnitt 7. Diesen Hinweis finden Sie außerdem noch bei den genannten Übungssequenzen.

JETZT GEHT'S LOS!

AUFWÄRMEN UND MOBILISIEREN

Dazu können Sie gerne zu Ihrer Lieblingsmusik tanzen oder wie immer Sie sich gerne bewegen wollen.

Shake it

Ihre Faszien werden es lieben, wenn Sie schütteln: Sie beginnen mit einem Arm, schütteln ihn, dann den anderen, dann die Beine und schließlich den ganzen Körper ein paar Minuten lang. Schütteln Sie sich auch zwischendurch, wenn Sie viel Sitzen. Stehen Sie auf und schütteln Sie Ihren gesamten Körper durch. So richtig lustig wird's, wenn Sie dabei Ihren Mund öffnen und auch noch Laute wie „Aaaaa" oder „Ooooo" von sich geben.

Sie können natürlich auch Noppenbälle verwenden und die Fußsohle ausrollen oder mit einer Faszienrolle den gesamten Körper ausrollen, wie ich beim Statement zu den Faszienrollen beschrieben habe. Ich habe hier außerdem für Sie einige Vorschläge zum Starten:[123]

123 Angelehnt zum Teil an physiotherapeutische Übungen, Grassel, Neumann, Rücken, Schulter, Knie & Co., S 28, 44, 87, 111.

Mobilisieren – ganzer Körper

Im aufrechten Stand schwingen Sie Ihre Arme nach oben und unten. Sie können auch Ihren Oberkörper mitschwingen lassen oder ein Bein nach hinten wegstrecken.

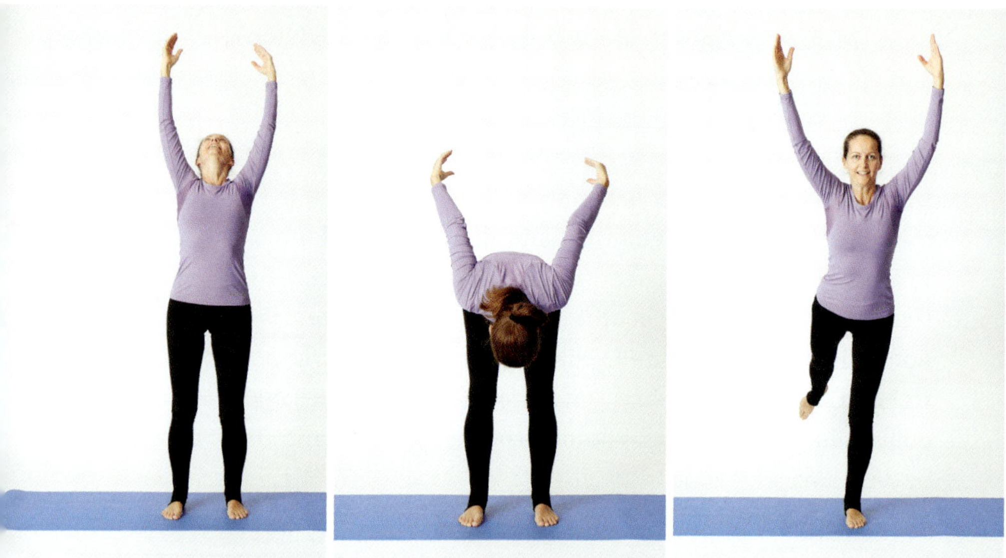

Mobilisieren – Hüfte, Beine, Knie, Füße

Im etwa hüftbreiten Stand ein Bein angewinkelt bis auf ca. 90° anheben und mit einer kreisenden Bewegung nach außen hinten und wieder zurückführen. Der Oberkörper bleibt dabei ruhig und gerade. Sie können auch Ihre Fußgelenke und Ihre Unterschenkel in beide Richtungen kreisen. Falls Sie nicht einbeinig stehen können, halten Sie sich fest (ca. fünf Mal pro Seite).

» VIDEO
Aufwärmen

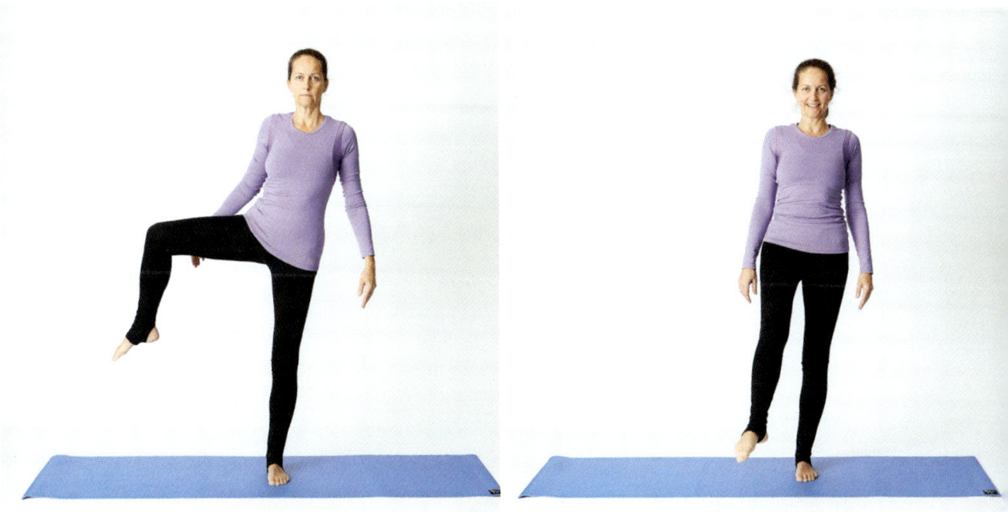

Mobilisieren – Brustwirbelsäule

Ebenfalls im aufrechten Stand strecken Sie Ihre Arme auf Schulterhöhe seitlich aus und drehen Sie Ihren Oberkörper langsam auf einer Seite nach hinten, drehen Sie den Kopf dabei mit. Ihre Füße und Ihr Becken bleiben weiterhin nach vorne gerichtet. Langsam von einer Seite auf die andere drehen. (ca. fünf Mal)

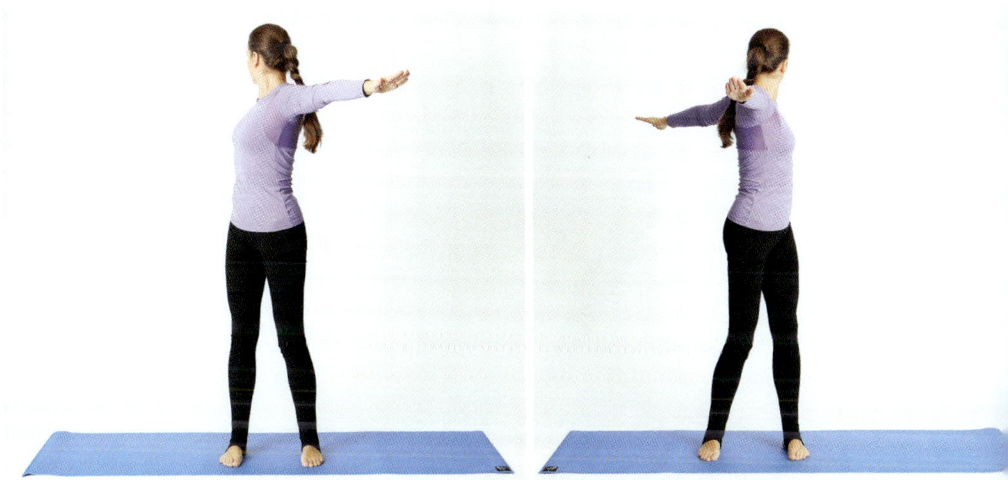

Mobilisieren – Lendenwirbelsäule

Im breiten Stand beide Arme auf Schulterhöhe seitlich ausstrecken. Den Oberkörper mit gestreckten Armen diagonal nach unten in Richtung Zehen drehen. Den Kopf dabei zum nach oben gestreckten Arm drehen. Danach wieder in die Ausgangsstellung und zur anderen Seite drehen. (ca. fünf Mal)

Mobilisieren – Arme, Schultern

Im aufrechten Stand ziehen Sie beide Schultern soweit wie möglich und langsam nach oben und danach wieder nach unten. (ca. fünf Mal)

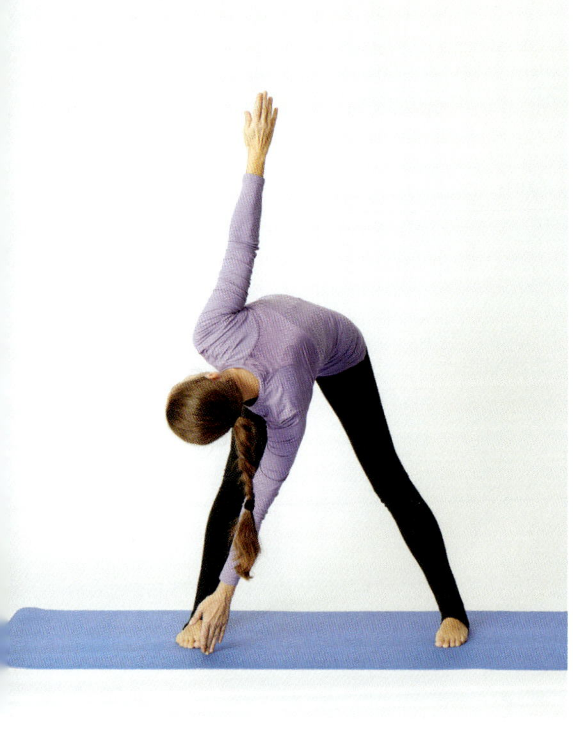

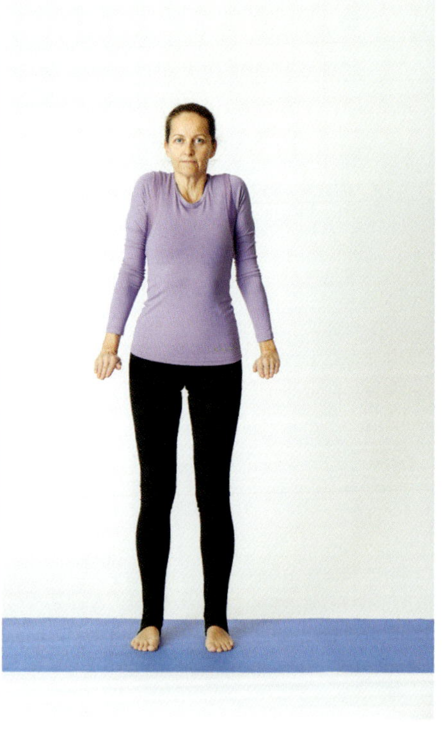

Sitzen oder gehen?

Im Langsitz spüren Sie Ihre beiden Sitzhöcker und „marschieren“ im Schneckentempo los. Die Bewegung geht vom Becken aus – nicht von den Beinen. Der Oberkörper bleibt aufrecht – Brustbein schräg nach oben schieben. Die Bewegung ist sehr langsam, wie in Zeitlupe. Die Länge der Matte nach vorne wandern und wieder zurück. Wenn Sie möchten, können Sie den Oberkörper mitdrehen, indem Sie die Arme mitbewegen, aber lassen Sie den Oberkörper dabei aufrecht.

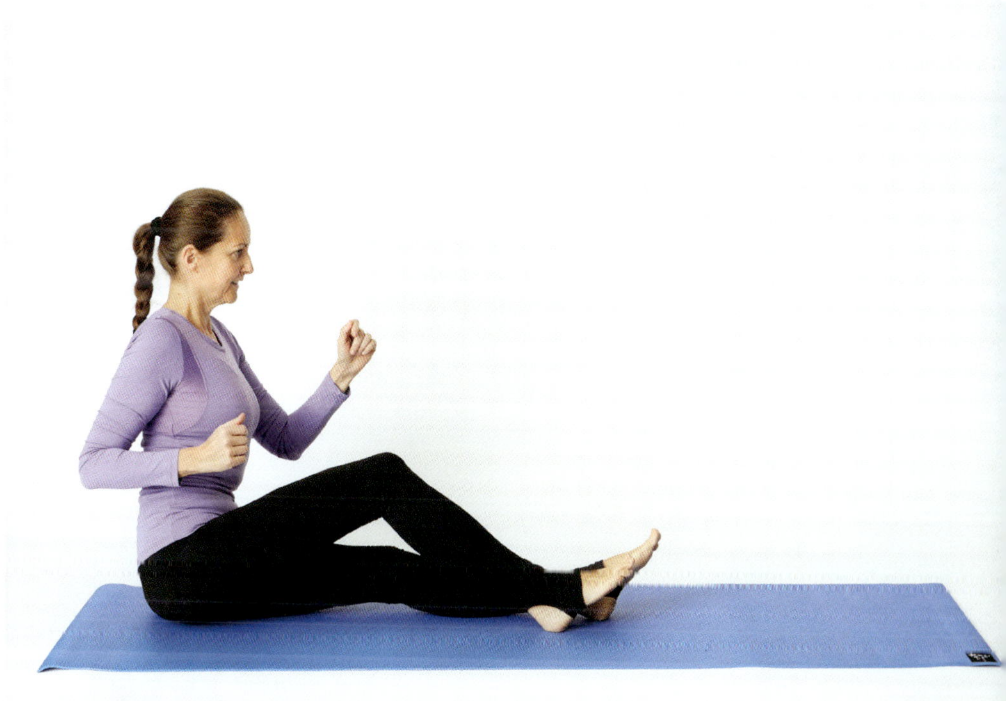

ÜBUNGS-SEQUENZ 1

- *AKTIVIERUNG VORDERE UND SEITLICHE FASZIENKETTE*
- *KRÄFTIGUNG BAUCHMUSKULATUR*
- *DEHNUNG HÜFTE UND LEISTENREGION*

Abschnitt 1 – Vorbereiten und Aktivieren

Aus dem aufrechten etwa hüftbreiten Stand machen Sie einen Ausfallschritt mit einem Bein nach hinten. Stellen Sie das Bein so weit wie möglich nach hinten. Das andere Bein beugen Sie. Als Hilfsmittel können Sie Yoga-Blöcke oder Ähnliches verwenden und/oder das hintere Bein auch ablegen.

Die Aufmerksamkeit ist auf die Leistenregion gerichtet.

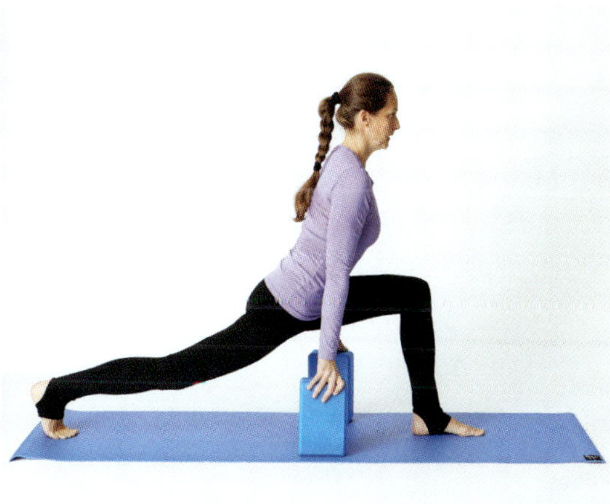

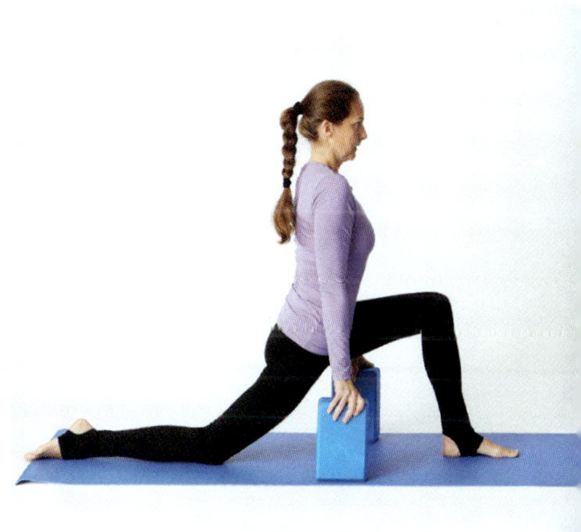

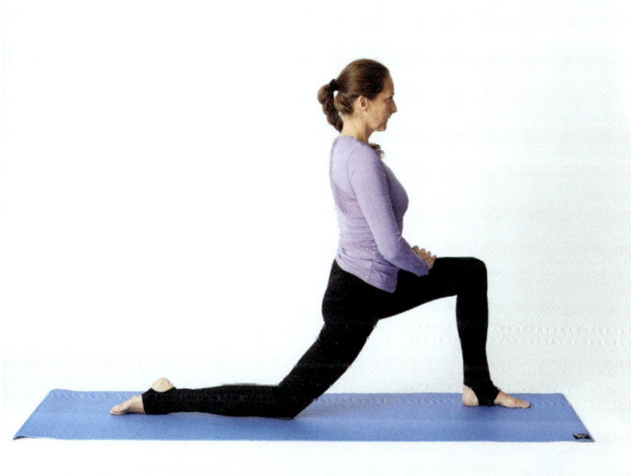

» VIDEO
Übungssequenz 1

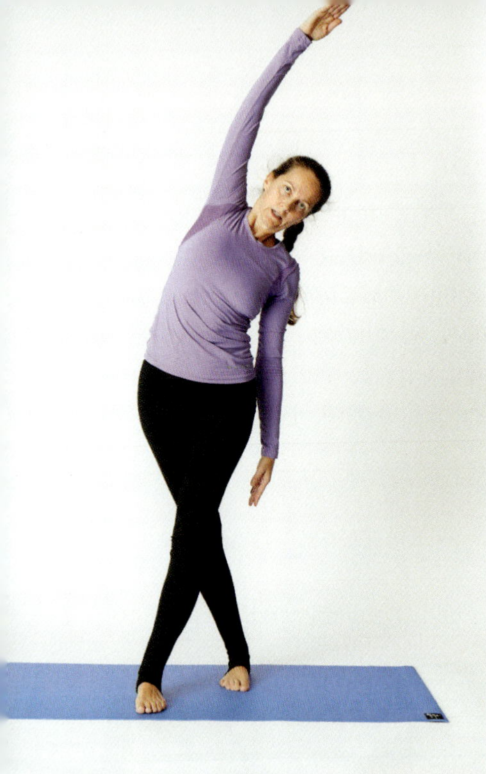

Abschnitt 2 – Dehnen

Stellen Sie nun im aufrechten Stand das vorher zurückgestellte Bein überkreuz hinter das andere Bein. Das Gewicht ist gleichmäßig auf beide Beine verteilt, eventuell die Beine so weit auseinanderstellen, dass Sie ein gutes Gleichgewicht spüren. Nun strecken Sie den Arm auf der Seite, wo das Bein nach hinten gestellt ist, nach oben. Machen Sie sich lang und neigen Sie den Oberkörper in die Gegenrichtung. In dieser Streckung spüren Sie die Dehnung.

Die Aufmerksamkeit wird auf die gesamte Körperseite und auf die seitliche Bauch- und Leistenregion gelenkt.

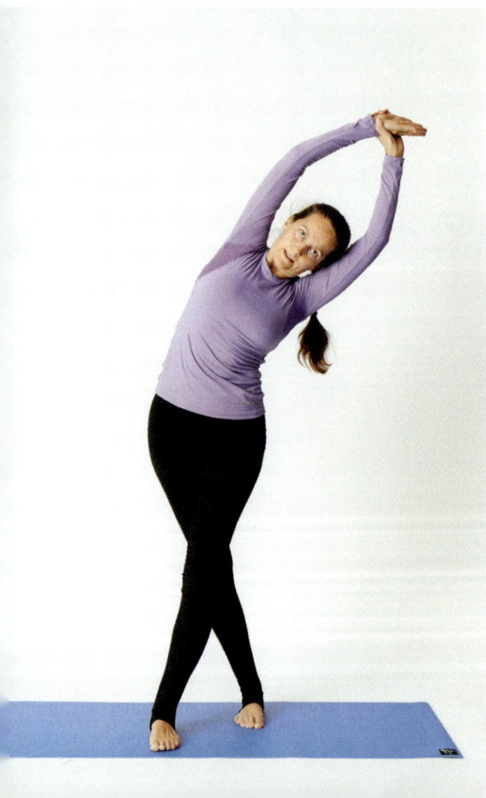

Abschnitt 3 – Dehnen plus mit Anspannen und Lösen

In dieser Dehnposition greifen Sie das Handgelenk des nach oben gestreckten Armes und verstärken die Dehnung etwas. Dann spannen Sie das hintere Bein und den hinteren Fuß fest gegen den Boden und lösen die Spannung wieder. Mit dem Ausatmen verstärken Sie langsam die Dehnung.

Abschnitt 4 – ZUSATZKICK für die Bauchmuskulatur

In Rückenlage ziehen Sie ein Bein zur Brust, das andere halten Sie schwebend ausgestreckt einige Zentimeter über dem Boden. Nun aktivieren Sie die gesamte Bauchmuskulatur, ziehen den Bauchnabel zur Wirbelsäule und heben Sie Ihren Rumpf an.

Strecken Sie beide Arme nach hinten. Im Wechsel beugen Sie das ausgestreckte Bein und ziehen es heran, während Sie das gebeugte Bein nach vorne wegstrecken. Sie können die Position des gestreckten Beines für kurze Zeit halten und vor dem Beinwechsel bis zehn zählen. Sie können auch abwechselnd Ihre Fußspitzen anziehen und wegstrecken.

Spüren Sie die Muskeln in Ihrem gesamten Bauchbereich.

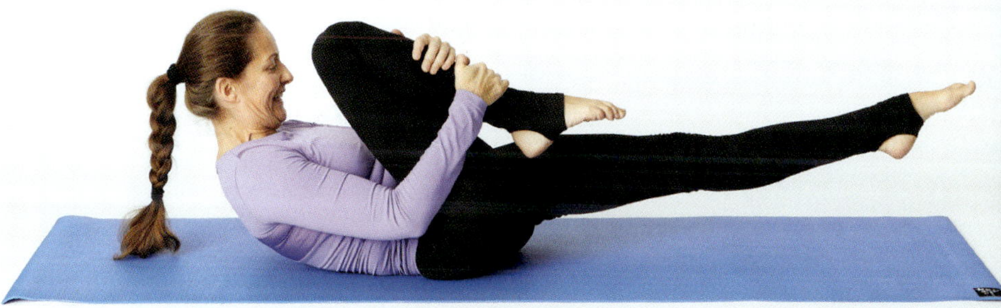

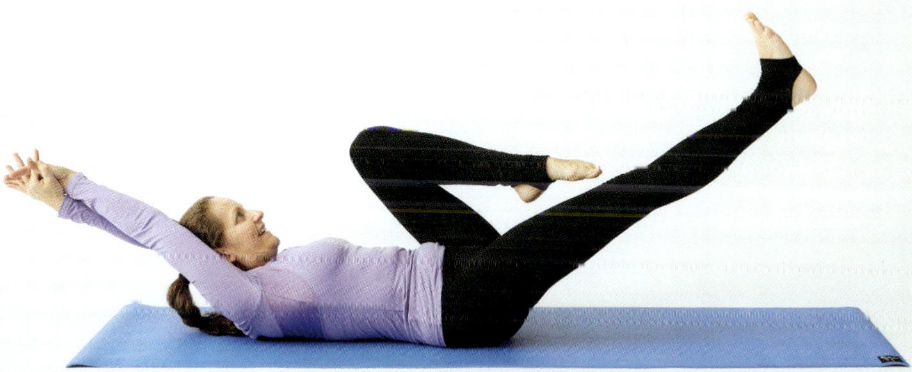

Zu einer unnötigen Belastung des Rückens durch ein Hohlkreuz kann es insofern nicht kommen, da durch das gebeugte und angezogene Bein das Becken immer aufgerichtet bleibt.

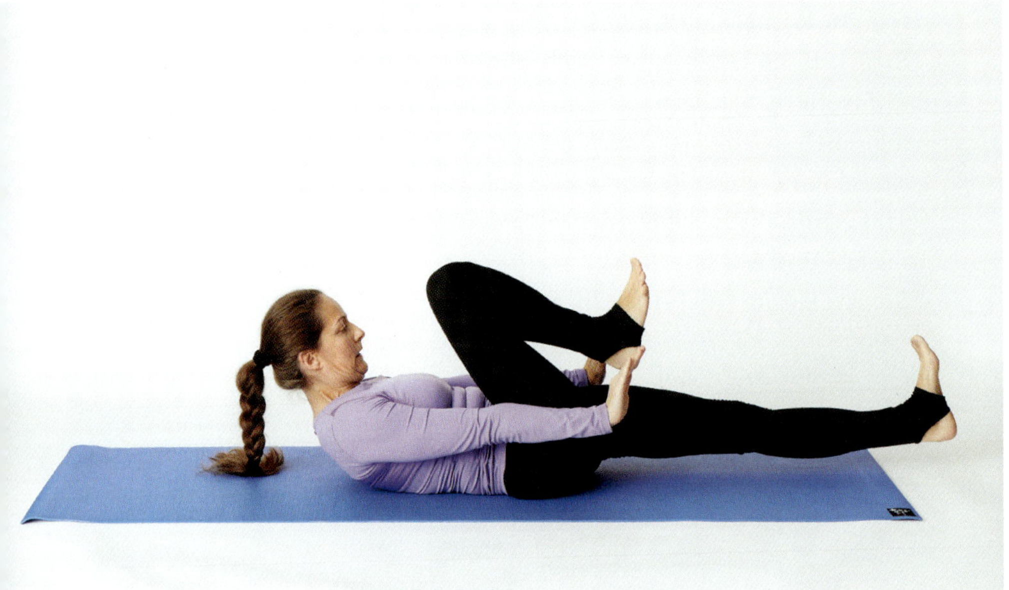

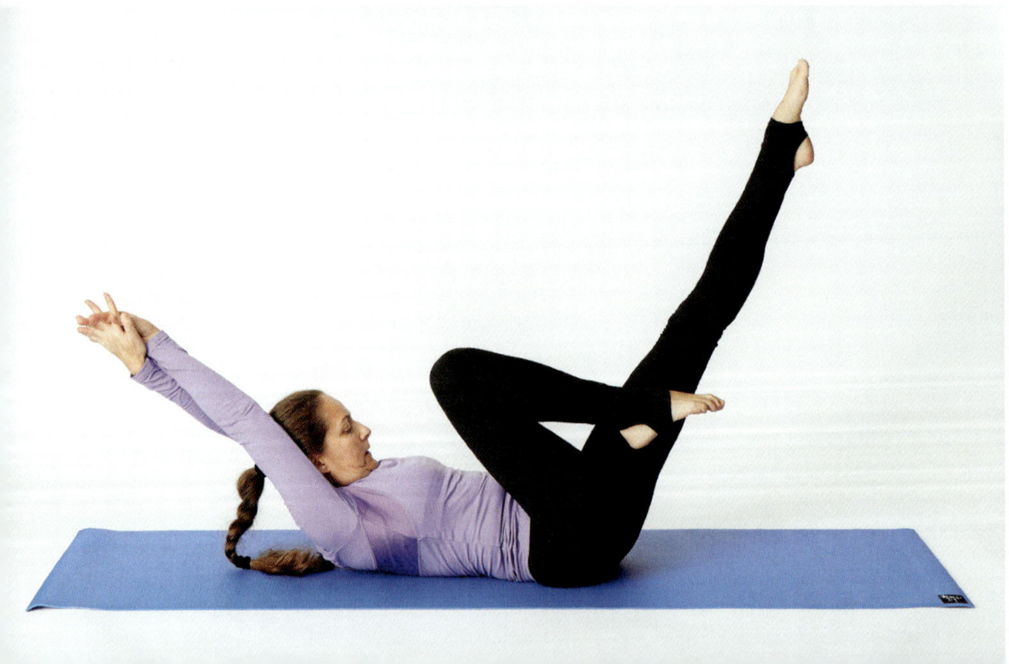

Weniger intensiv für die Bauchmuskulatur ist die Variante, wenn Sie entweder beide Arme nach vorne strecken und/oder das jeweils gestreckte Bein nicht schwebend über dem Boden, sondern schräg nach oben halten.

TIPP:
Falls Sie Spannungen im vorderen Halsbereich bekommen, drücken Sie Ihre Zunge fest gegen den Gaumen, das lenkt von der Spannung ab und kann die vordere Halsregion etwas entspannen. Den gleichen Effekt haben Sie, wenn Sie während der Übung lächeln.

Abschnitt 5 – Dehnen und Nachfedern

Begeben Sie sich wieder langsam in die Dehnposition von Abschnitt 3. Sie können die Dehnung mit jedem Ausatmen und sanftem Nachfedern etwas verstärken.

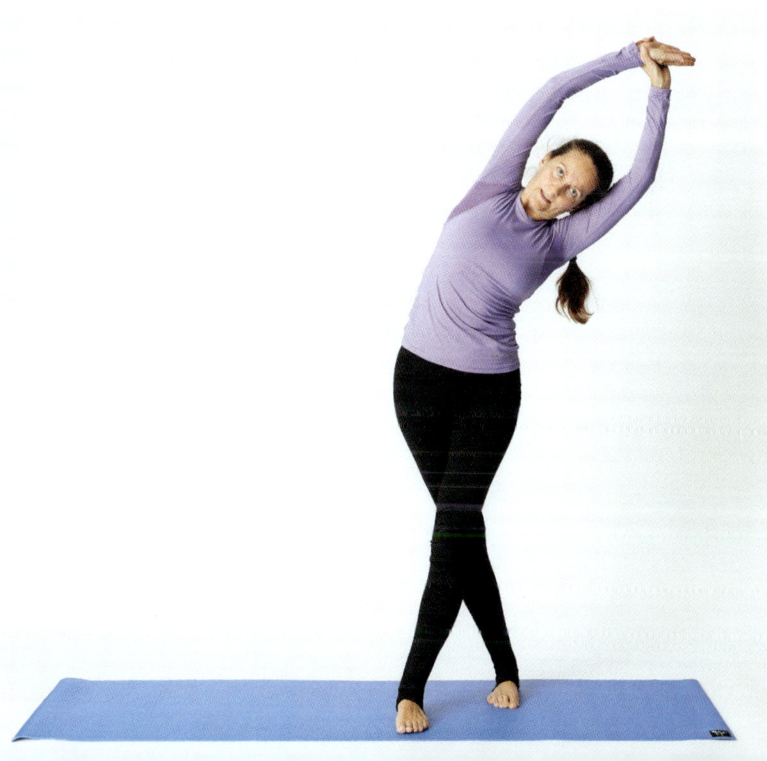

Abschnitt 6 – Abspeichern

Nehmen Sie wieder die Position von Abschnitt 1 ein und stellen Sie langsam das Bein so weit wie möglich zurück.

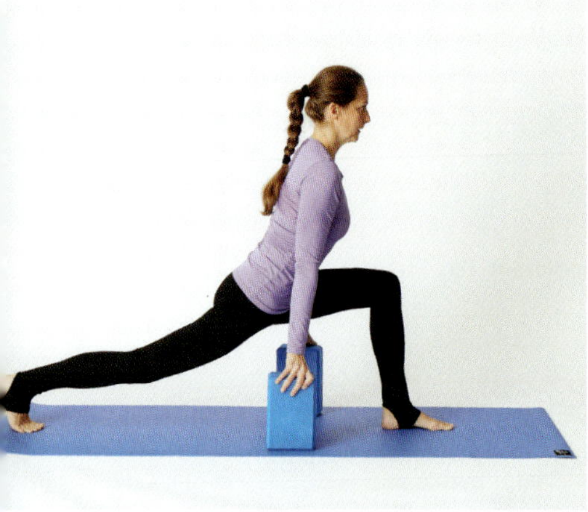

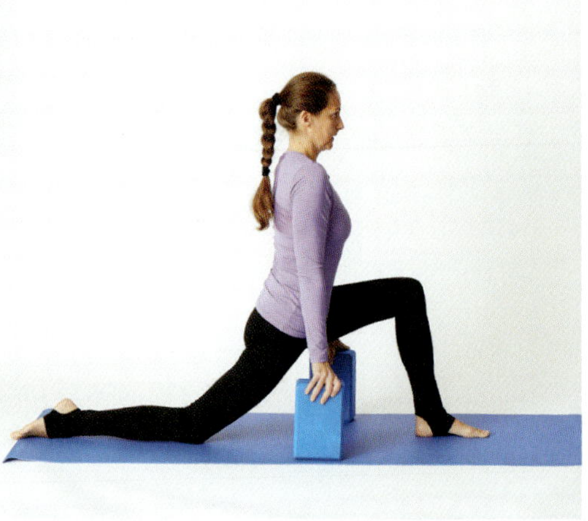

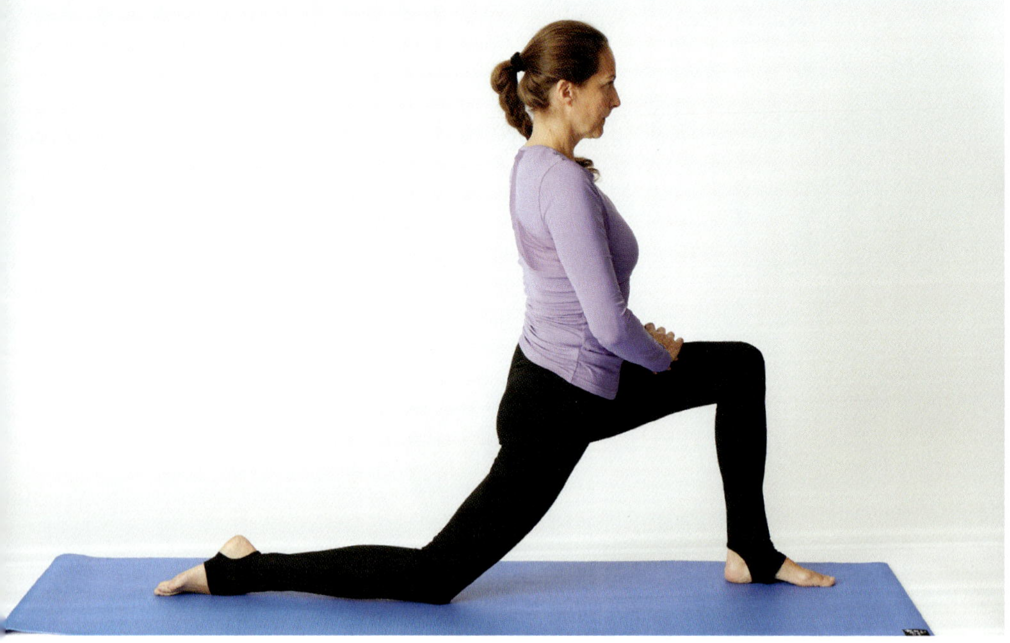

Abschnitt 7 – Mobilisieren und Entspannen

In Rückenlage stellen Sie beide Beine auf, heben ein Bein gebeugt an und senken es langsam wieder.

Falls Ihnen das Wiederholen der Kräftigungsübung im „Abschnitt 4 – Zusatzkick“ zu anstrengend wird, gehen Sie wie folgt vor: Abschnitt 1 bis 3 – jeweils zuerst rechte Seite, dann linke Seite; Abschnitt 4 – Zusatzkick – Kräftigungsübung; Abschnitt 5 und 6 jeweils zuerst eine Seite, dann die andere.

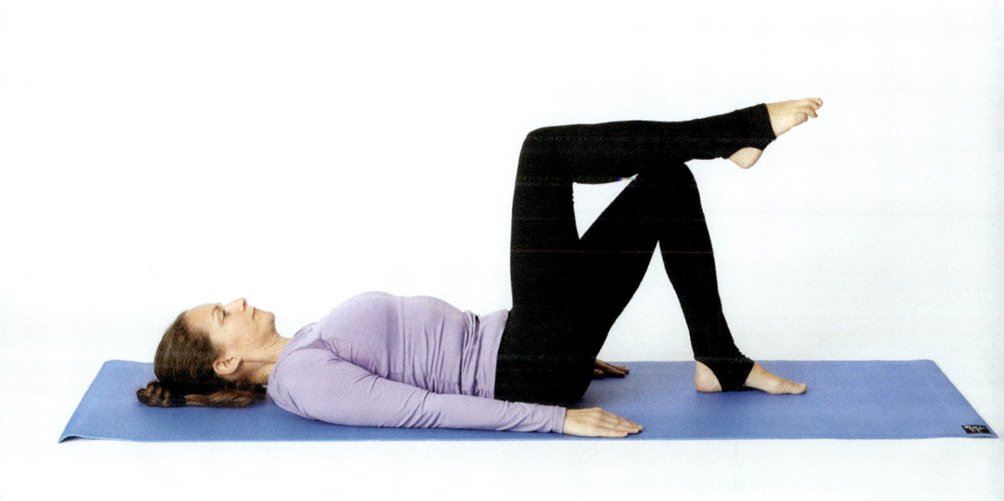

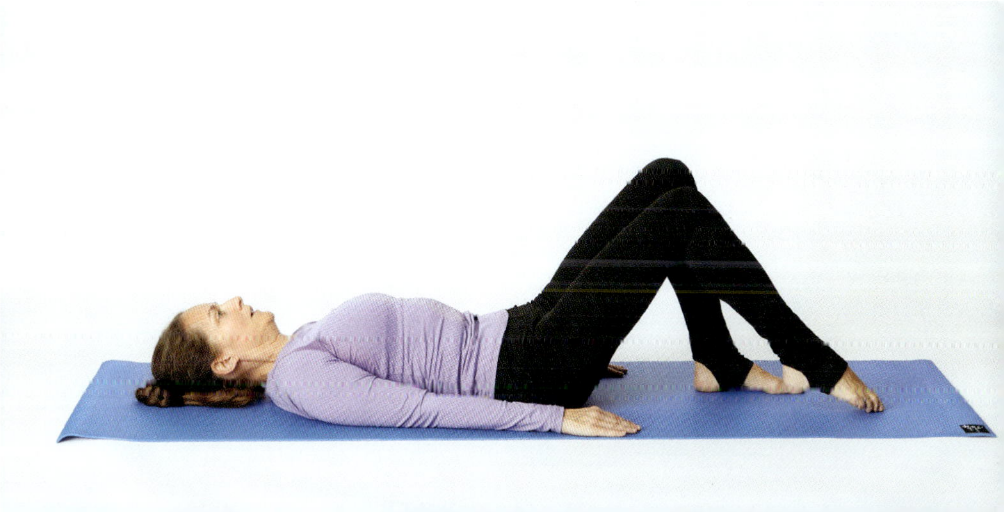

ÜBUNGS-SEQUENZ 2

- *AKTIVIERUNG SEITLICHE FASZIENKETTE*
- *KRÄFTIGUNG SCHRÄGE UND SEITLICHE BAUCHMUSKULATUR, GANZER KÖRPER*
- *DEHNUNG GESÄSS, HÜFTE, ABDUKTOREN*

Abschnitt 1 – Vorbereiten und Aktivieren

Im Vierfüßerstand stellen Sie ein Bein nach hinten gestreckt überkreuz auf den Fußrücken auf und wandern langsam mit beiden Händen in Richtung des gestreckten Beines.

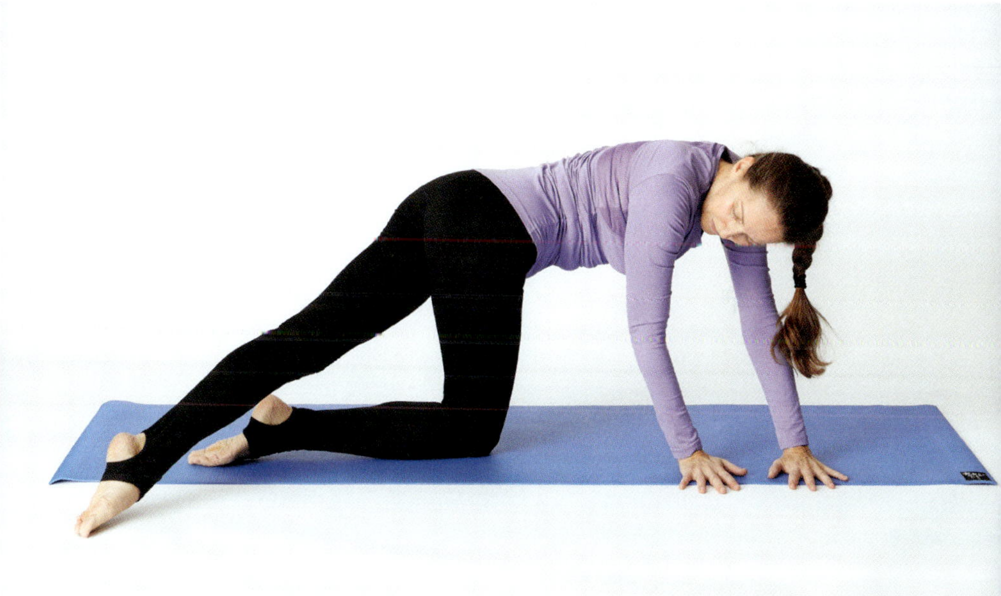

Abschnitt 2 – Dehnen

Legen Sie sich auf die vorhin vorbereitete Körperseite auf die Bein- und Gesäßaußenseite. Zur besseren Balance können Sie das obere Bein vor dem unteren gestreckten Bein abstellen. Mithilfe der Arme drücken Sie den Körper seitlich langsam hoch, bis der aufstützende Arm gestreckt ist. Ziehen Sie den Oberkörper seitlich Richtung Fuß des unten liegenden gestreckten Beines. Achten Sie bitte darauf, dass Sie wirklich auf der Seite bleiben und nicht nach hinten ausweichen.

» VIDEO
Übungssequenz 2

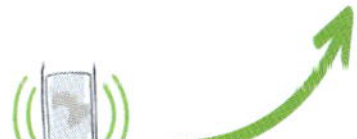

Wenn Sie merken, Sie weichen nach hinten aus, gehen Sie nicht so weit hoch und lassen den Stützarm gebeugt oder stützen sich auf dem Unterarm ab.

Die Aufmerksamkeit geht auf die Oberschenkelaußenseite des unten liegenden Beines und auf die Gesäßhälfte dieser Seite.

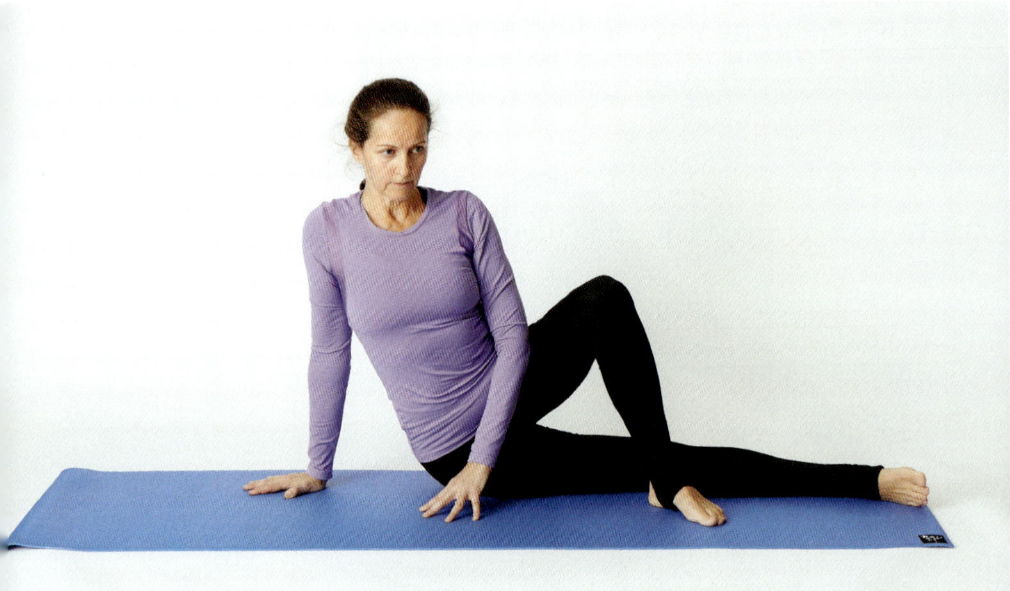

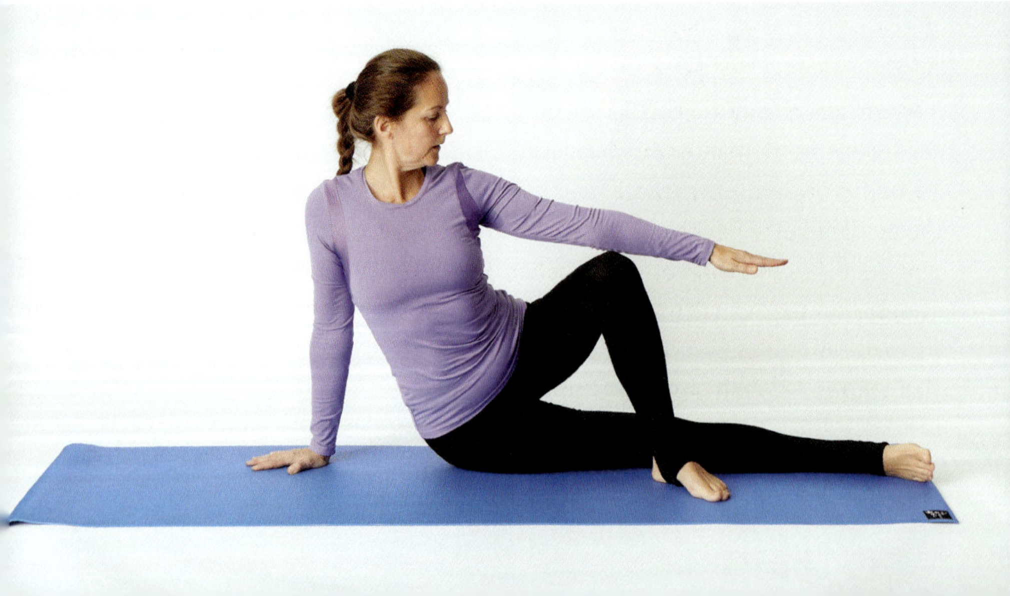

Abschnitt 3 – Dehnen plus mit Anspannen und Lösen

Nun spannen Sie mit Ihren Gesäßmuskeln, der Hüfte und mit dem Oberschenkel gegen die Matte an und lösen die Spannung wieder. Mit dem Ausatmen verstärken Sie langsam die Dehnung etwas und versuchen, den aufstützenden Arm näher Richtung Gesäß zu bringen. Unterstützen Sie die Dehnung, indem Sie mit dem Arm noch weiter seitlich Richtung Zehen des ausgestreckten Beines ziehen.

Abschnitt 4 – ZUSATZKICK

Hier habe ich zwei Übungen zur Auswahl:

ÜBUNG 1 – Kräftigung für Gesäßmuskeln und Oberschenkelaußenseite (Abduktoren)

Diese Übung kenne ich aus Callanetics. Ich schlage Sie Ihnen deswegen als alternative Übung vor, weil sie beinahe wahre Wunder für ein straffes Gesäß bewirken kann. Sie setzen sich auf eine Gesäßhälfte und legen das gebeugte Bein gerade nach vorne ab. Das andere vorhin gedehnte Bein, das nun in den Gesäßmuskeln und an der Oberschenkelaußenseite gekräftigt wird, legen Sie gebeugt seitlich so ab, dass sich das Knie ungefähr auf einer Linie mit der Hüfte befindet. Halten Sie während der Übung

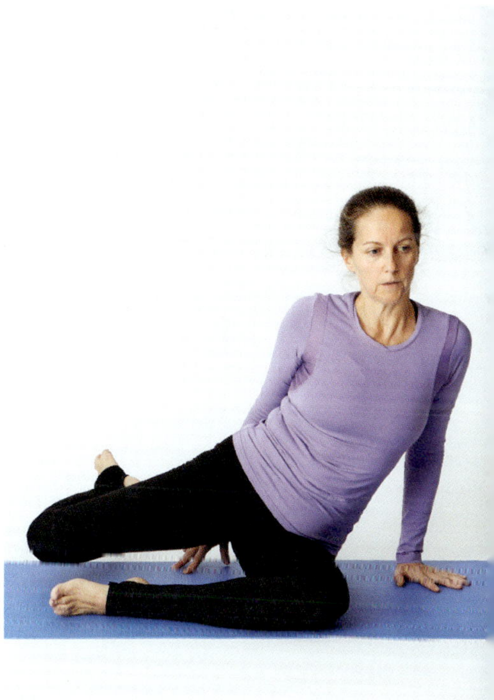

Ihren Oberkörper so gerade wie möglich. Sie können sich auch seitlich (z. B. an einem Sessel) aufstützen. Beginnen Sie in der Position, die gerade für Sie möglich ist. Mit jedem Üben werden Sie Ihren Oberkörper immer mehr aufrecht halten können. Nun heben Sie das Knie etwas vom Boden ab. Der Fuß bleibt dabei entspannt. Mit kleinen pulsierenden Bewegungen schieben Sie Ihr Knie sanft zurück. Die Bewegung ist kaum sichtbar. Ihre Spirallinie können Sie zusätzlich aktivieren, wenn Sie Ihren Oberkörper aufrecht etwas nach hinten (in die Gegenrichtung vom Bein) drehen. Falls Sie es anfangs nicht schaffen, das Knie überhaupt anzuheben, machen Sie es in Gedanken.

Spüren Sie, wie Ihre Gesäßmuskeln und Ihre Oberschenkelaußenseite arbeiten.

ÜBUNG 2 – Kräftigung im ganzen Körper im Seitstütz

Sie legen sich wieder auf die (vorhin gedehnte) gleiche Seite, die gestreckten Beine bilden mit dem Oberkörper eine Linie. Stützen Sie sich auf dem Unterarm so ab, dass das Ellbogengelenk unter dem Schultergelenk platziert ist. Bauen Sie nun im gesamten Körper eine Körperspannung auf, ziehen Sie den Bauchnabel zur Wirbelsäule und heben Sie das Becken an.

Spüren Sie die Körperspannung im gesamten Körper und versuchen Sie diese während der Übung aufrechtzuerhalten. Den freien Arm können Sie über den Kopf strecken oder an der Hüfte ablegen. Beide Schulterblätter ziehen während der gesamten Übung Richtung Wirbelsäule und Gesäß. Zur Verstärkung können Sie nun das obere Bein gestreckt abspreizen.

Diese Übung ist eine hervorragende Ganzkörperkräftigung, weil viele Muskeln den Körper stabilisieren müssen, damit die Balance in der Seitposition gehalten werden kann. Wundern Sie sich nicht, wenn Sie nachher die Seite wechseln, dass die Übung dann schwerer fallen kann. Das vorher obere abgespreizte Bein wird nach dem Seitenwechsel zum Stützbein. Die Muskeln, die die Beine abspreizen (Abduktoren), können auf beiden Seiten daher schon etwas ermüdet sein.

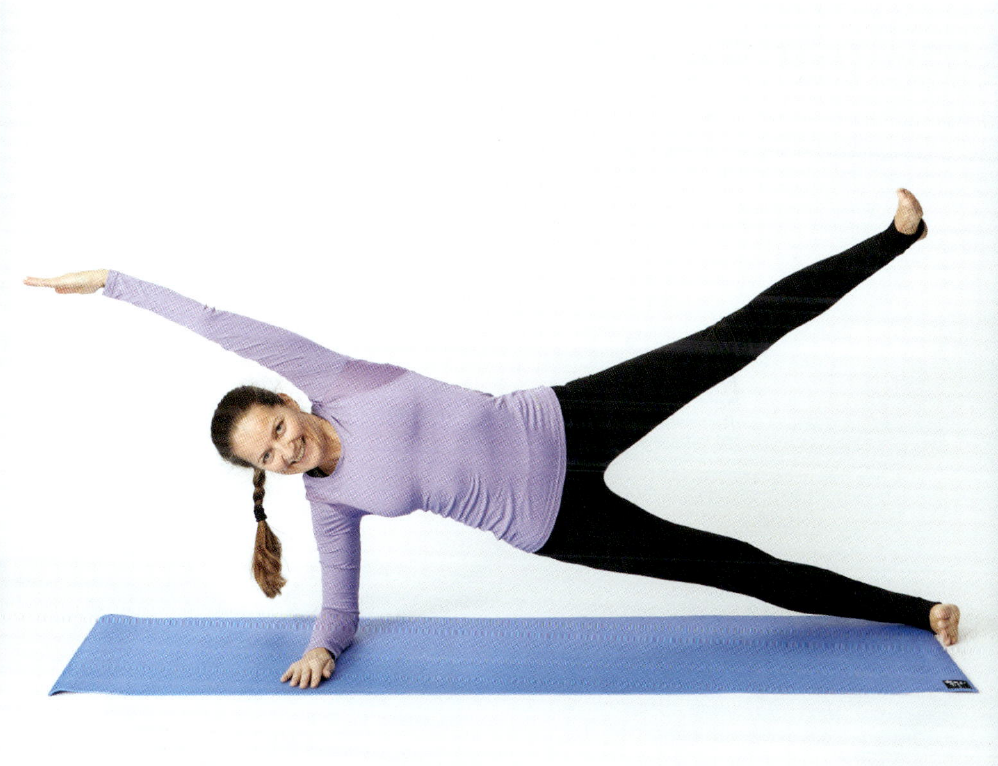

Weniger intensiv sind folgende Varianten:

Sie platzieren das obere Bein etwas vor dem unteren, so können Sie die Balance besser halten.

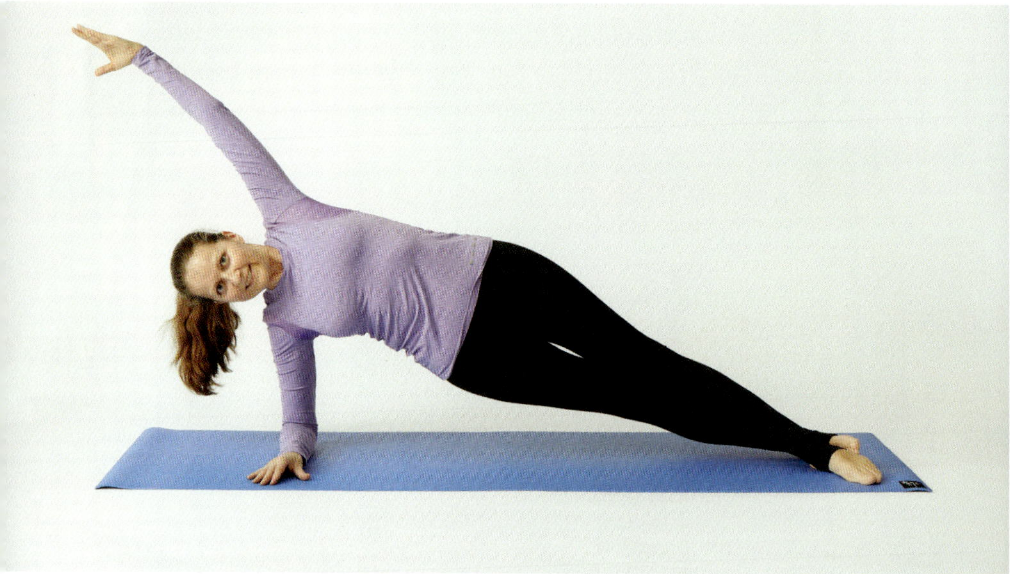

Sie winkeln das untere Bein – Stützbein – im Knie ab.

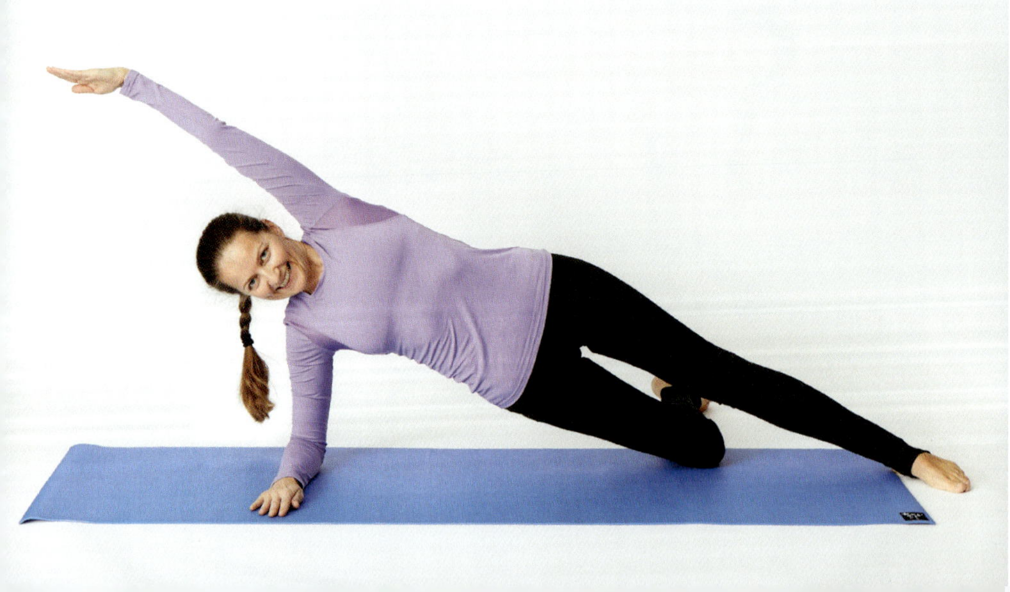

Die intensive Variante können Sie noch verändern, wenn Sie nicht im Unterarm abstützen, sondern das Handgelenk unter dem Schultergelenk platzieren und das Ellbogengelenk gestreckt lassen.

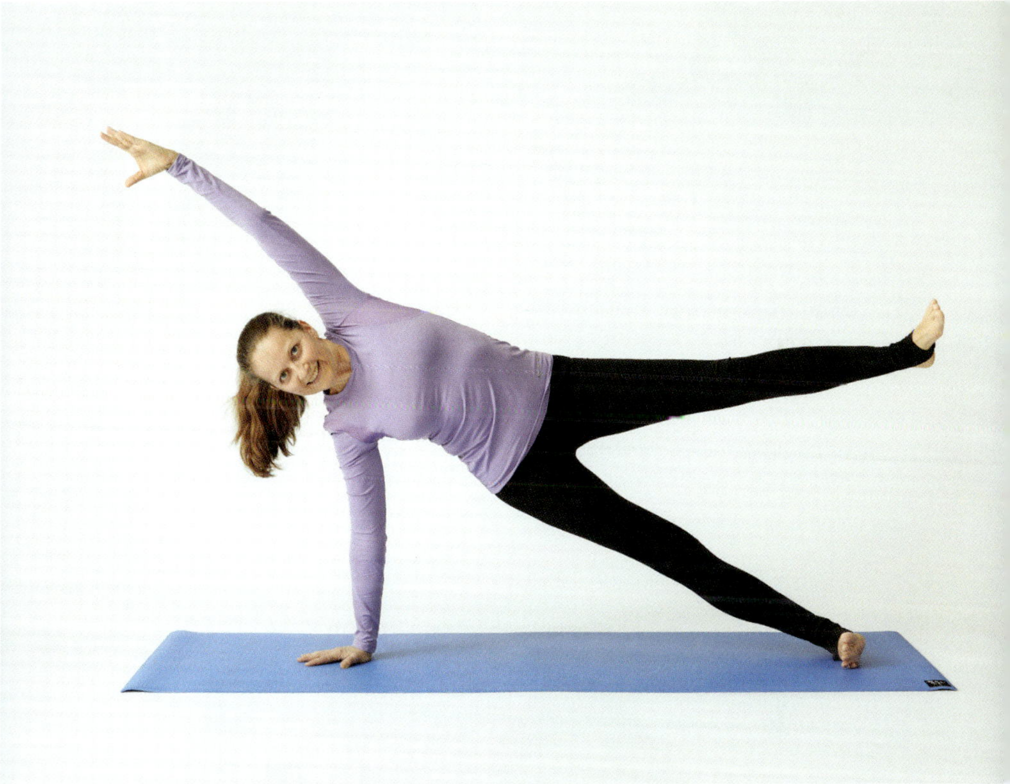

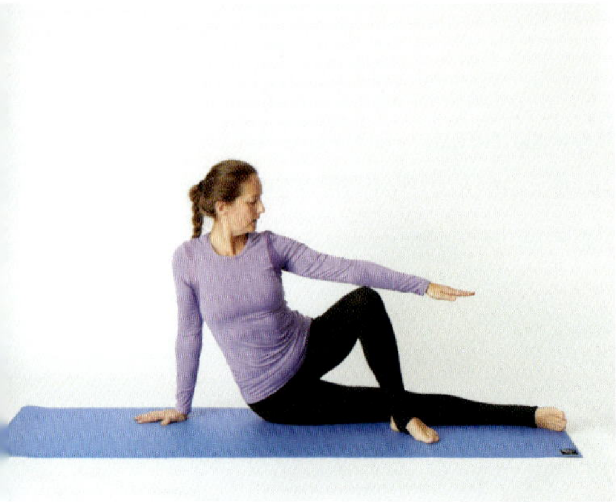

Abschnitt 5 – Dehnen und Nachfedern

Begeben Sie sich wieder langsam in die Dehnposition von Abschnitt 2. Sie können die Dehnung mit jedem Ausatmen und sanftem Nachfedern etwas verstärken.

Abschnitt 6 – Abspeichern

Nehmen Sie wieder die Position von Abschnitt 1 ein und wandern Sie langsam mit den Händen Richtung Zehen des ausgestreckten Beines.

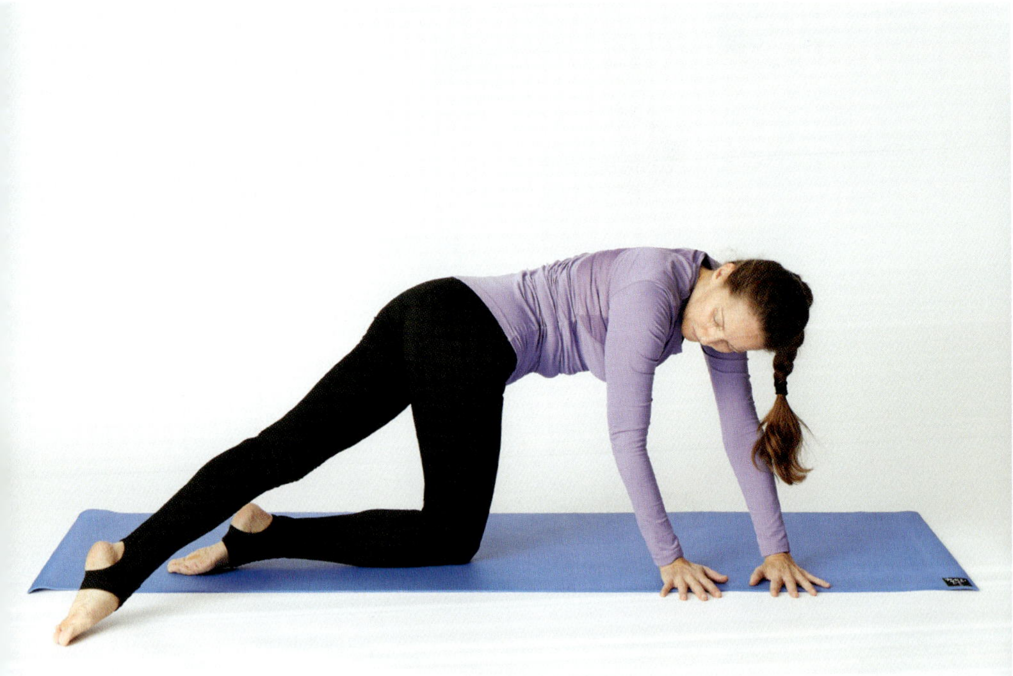

Abschnitt 7 – Mobilisieren und Entspannen

Im Vierfüßerstand heben Sie das gebeugte Bein aus der Hüfte nach hinten oben und wieder zurück nach unten.

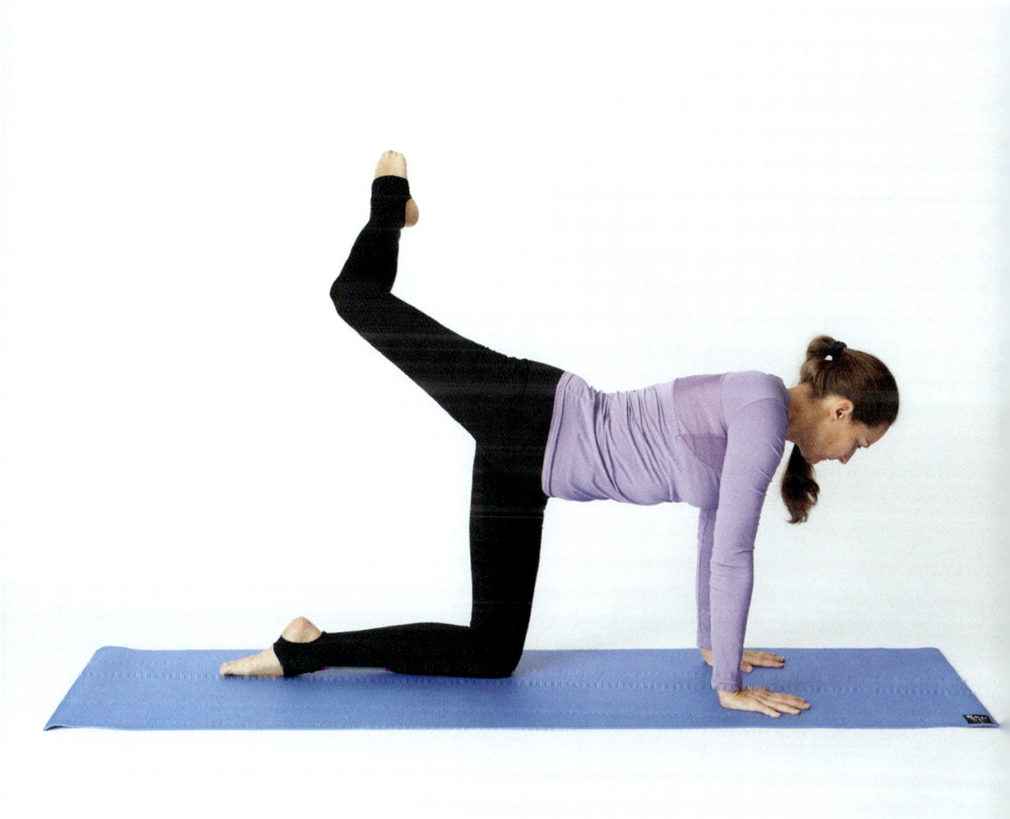

ÜBUNGS-SEQUENZ 3

- *AKTIVIERUNG VORDERE UND RÜCKWÄRTIGE FASZIENKETTE*
- *KRÄFTIGUNG GESÄSS, OBERSCHENKEL-RÜCKSEITE, UNTERER RÜCKEN*
- *DEHNUNG GESÄSS, HÜFTE, LEISTENREGION*

» **VIDEO**
Übungssequenz 3

Abschnitt 1 – Vorbereiten und Aktivieren

In Rückenlage stellen Sie ein Bein auf und legen das andere Bein mit der Ferse quer über den Oberschenkel bzw. auf das Knie. Heben Sie langsam das abgestellte Bein an und lenken Sie die ***Aufmerksamkeit auf die Oberschenkelaußenseite des quer liegenden Beines und die Gesäßhälfte.*** Sie können mit den Händen den Oberschenkel mit einem leichten Druck ausstreichen, vom Knie runter Richtung Gesäß.

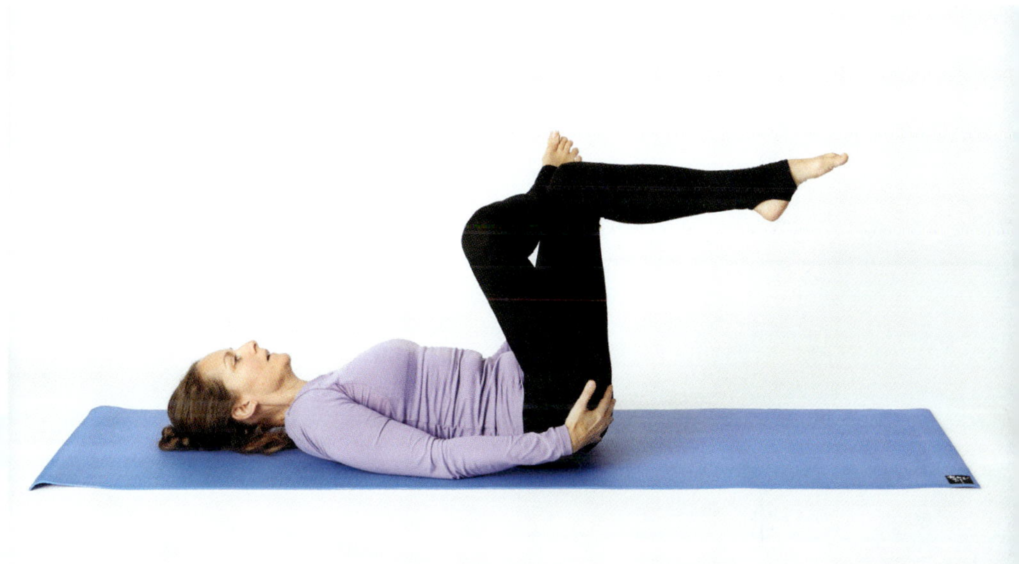

Abschnitt 2 – Dehnen

Wenn Sie Yoga praktizieren, kommt Ihnen diese Übung vielleicht bekannt vor. Ich habe die „Taube" etwas abgewandelt: Sie setzen sich auf die vorhin vorbereitete Gesäßhälfte und legen das Bein gebeugt geradeaus vor den Körper ab. Der Unterschenkel des vorderen Beines befindet sich in einem rechten Winkel zum Oberschenkel.

» Foto auf der nächsten Seite

Wenn Sie wollen, können Sie auch den Fuß im rechten Winkel zum Unterschenkel ausrichten. Sie stützen Ihren Oberkörper mit einer Hand ungefähr neben dem Knie, mit der anderen Hand neben dem Fuß ab. Das „freie" Bein wandert nun seitlich zurück nach hinten.

Die Aufmerksamkeit richten Sie auf das Gesäß, die Oberschenkelaußenseite, die Hüfte und – wenn Sie das Bein nach hinten ablegen können, auch auf die Leistenregion.

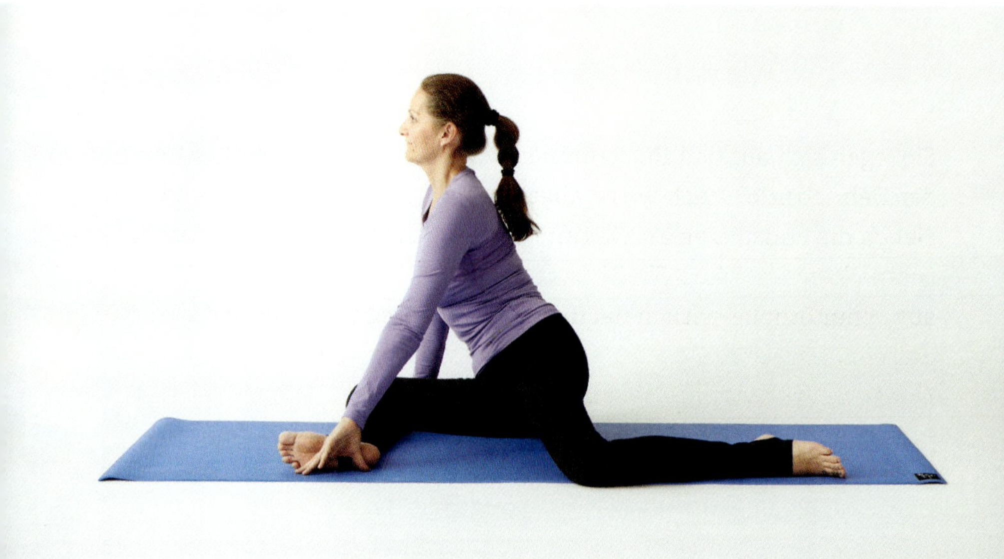

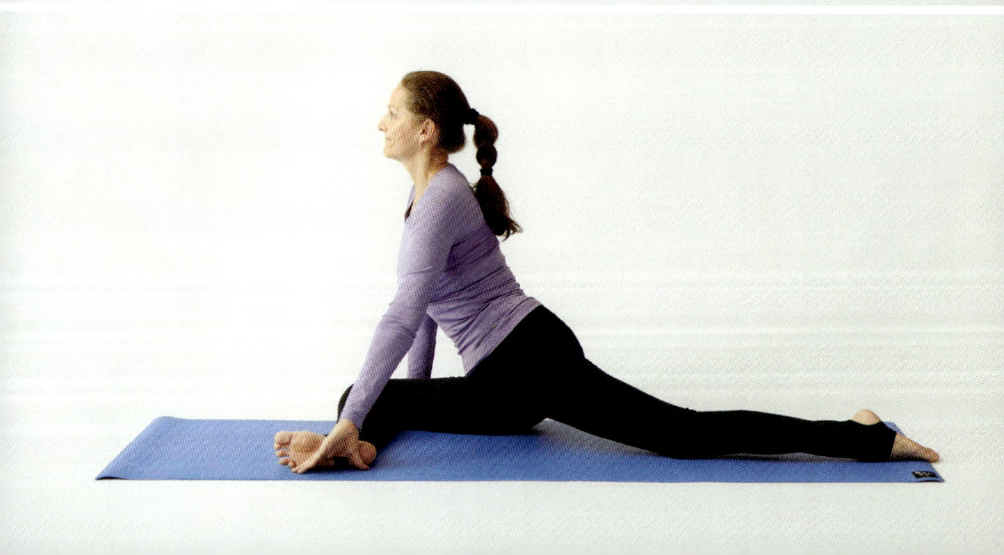

Abschnitt 3 – Dehnen plus mit Anspannen und Lösen

In dieser Dehnposition spannen Sie das Bein gegen den Boden und lösen die Spannung wieder. Wenn Sie das hintere Bein zurückgestreckt haben und die Dehnung auch in der Leistenregion spürbar ist, können Sie in dieser Position auch abwechselnd das hintere und vordere Bein gegen den Boden anspannen und lösen, das aktiviert zusätzlich auch die Leistenregion.

Abschnitt 4 – ZUSATZKICK – Kräftigung Gesäß und Oberschenkelrückseite

Sie legen sich auf den Rücken und setzen das Bein, das vorher in der Dehnposition nach vorne abgelegt war, mit der Ferse auf und ziehen die Fußspitzen an. Das andere Bein, das zuvor nach hinten gestreckt war, ziehen Sie Richtung Brust. Die Arme winkeln Sie auf Schulterhöhe seitlich nach oben ab oder legen sie seitlich neben dem Körper ab. Bauen Sie Körperspannung auf und ziehen den Nabel zur Wirbelsäule. Heben Sie das Becken Wirbel für Wirbel so hoch wie möglich an. Der Oberkörper bildet mit dem aufgestellten Oberschenkel eine Linie.

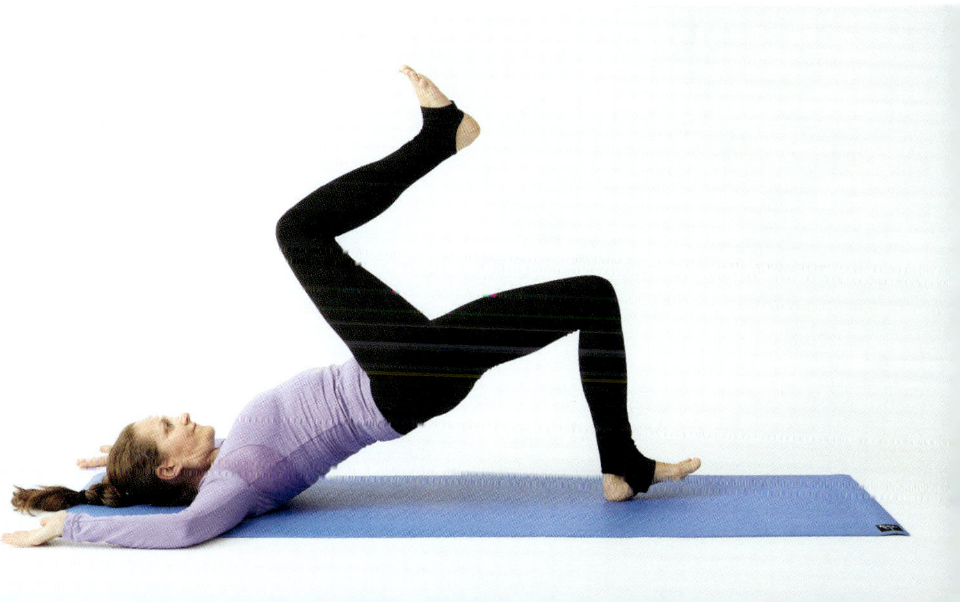

Mit kleinen pulsierenden Bewegungen schieben Sie Ihr Becken nach oben. Je weiter die Ferse vom Gesäß entfernt ist, also der Kniegelenkwinkel größer wird, desto intensiver wird die Übung. Zusätzlich können Sie die Übung dadurch intensivieren, indem Sie die aufgesetzte Ferse Richtung Gesäß ziehen (Fersenzug).

Spüren Sie Ihre Muskulatur in der gesamten Oberschenkelrückseite und im Gesäß.

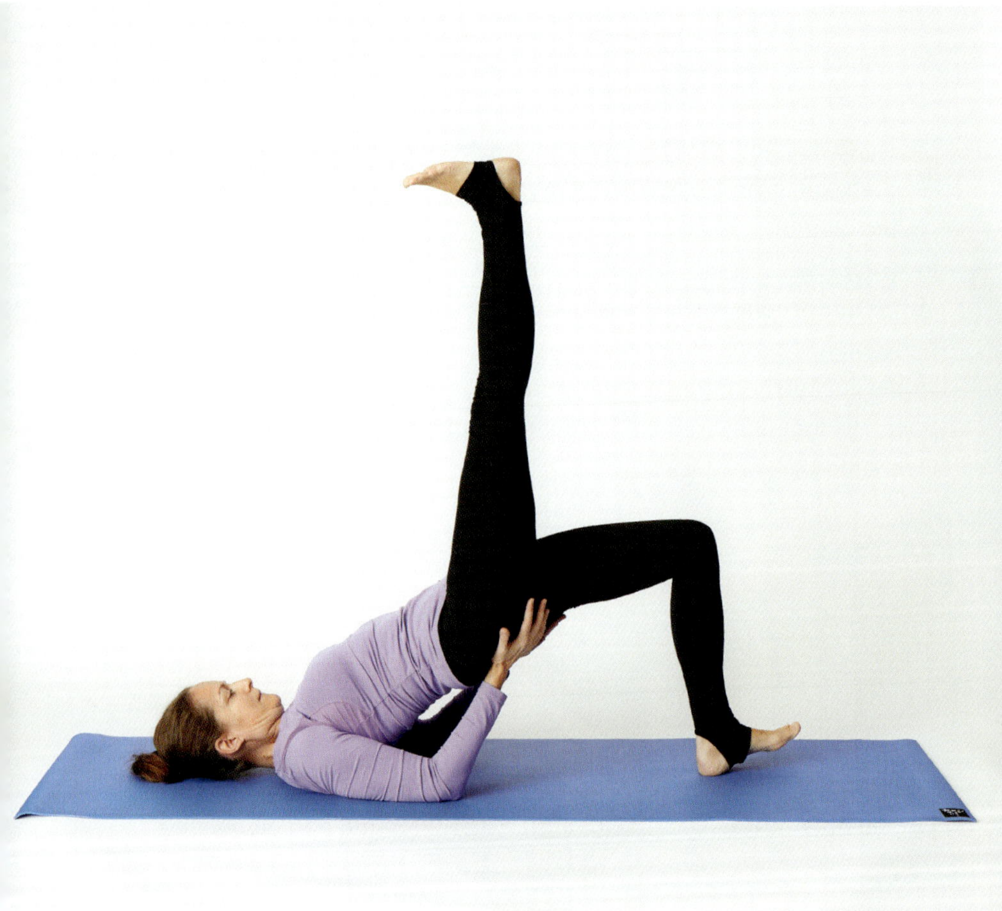

Sie können mit den Händen unterstützen, sobald Sie merken, dass das Becken auf der Seite, wo das Bein angehoben ist, nach unten „sackt". Sie können das Bein auch nach oben strecken.

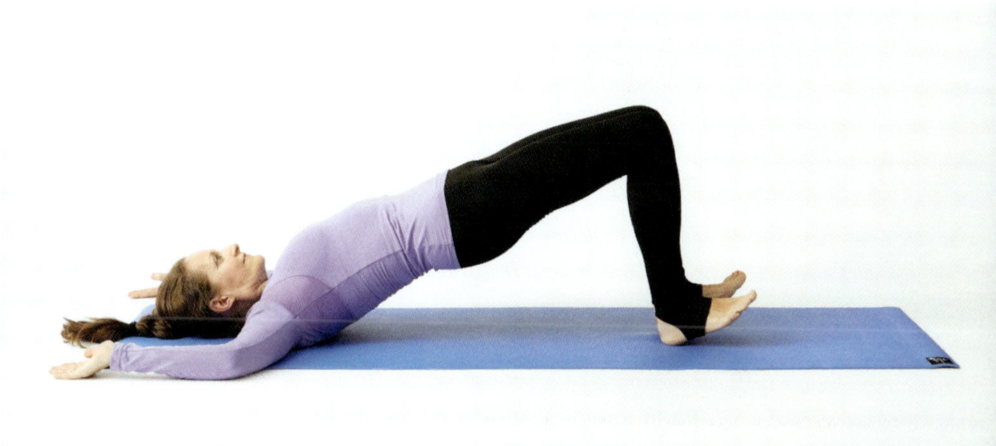

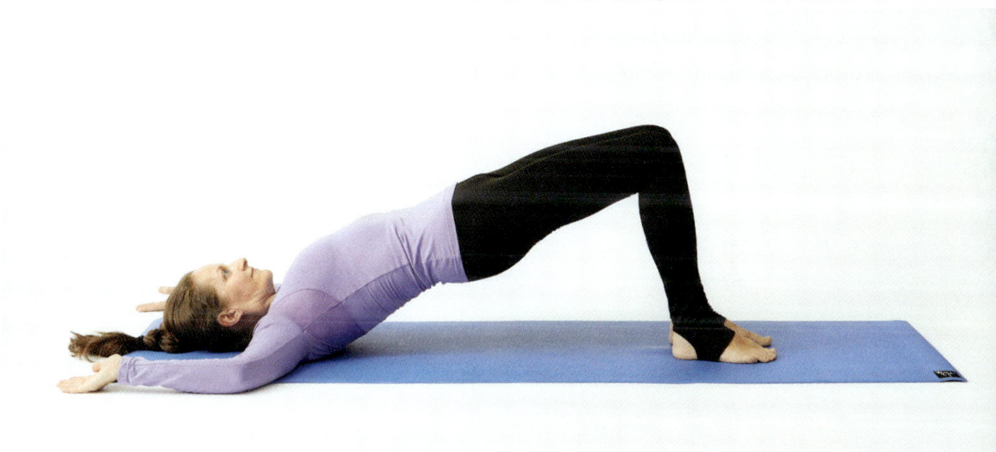

Weniger intensiv wird die Übung, wenn Sie beide Beine auf die Fersen oder auf die ganze Fußsohle aufstellen und den Fersenzug weglassen.

Wenn Sie merken, die Oberschenkelrückseite beginnt zu krampfen, dann streichen Sie den Oberschenkel vor allem auf der Rückseite mit sanftem Druck vom Knie Richtung Gesäß aus. Danach wählen Sie die weniger intensive Variante und stellen die Ferse näher zum Gesäß.

Abschnitt 5 – Dehnen und Nachfedern

Begeben Sie sich wieder langsam in die Dehnposition von Abschnitt 3. Mit dem Ausatmen bewegen Sie sich noch weiter in die Dehnposition, indem Sie Ihren Oberkörper vorbeugen und nachfedern.

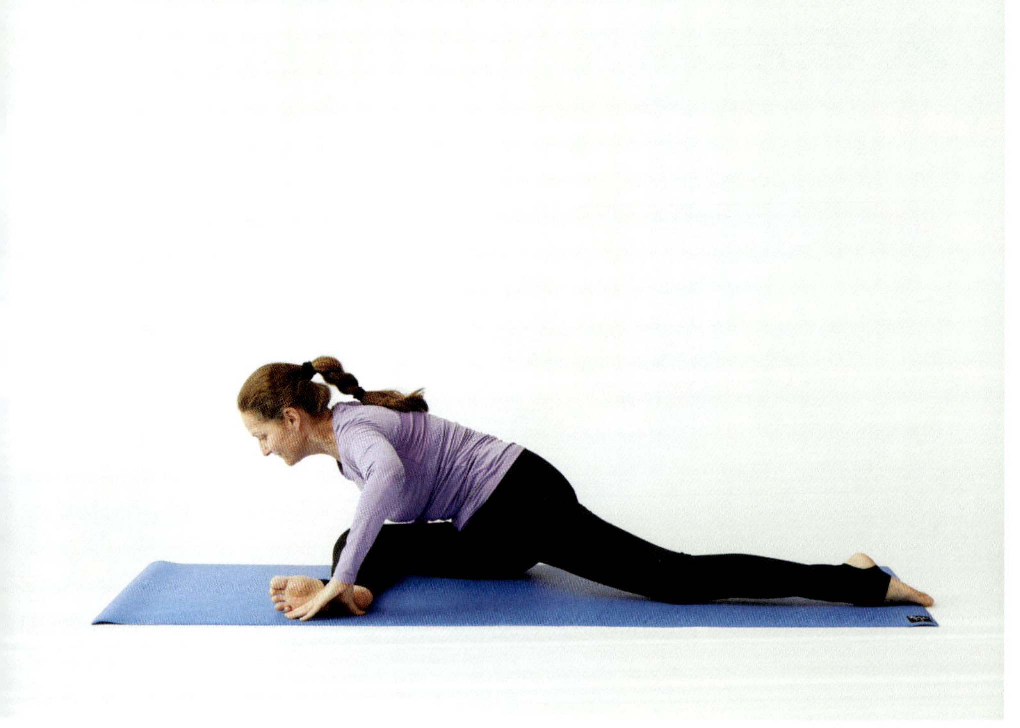

Abschnitt 6 – Abspeichern

Nehmen Sie wieder die Position von Abschnitt 1 ein und streichen Sie den Oberschenkel mit sanftem Druck vom Knie Richtung Gesäß aus.

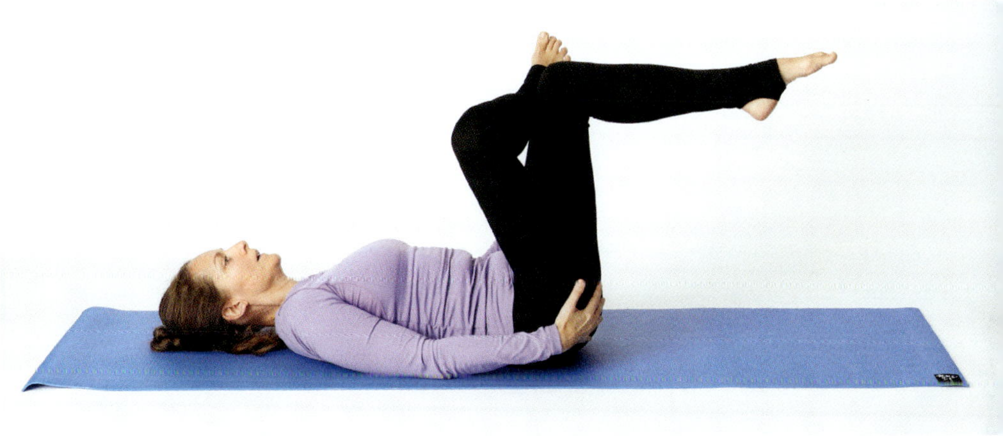

Abschnitt 7 – Mobilisieren und Entspannen

Beschreiben Sie große Kreise mit Ihren Knien in Rückenlage.

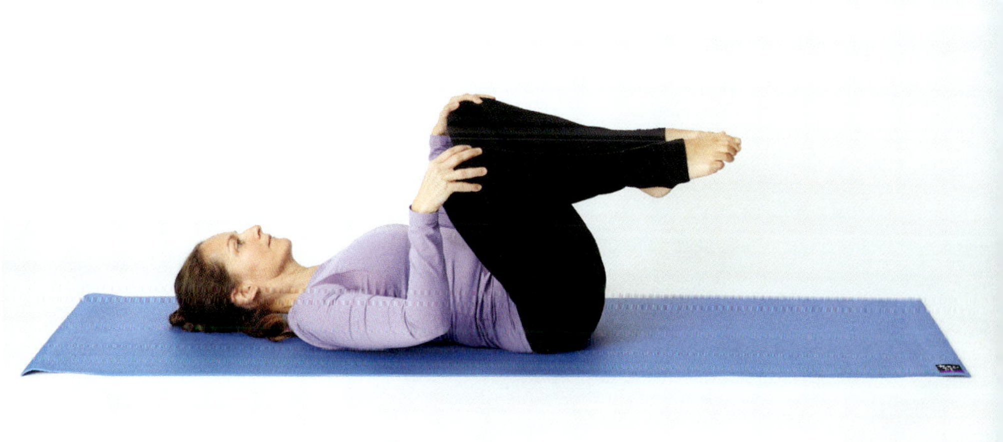

ÜBUNGS-SEQUENZ 4

- *AKTIVIERUNG RÜCKWÄRTIGE FASZIENKETTE, SPIRALLINIE, ARMLINIEN*
- *KRÄFTIGUNG OBERER RÜCKEN, BRUST- UND SCHULTERBEREICH*
- *DEHNUNG BRUSTMUSKULATUR*

Gerade in Stresssituationen neigen wir dazu, unsere Schultern hochzuziehen und uns klein zu machen. Auch das viele nach vorne gebeugte Arbeiten – egal, bei welchen Tätigkeiten: am Schreibtisch, beim Bügeln, beim Kochen, bei der Gartenarbeit etc. – kann die faszialen Strukturen im Brust- und Schulterbereich beeinträchtigen. Die einzelnen Muskelschichten im Brustbereich – bspw. der große und der kleine Brustmuskel, aber auch viele andere Muskeln in diesem Bereich – sollten gut übereinandergleiten können. Durch unsere Haltung und dadurch, dass wir unser Schultergelenk leider im Alltag nicht in vollem Ausmaß bewegen (leider nur zu etwa zwei Prozent – siehe auch „Sitzen – das neue Rauchen? Von schlechter einseitiger Körperhaltung und ungenutzten Gelenkwinkeln") – können die faszialen Strukturen immer mehr verkürzen und verkleben. Diese Übungssequenz, vor allem die Dehnsequenz, hilft, hier wieder einen Ausgleich zu schaffen.

Abschnitt 1 – Vorbereiten und Aktivieren

Sie legen sich auf den Bauch und beide Arme gestreckt auf Schulterhöhe seitlich ab. Die Handflächen sind zunächst am Boden. Ihr Kopf bzw. Ihre Stirn ruht auf der Matte. Nun wandern Ihre beiden Arme etwas nach oben, ungefähr bis zu einem Winkel von etwa 40°. Ziehen Sie beide Schulterblätter bewusst nach unten Richtung Gesäß (weg von den Ohren) und heben Sie dann beide Arme gestreckt ab. Falls Sie Ihre Arme nicht so weit nach oben bringen können, starten Sie in der Armposition, die gerade für Sie möglich ist, und arbeiten Sie in dieser Höhe damit weiter.

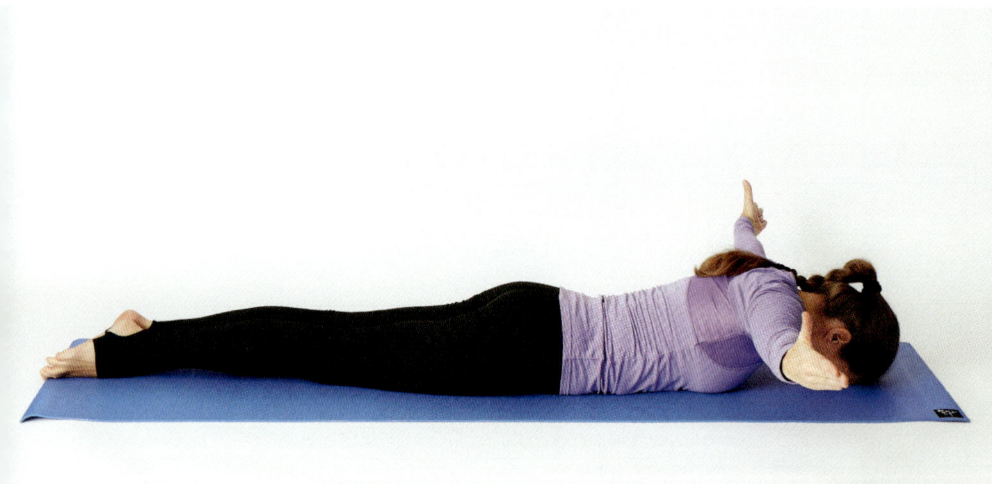

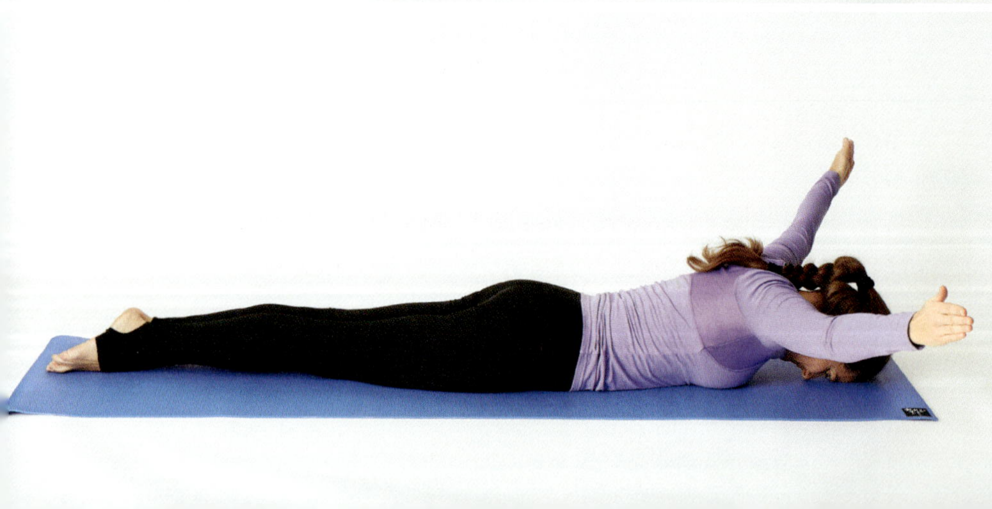

Abschnitt 2 – Dehnen

Danach legen Sie beide Arme (Handflächen nach unten) in etwa derselben Position (oder auf Schulterhöhe) wieder auf den Boden ab. Ein Arm wird nun Ihr „Hilfsarm“, diesen beugen Sie und legen Ihre Handfläche auf den Boden. Das Bein auf dieser Seite können Sie ebenfalls beugen.

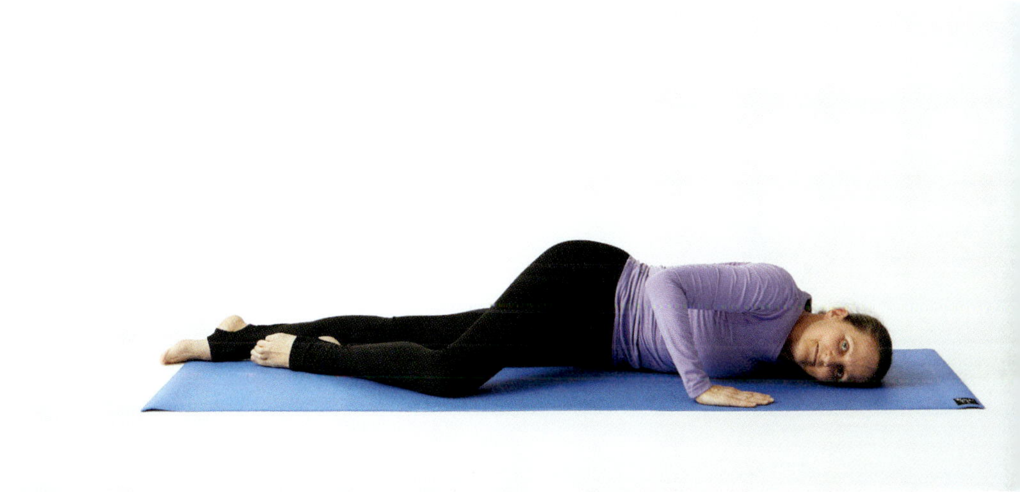

Der andere – gestreckte – Arm wandert wieder von zunächst auf Schulterhöhe weiter hoch auf etwa 40° (oder eben so weit, wie es für Ihren Arm möglich ist). Nun drehen Sie Ihren Körper langsam aus der Bauchlage zur Seite. Der gebeugte Arm und das gebeugte Bein unterstützen dabei. Sie können den vorher gebeugten Arm und das gebeugte Bein mit in die Drehung nehmen und sanft nach hinten strecken. Durch dieses Drehen zur Seite aktivieren Sie die Spirallinie.

Lenken Sie Ihre Aufmerksamkeit auf Ihren Brust-, Schulter- und Oberarmbereich auf der Körperseite, wo der Arm gestreckt auf dem Boden liegt.

» VIDEO
Übungssequenz 2

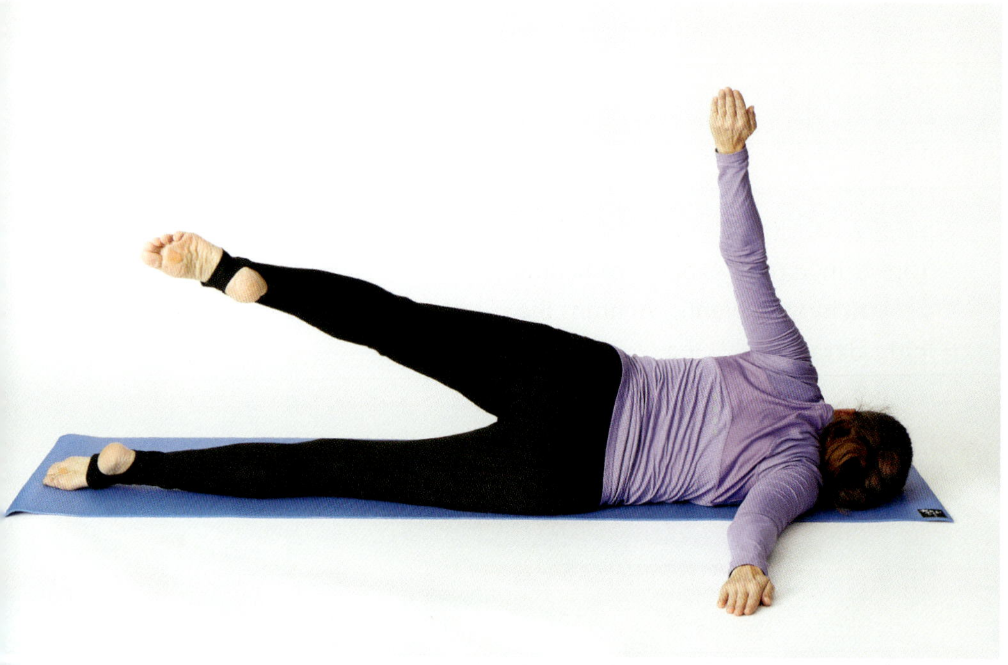

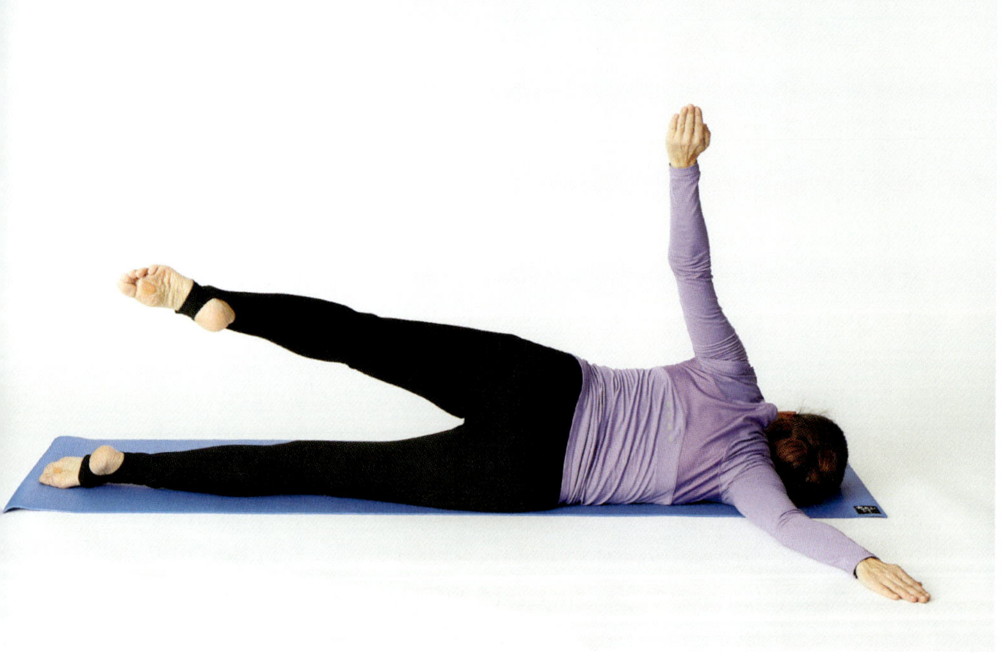

Diese Variante eignet sich hervorragend für den Arbeitsplatz. Sie können diese Dehnung auch im Stehen an einer Wand durchführen. Bringen Sie dabei Ihre Schulter Richtung Wand. Achten Sie bitte darauf, dass Ihr Oberkörper gerade bleibt, wenn Sie ihn langsam weg von der Wand drehen.

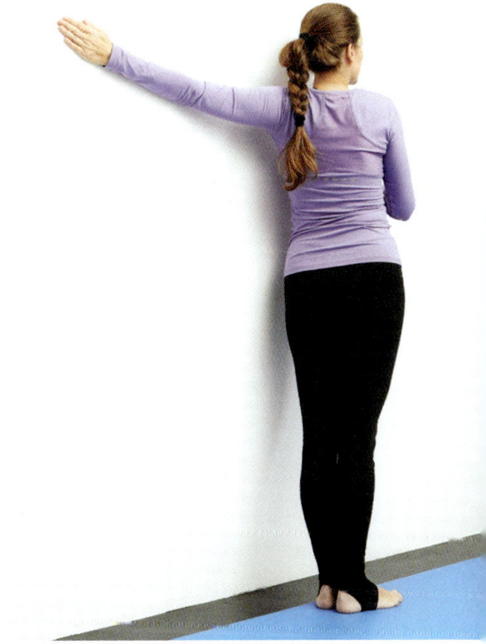

Abschnitt 3 – Dehnen plus mit Anspannen und Lösen

In dieser Dehnposition den gestreckten Arm gegen den Boden anspannen und lösen.

Mit dem Ausatmen drehen Sie sich noch weiter in die Seitenlage und können somit die Dehnung noch mehr verstärken.

Abschnitt 4 – ZUSATZKICK – Kräftigung Brustmuskulatur, Schultergürtel und Oberarme

Strecken Sie in der Bauchlage beide Arme wieder in einem Winkel von etwa 40° (oder weniger) nach oben und drehen Sie sie nach außen, sodass Ihre Daumen nach oben zeigen. Den Kopf halten Sie in der Verlängerung der Wirbelsäule flach über dem Boden und richten Ihren Blick nach unten. Heben Sie Ihre Arme nun mit kleinen pulsierenden Bewegungen vor und hoch. Ihre Schulterblätter ziehen Sie dabei Richtung Wirbelsäule (weg von den Ohren). Die Bewegung erfolgt nur in den Schultergelenken, nicht mit dem Oberkörper.

Spüren Sie die Kraft in Ihrem Brust-, Schulter- und Oberarmbereich und im oberen Rücken.

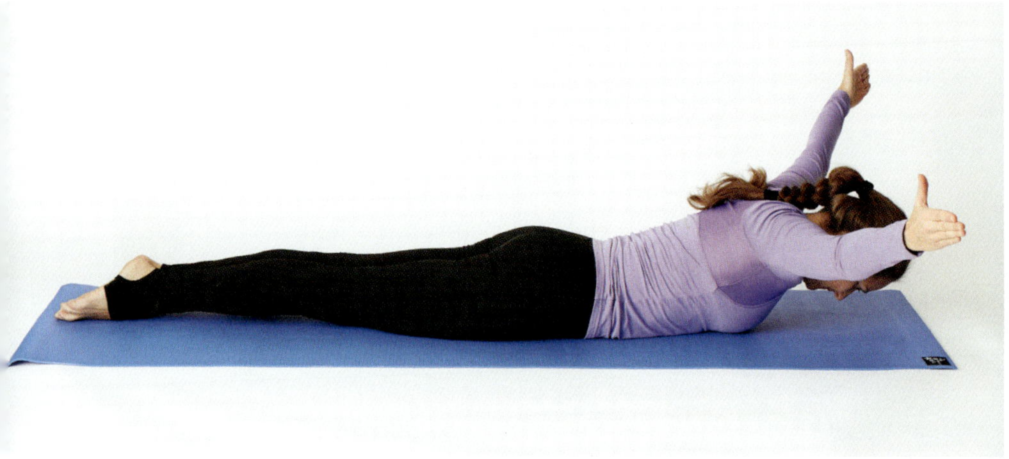

Abschnitt 5 – Dehnen und Nachfedern

Begeben Sie sich wieder langsam in die Dehnposition von Abschnitt 2. Sie können in der Dehnung sanft nachfedern.

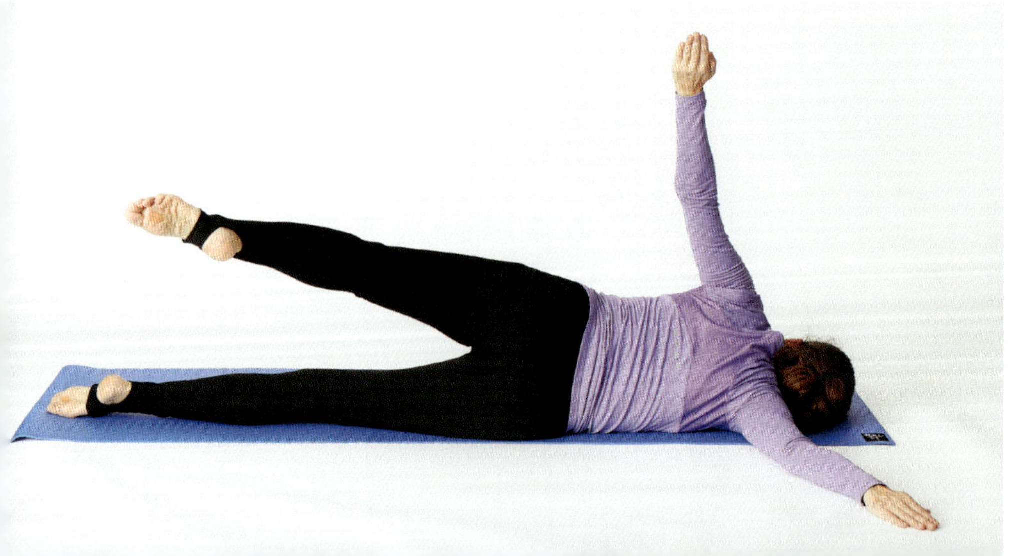

Abschnitt 6 – Abspeichern

Nehmen Sie wieder die Position von Abschnitt 1 ein.

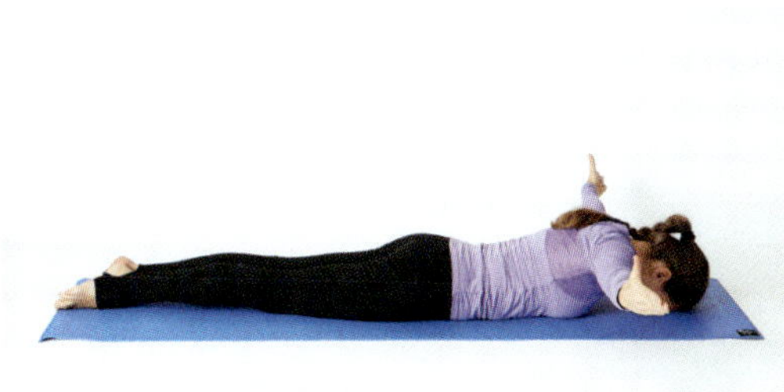

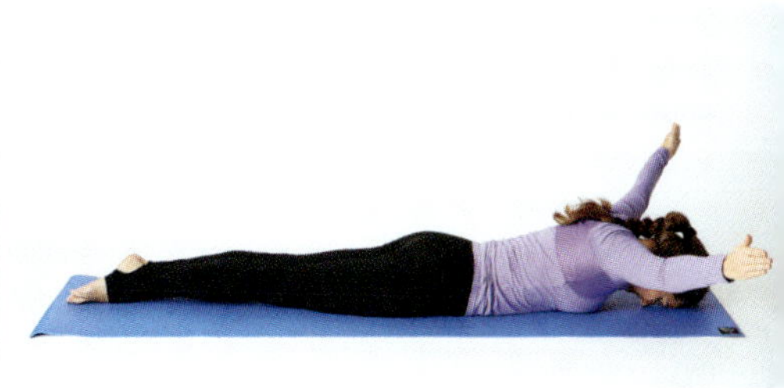

Abschnitt 7 – Mobilisieren und Entspannen

Aus dem Vierfüßerstand ziehen Sie sich vom Becken aus hoch in ein verkehrtes „V". Diese Position ähnelt dem herabschauenden Hund aus dem Yoga.

Falls Ihnen das Wiederholen der Kräftigungsübung im „Abschnitt 4 – Zusatzkick" zu anstrengend wird, gehen Sie wie folgt vor: Abschnitt 1 bis 3 – jeweils zuerst rechte Seite, dann linke Seite; Abschnitt 4 – Zusatzkick – Kräftigungsübung; Abschnitt 5 und 6 jeweils zuerst eine Seite, dann die andere.

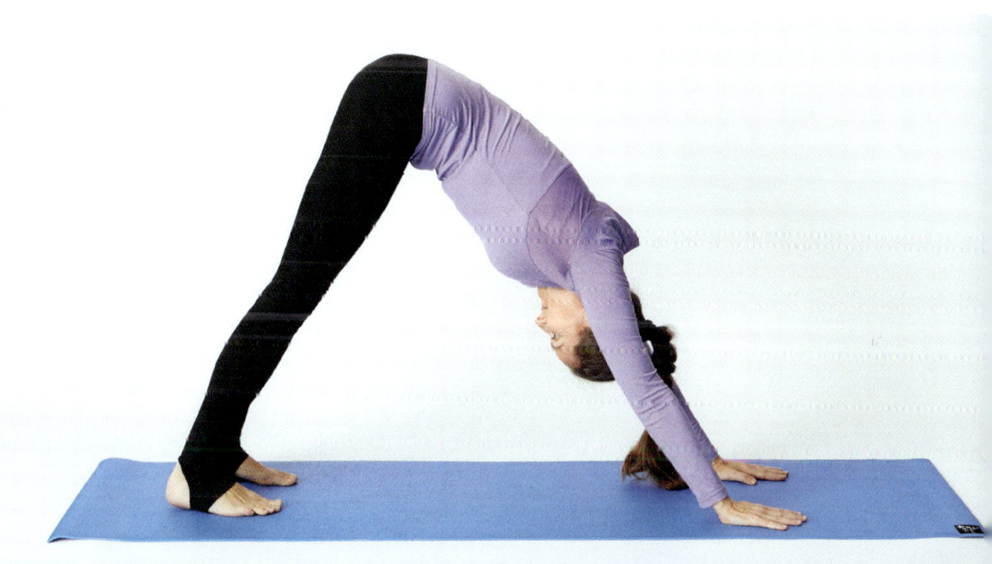

ÜBUNGS-SEQUENZ 5

- *AKTIVIERUNG VORDERE UND RÜCKWÄRTIGE FASZIENKETTE, ARMLINIEN*
- *KRÄFTIGUNG OBERARME, BRUSTMUSKULATUR UND GANZER KÖRPER*
- *DEHNUNG BRUSTMUSKULATUR*

Abschnitt 1 – Vorbereiten und Aktivieren

Im aufrechten Sitz breiten Sie Ihre gestreckten Arme weit nach hinten aus und machen Sie sich groß.

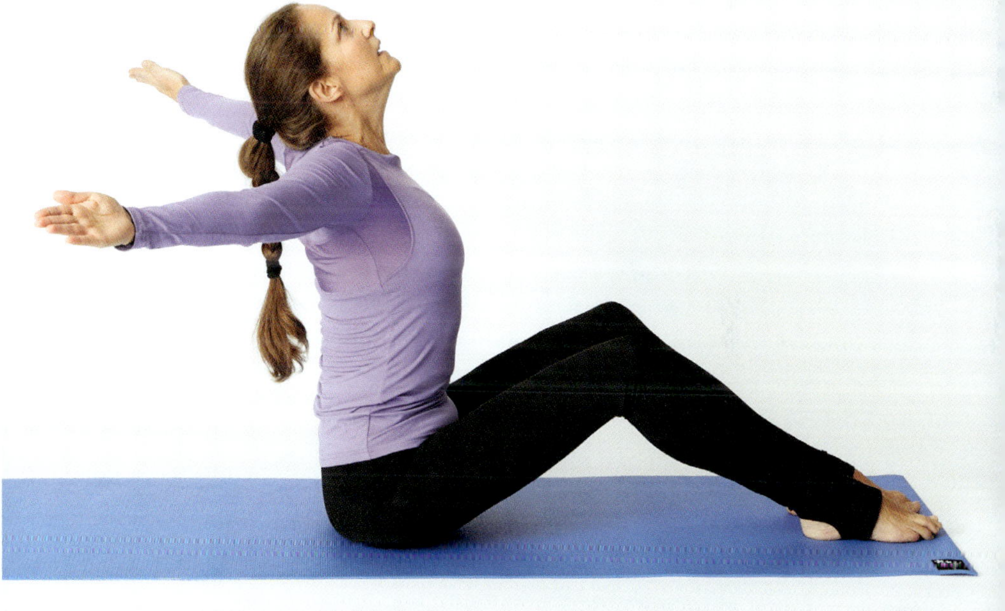

» VIDEO
Übungssequenz 5

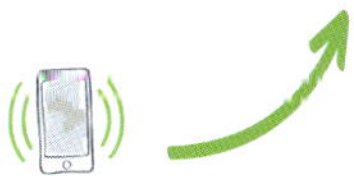

Abschnitt 2 – Dehnen

Stützen Sie beide Arme gestreckt ungefähr in Schulterbreite weit hinter dem Körper auf. Denken Sie sich stolz und schieben Sie Ihren Brustbereich schräg nach oben. Dabei ziehen Sie Ihre Schulterblätter Richtung Wirbelsäule und nach unten. Wandern Sie nun langsam mit dem Gesäß nach vorne. Ihre Ellbogengelenke bleiben die ganze Zeit über gestreckt.

Lenken Sie Ihre Aufmerksamkeit auf die Oberarme und auf den Brust-Schulter-Bereich.

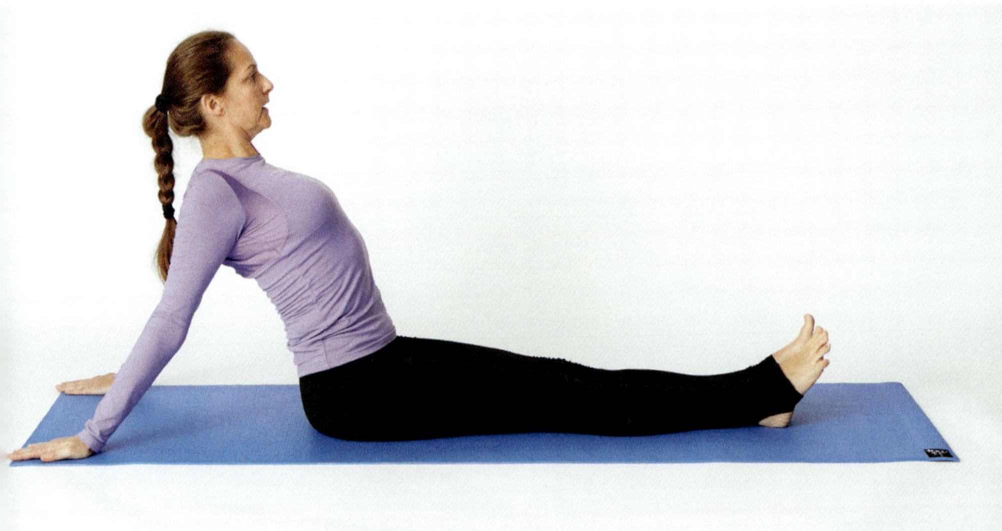

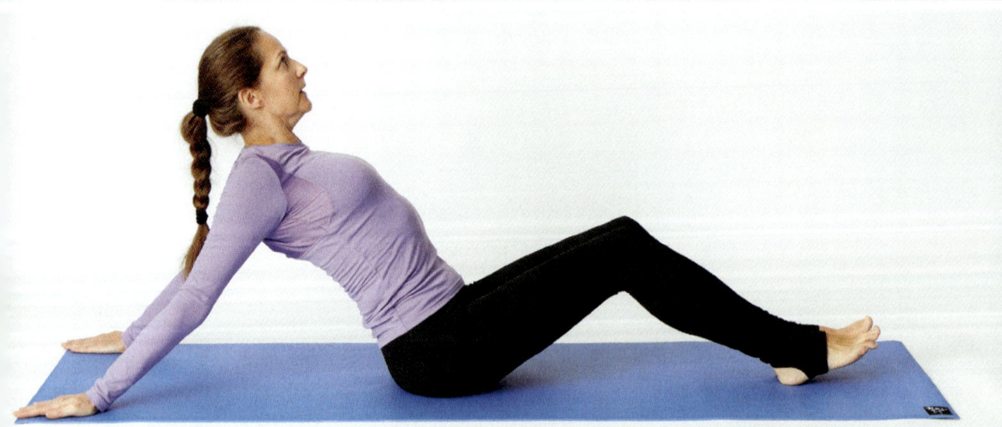

Abschnitt 3 – Dehnen plus mit Anspannen und Lösen

Mit beiden Handflächen spannen Sie gegen den Boden an und lösen die Spannung wieder. Ihre Ellbogengelenke bleiben die ganze Zeit über gestreckt. Mit dem Ausatmen wandern Sie noch weiter in die Dehnung.

Abschnitt 4 – ZUSATZKICK – Kräftigung Brustmuskel und Oberarme, ganzer Körper

Liegestütz – eine wirklich hervorragende Ganzkörperkräftigung. Wählen Sie die Variante, die Sie korrekt ausführen können. Die intensivste Variante ist Liegestütz lang mit gestreckten Beinen. Halten Sie Ihre Oberarme eng am Körper, dann kräftigen Sie vor allem die Oberarmrückseite. Je breiter Sie Ihre Arme positionieren, umso mehr kräftigen Sie Ihre Brustmuskeln.

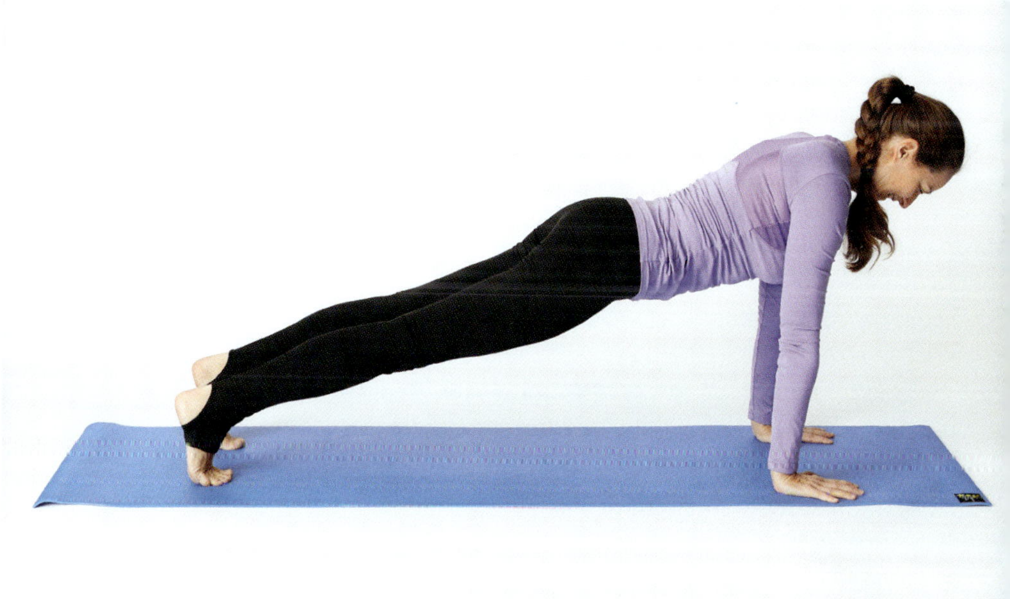

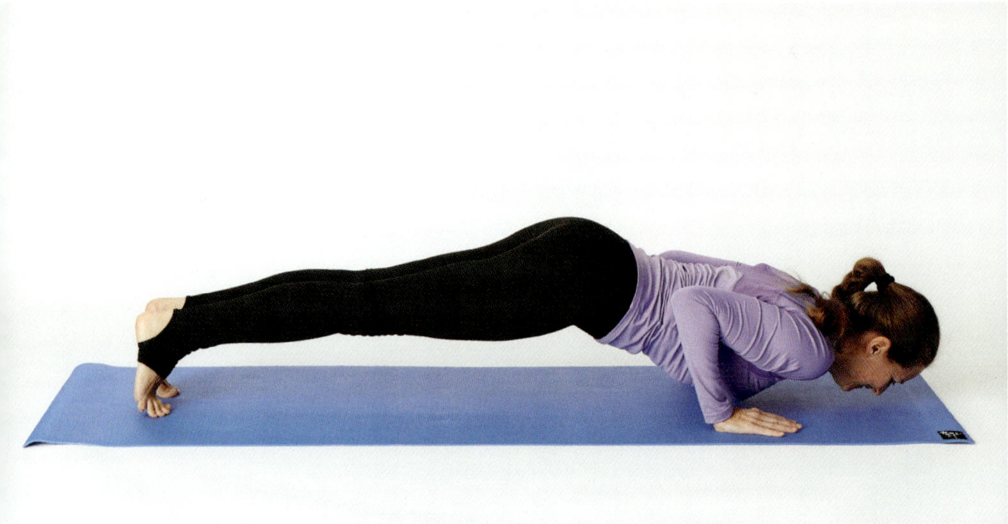

In der intensivsten Variante schaffe ich auch nur wenige Wiederholungen. Üben Sie daher die Variante, die Sie wirklich über die gesamte Übungsdauer korrekt ausführen können. Halten Sie während der Übung die volle Körperspannung aufrecht.

Sie bauen aus dem Vierfüßerstand Körperspannung auf, ziehen die Schulterblätter Richtung Wirbelsäule und Gesäß und stellen beide Beine gestreckt auf. Auch in dieser Stützposition das Brustbein schräg nach oben denken. Der Kopf und der Rumpf bilden eine gerade Linie, Ihr Blick ist vor die Hände gerichtet. Nun die Arme langsam beugen, bis die Nasenspitze (fast) den Boden vor den Fingerspitzen berührt. Beim Ausatmen die Arme wieder strecken und den Körper wieder hochdrücken.

Spüren Sie die Körperspannung im gesamten Körper und Ihre Oberarm-, Schulter- und Brustmuskeln.

Variante – Knieliegestütz: Beide Hände, Knie und Fußspitzen berühren den Boden, das Hüftgelenk ist gebeugt. Etwas schwieriger wird die Übung, wenn das Hüftgelenk nur leicht oder nicht gebeugt ist.

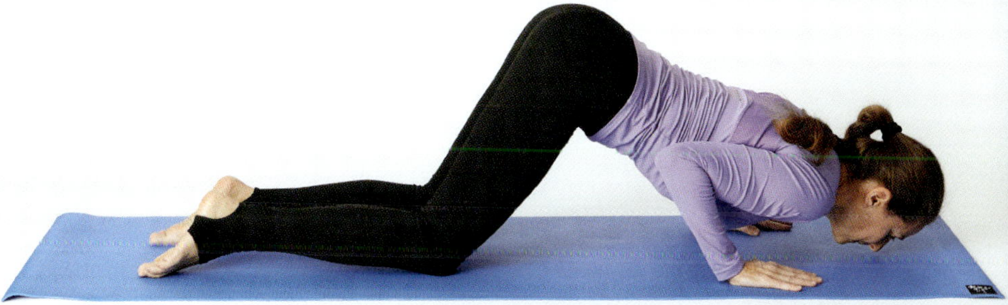

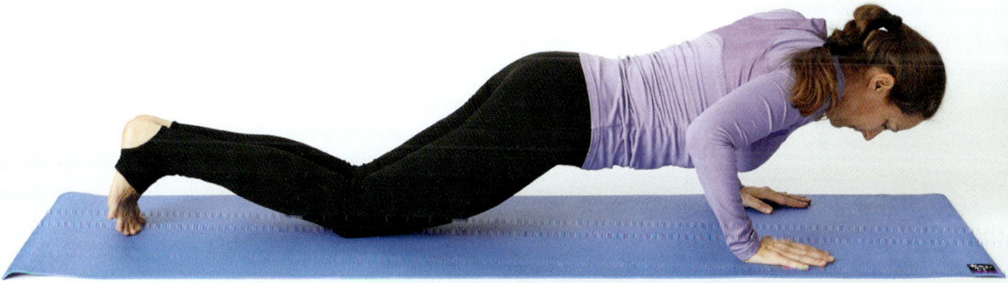

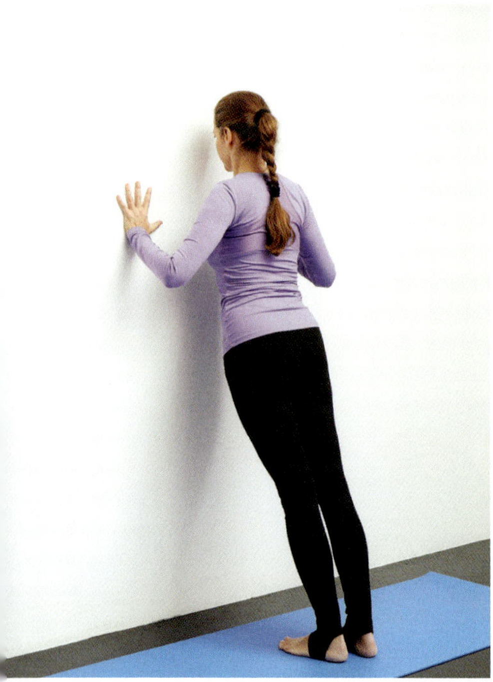

Das ist die ideale Variante zum Beginnen, wenn Sie noch nie Liegestütze probiert haben: Sie stützen sich mit beiden Armen etwa auf Schulterhöhe gegen eine Wand und drücken sich mit dem Ausatmen weg. Wenn Ihnen diese Variante zu leicht wird, probieren Sie die Variante Knieliegestütz.

Denken Sie immer daran, egal welche Variante Sie wählen, die Körperspannung während der gesamten Übungsdauer zu halten.

Abschnitt 5 – Dehnen und Nachfedern

Begeben Sie sich wieder langsam in die Dehnposition von Abschnitt 2 und federn Sie sanft nach.

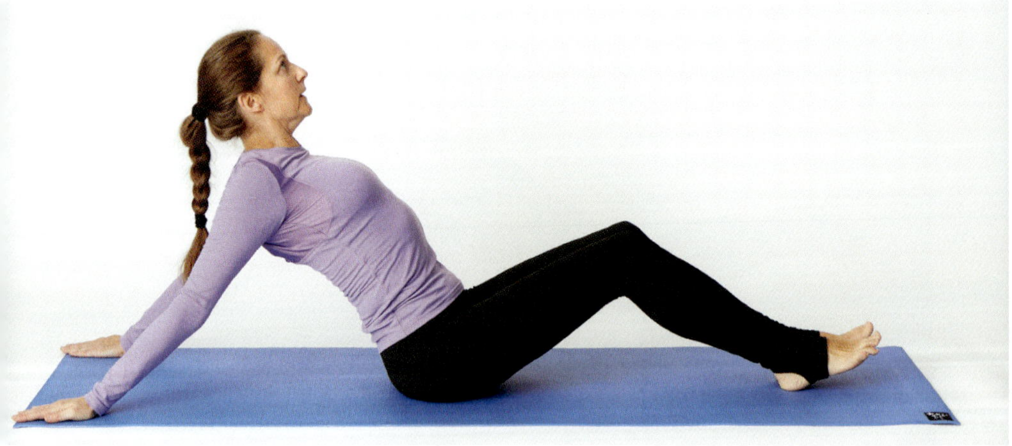

Abschnitt 6 – Abspeichern

Nehmen Sie wieder die Position von Abschnitt 1 ein.

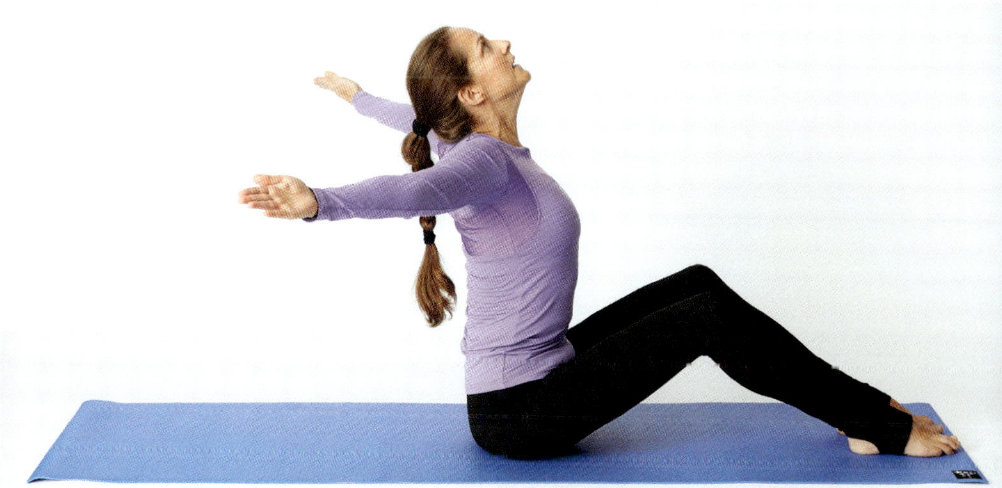

Abschnitt 7 – Mobilisieren und Entspannen

Umgreifen Sie im Sitzen mit den Armen Ihre Beine und machen Sie Ihren Rücken rund.

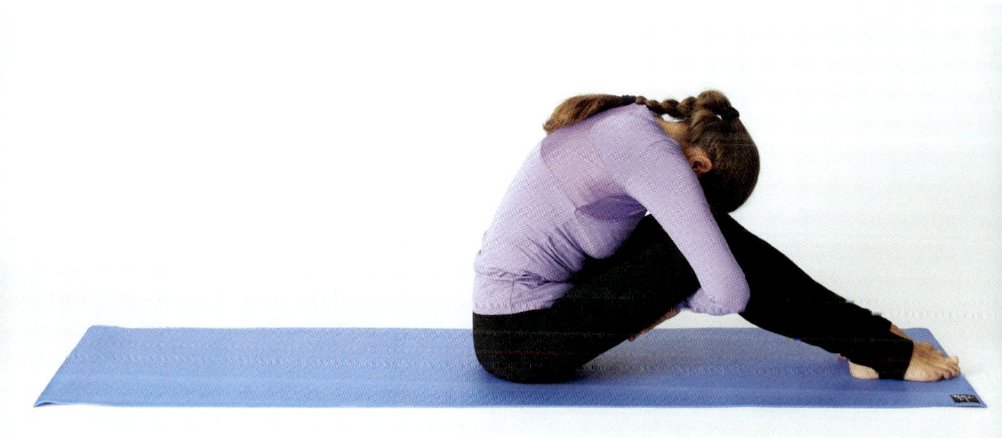

ÜBUNGS-SEQUENZ 6

- *AKTIVIERUNG VORDERE UND RÜCKWÄRTIGE FASZIENKETTE, ARMLINIEN*
- *KRÄFTIGUNG BREITER RÜCKENMUSKEL*
- *DEHNUNG OBERER RÜCKEN, OBERARME*

» VIDEO
Übungssequenz 6

Abschnitt 1 – Vorbereiten und Aktivieren

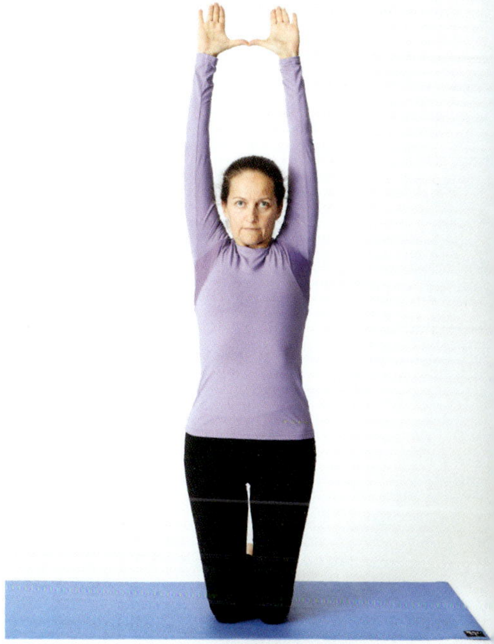

Im Kniestand strecken Sie beide Arme nach oben, die Hände bilden dabei mit den Daumen ein „U“, lassen Sie Ihre Ellbogengelenke möglichst gestreckt.

Abschnitt 2 – Dehnen

Nun beugen Sie Ihren Oberkörper nach vorne. Die Oberschenkel stehen dabei gerade, die Hüftgelenke befinden sich oberhalb der Kniegelenke. Stellen Sie sich vor, dass das Steißbein nach oben gezogen wird. In dieser „U-Haltung“ der Hände „laufen“ sie mit Ihren gestreckten Armen auf der Matte nach vorne. Der Kopf ist in der Verlängerung der Wirbelsäule zwischen den Oberarmen. Jetzt versuchen Sie, langsam mit dem Brustbereich – mit dem Herzen – Richtung Boden zu kommen. Die Oberschenkel bleiben aber gerade, weichen Sie bitte nicht mit dem Gesäß nach hinten aus.

Lenken Sie Ihre Aufmerksamkeit auf den oberen und seitlichen Rücken-, Achsel- und Oberarmbereich.

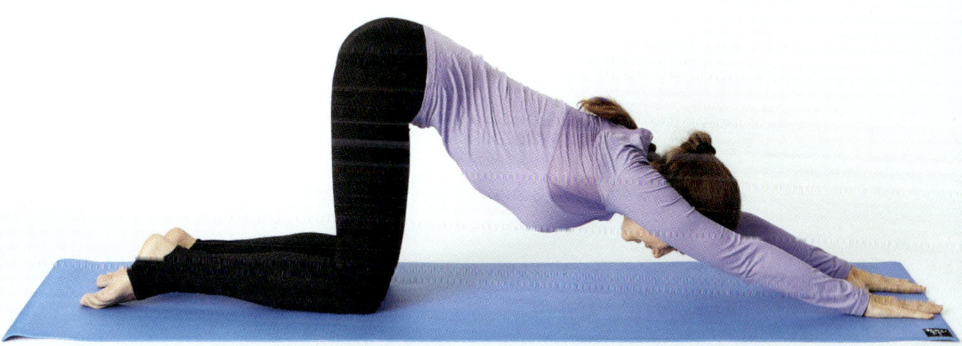

Abschnitt 3 – Dehnen plus mit Anspannen und Lösen

Spannen Sie nun mit Ihren Handflächen gegen den Boden an, lassen Sie dabei die Ellbogengelenke möglichst gestreckt und lösen Sie die Spannung wieder.

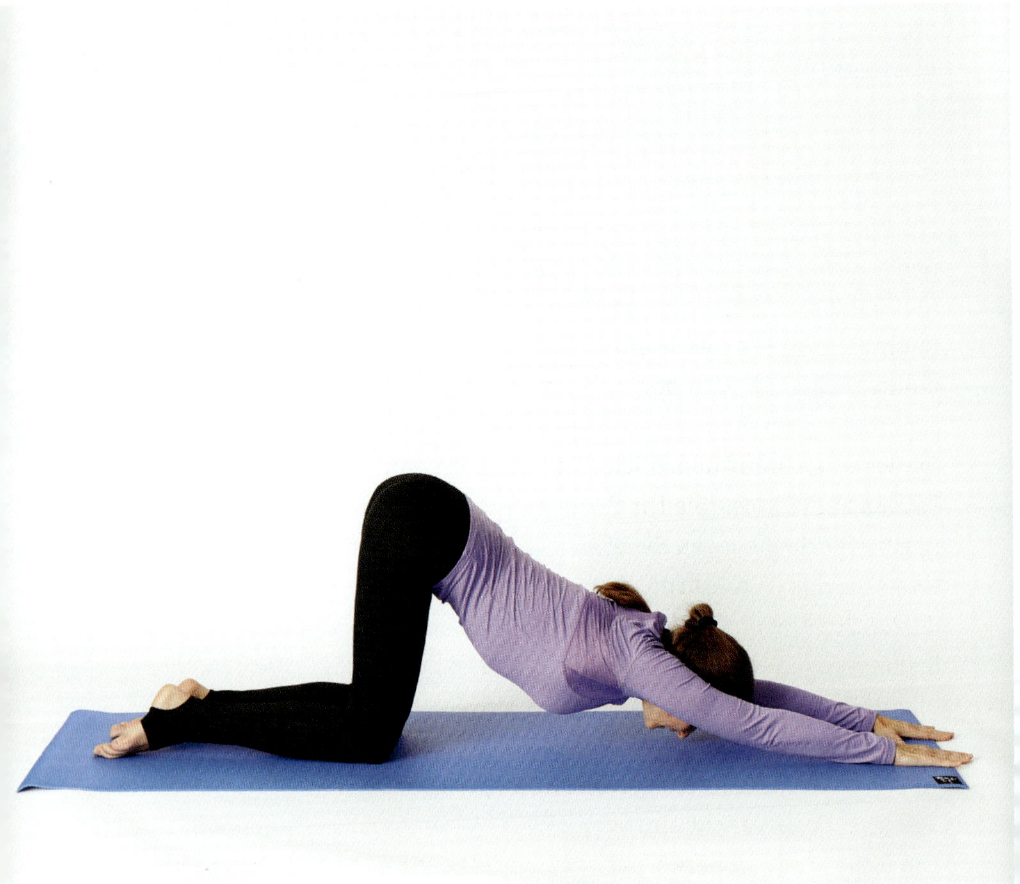

Mit dem Ausatmen bringen Sie den Brustbereich noch weiter Richtung Boden.

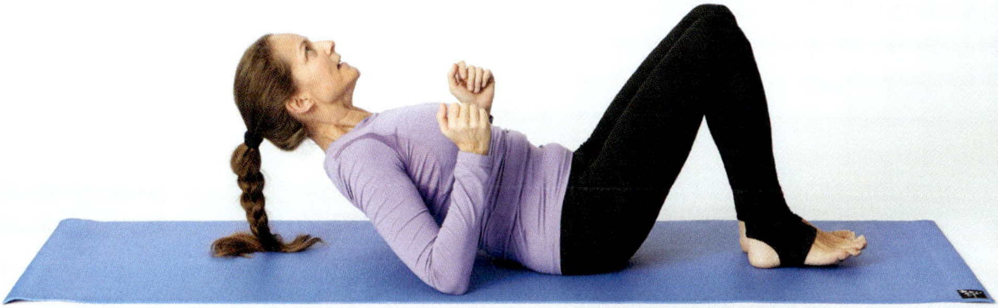

Abschnitt 4 – ZUSATZKICK – Kräftigung für den breiten Rückenmuskel

Diese Übung für den breiten Rückenmuskel hat in den Untersuchungen sogar besser abgeschnitten, als die Übungen am Gerät.

Sie legen sich auf den Rücken und setzen beide Beine mit Ihren Fersen auf. Kippen Sie Ihr Becken und machen Sie eher ein Hohlkreuz. Die Arme legen Sie eng an den Oberkörper an und beugen sie, sodass die Unterarme senkrecht nach oben zeigen. Jetzt heißt es „Brust raus" und stolz werden, Becken kippen (Richtung Hohlkreuz). Sie heben Ihren Oberkörper an, indem Sie Ihre Oberarme fest gegen den Boden drücken, so als würden Sie rudern. Ihr Blick ist schräg nach oben gerichtet und die Schulterblätter ziehen Richtung Wirbelsäule und Gesäß. Achten Sie bewusst darauf, dass Sie den Oberkörper nicht einrollen, sondern mit „stolzer Brust" heben. Die Bewegung – Oberkörper anheben – geht nach oben und nicht nach vorne, sonst arbeitet der breite Rückenmuskel (Latissimus) nicht ordentlich. Der Umfang der Bewegung ist sehr klein. Die Übung kann wirklich extrem anstrengend sein.

Versuchen Sie, Ihren breiten Rückenmuskel zu spüren.

Wenn Sie Ihren Oberkörper gar nicht hochheben können, stellen Sie es sich in Ihren Gedanken vor und spannen Sie Ihre Muskeln an. Fällt Sie Ihnen allerdings sehr leicht, gibt es nur zwei Möglichkeiten: Entweder Ihr Latissimus ist schon sehr gut trainiert oder Sie rollen Ihren Oberkörper ein und bewegen ihn nicht nach oben, sondern nach vorne. Das ist dann keine Ruderbewegung.

Diese Übung ist erwiesenermaßen eine der besten Übungen für den breiten Rückenmuskel, weil der Bizeps hier nicht zum Einsatz kommt. Bei den meisten Kraftübungen für den breiten Rückenmuskel, also bei vielen Ruderübungen, übernimmt der Bizeps einen Teil der Arbeit. Daher kann der Latissimus nie richtig an sein volles Leistungsspektrum herankommen, weil der Bizeps meistens vorher schon erschöpft ist. Da hier der Bizeps mehr oder weniger nichts tun kann, muss der Latissimus „alleine" arbeiten. Wie schon erwähnt, toppt diese Übung die Geräteübung.

Abschnitt 5 – Dehnen und Nachfedern

Begeben Sie sich wieder langsam in die Dehnposition von Abschnitt 3 und federn Sie sanft nach.

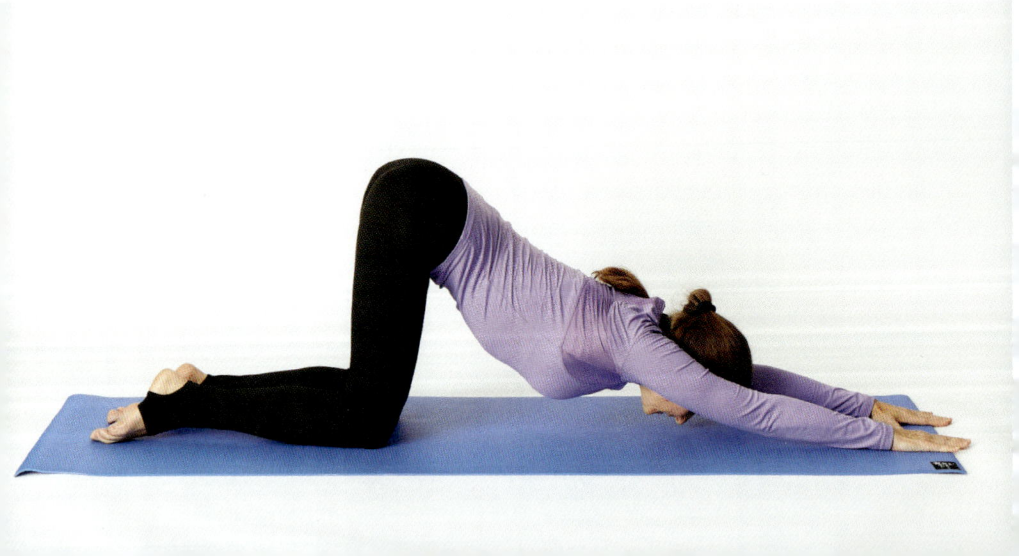

Abschnitt 6 – Abspeichern

Nehmen Sie wieder die Position von Abschnitt 1 ein.

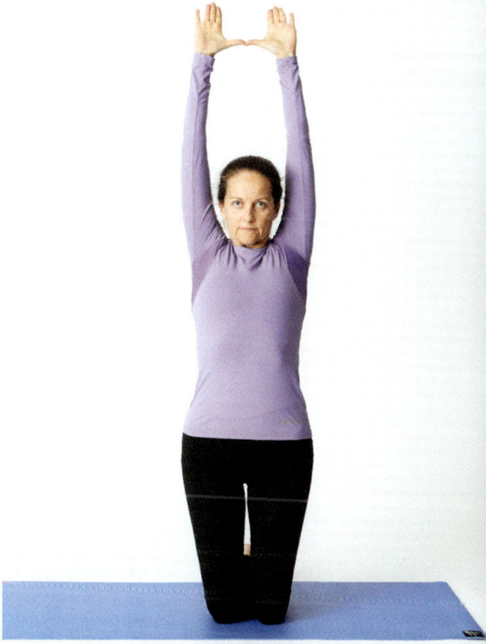

Abschnitt 7 – Mobilisieren und Entspannen

Kreisen Sie mit Ihren gestreckten Armen.

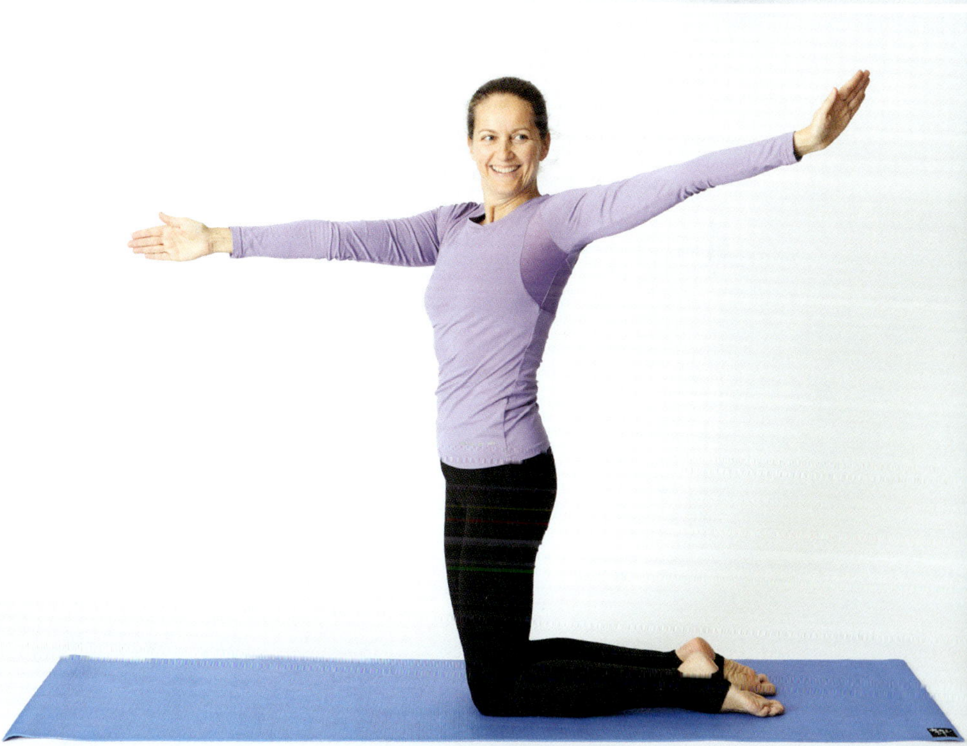

ÜBUNGS-SEQUENZ 7

- *AKTIVIERUNG RÜCKWÄRTIGE FASZIEN-KETTE*
- *KRÄFTIGUNG UNTERER RÜCKEN, GESÄSS, OBERSCHENKELRÜCKSEITE*
- *DEHNUNG UNTERER RÜCKEN UND GESAMTE WIRBELSÄULE*

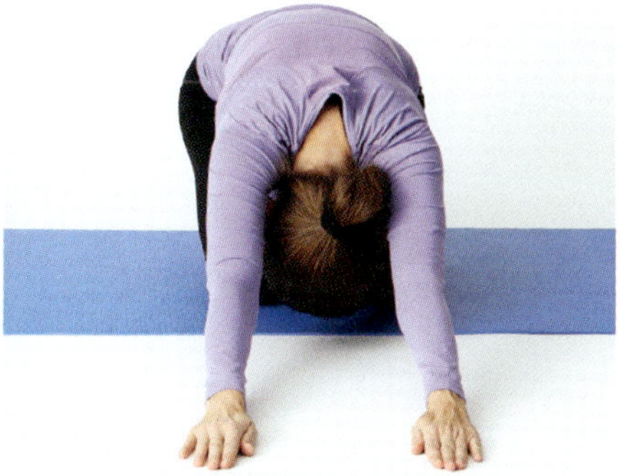 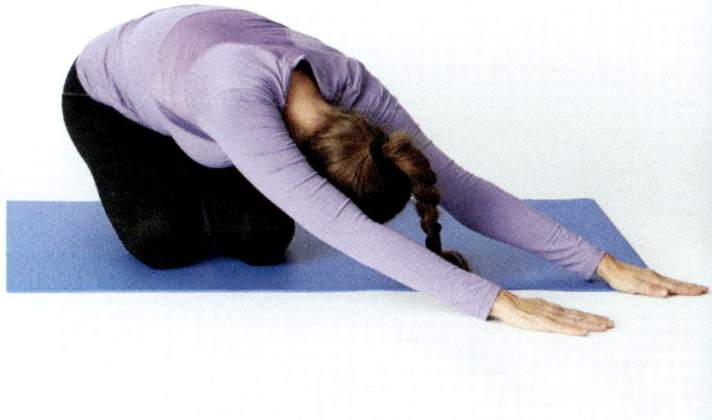

Abschnitt 1 – Vorbereiten und Aktivieren

Im Fersensitz beugen Sie den Oberkörper, strecken beide Arme nach vorne und wandern von einer Seite zur anderen. Denken Sie sich Ihre Wirbelsäule lang. Falls der Fersensitz unangenehm für Sie ist, legen Sie sich z. B. einen Polster zwischen Gesäß und Füße oder setzen Sie sich mit geöffneten Beinen hin.

Abschnitt 2 – Dehnen

Legen Sie Ihre Fußsohlen aneinander. Dabei bilden Ihre Oberschenkel mit den Unterschenkeln etwa einen 90°-Winkel. Beugen Sie Ihren Oberkörper nach vorne und rollen Sie dabei langsam das Kinn Richtung Brust, Ihre Arme wandern nach vorne zu den Füßen. Sie können eine Hand auf den Hinterkopf legen und den Kopf langsam und behutsam Richtung Füße und den Oberkörper nach unten ziehen.

Lenken Sie Ihre Aufmerksamkeit auf die gesamte Länge der Wirbelsäule, speziell auf den unteren Rücken.

» VIDEO
Übungssequenz 7

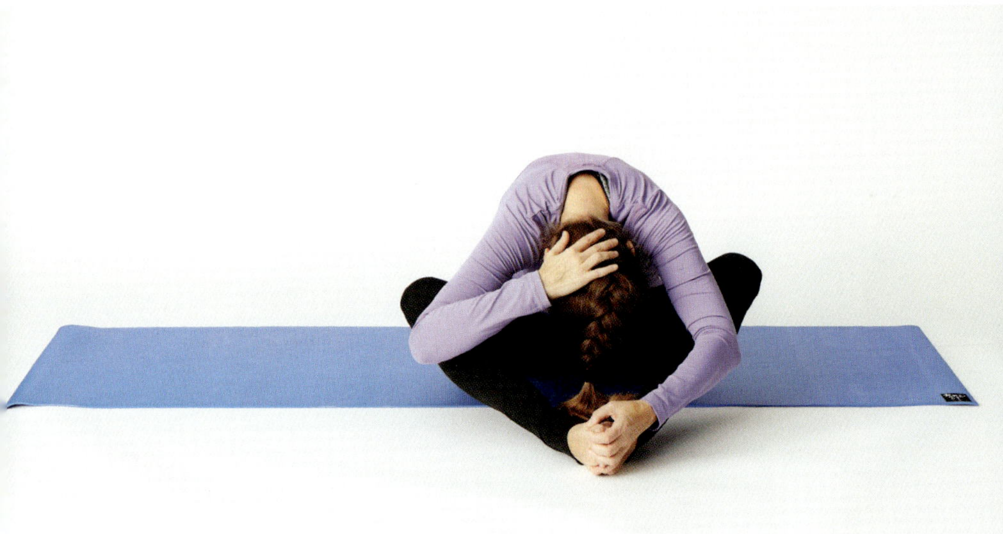

Abschnitt 3 – Dehnen plus mit Anspannen und Lösen

Nun versuchen Sie, mit dem Hinterkopf sanft gegen die Hand (oder auch beide Hände auf den Hinterkopf legen) zu spannen. Im Wechsel anspannen und wieder lösen. Übertreiben Sie nicht und gehen Sie ganz sanft mit sich um, ein leichtes gedankliches Anspannen genügt. Mit dem Ausatmen bewegen Sie sich noch weiter in die Dehnposition. Stellen Sie sich vor, dass sich das Steißbein mit der Stirn trifft. Die Wirbelsäule wird ganz lang, der Oberkörper geht dabei weiter nach unten und das Kinn wandert noch näher Richtung Brust.

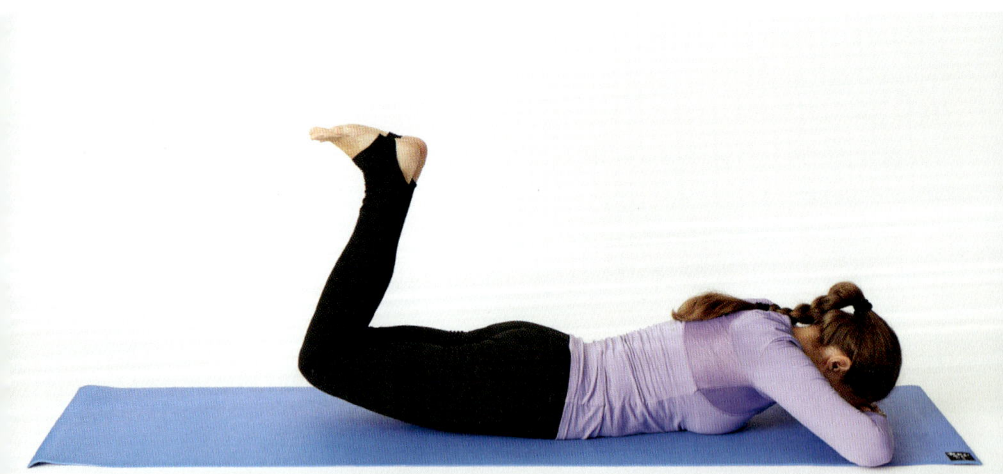

Abschnitt 4 – ZUSATZKICK – Kräftigung Gesäß, Oberschenkelrückseite, unterer Rücken

In Bauchlage schließen Sie beide Beine und beugen sie in Knie- und Sprunggelenken so, dass die Fußsohlen nach oben zeigen. Der Kopf wird auf die Hände abgelegt. Heben Sie langsam beide Beine (Knie geschlossen halten) nach oben an. Der Oberkörper bleibt am Boden liegen und wird nicht angehoben. In kleinen pulsierenden Bewegungen schieben Sie Ihre Fußsohlen nach oben Richtung Decke.

Lenken Sie Ihre Aufmerksamkeit während der Übung auf den unteren Rücken, das Gesäß und die Oberschenkelrückseite.

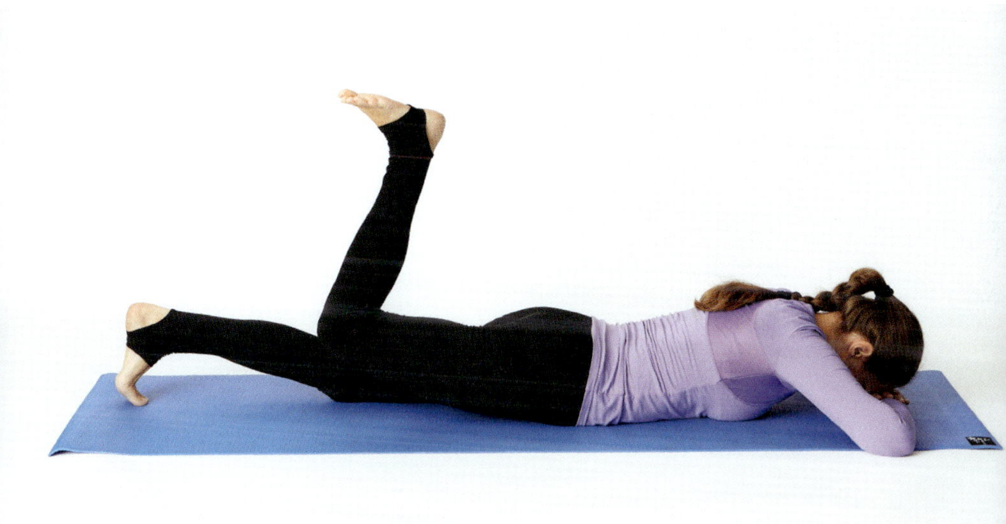

Weniger intensiv wird die Übung, wenn Sie ein Bein abheben und die Fußsohle Richtung Decke schieben. Üben Sie bitte beide Seiten

Abschnitt 5 – Dehnen und Nachfedern

Begeben Sie sich wieder langsam in die Dehnposition von Abschnitt 2 und federn Sie etwas nach.

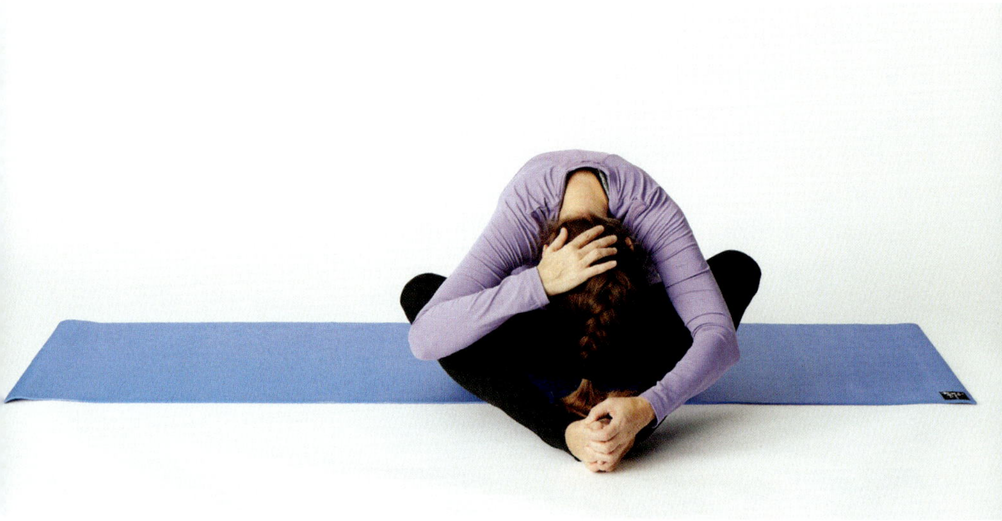

Abschnitt 6 – Abspeichern

Nehmen Sie wieder die Position von Abschnitt 1 ein.

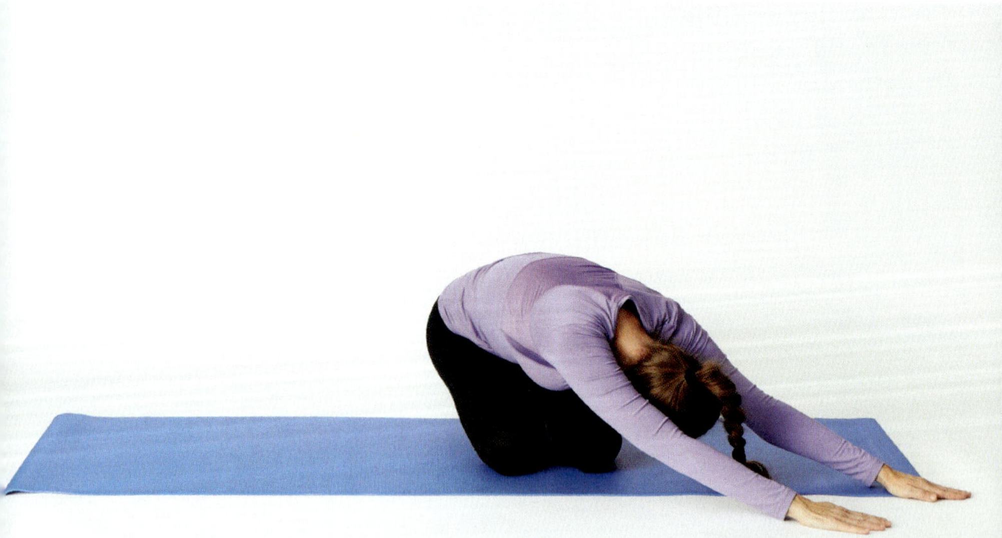

Abschnitt 7 – Mobilisieren und Entspannen

Machen Sie einen Katzenbuckel. Beginnen Sie die Bewegung aus dem Becken.

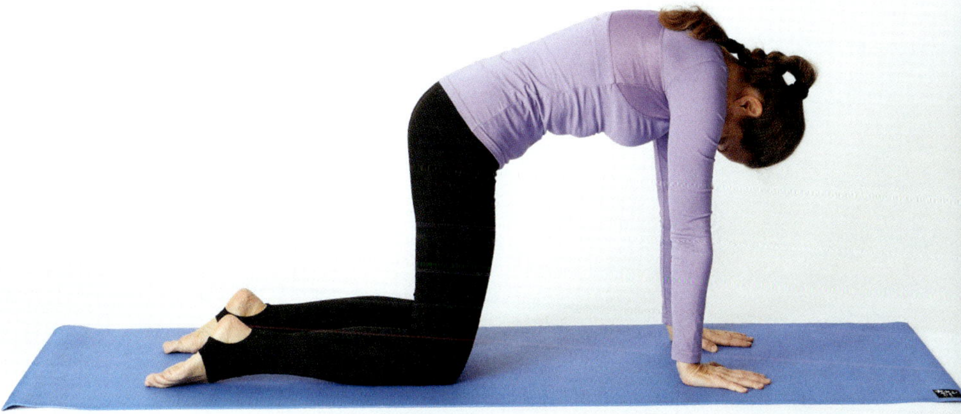

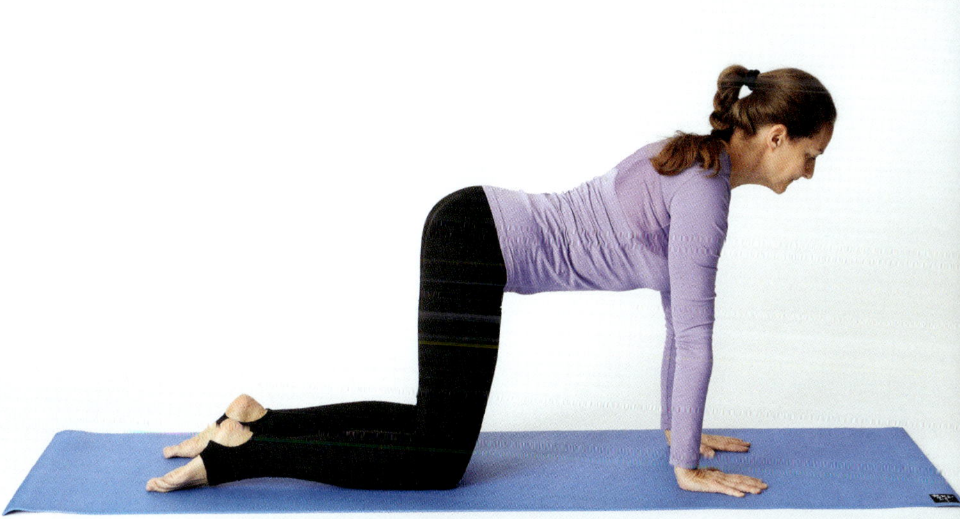

ÜBUNGS-SEQUENZ 8

- *AKTIVIERUNG VORDERE UND RÜCKWÄRTIGE FASZIENKETTE UND ARMLINIEN*
- *KRÄFTIGUNG OBERARMRÜCKSEITE, GANZER KÖRPER*
- *DEHNUNG OBERARMRÜCKSEITE*

Abschnitt 1 – Vorbereiten und Aktivieren

Heben Sie im Kniestand den Arm gebeugt an, legen die Hand auf die Schulter und schieben sie nach unten Richtung Schulterblatt. Der Oberarm befindet sich möglichst nahe am Ohr und zeigt senkrecht nach oben. Sie können auch in Bauchlage diese Position einnehmen.

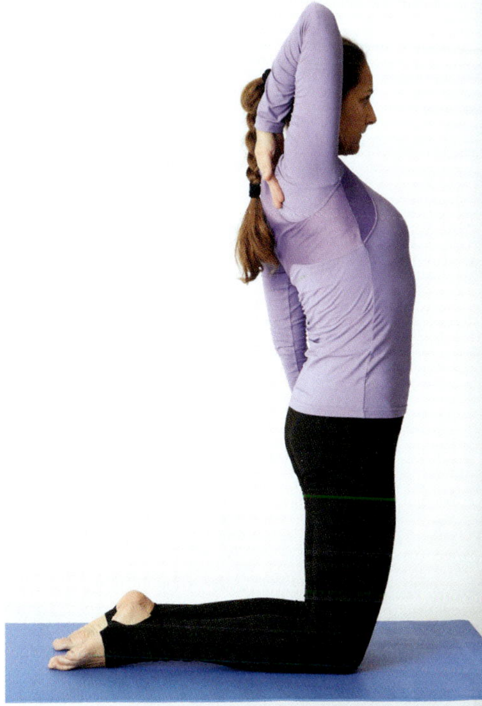

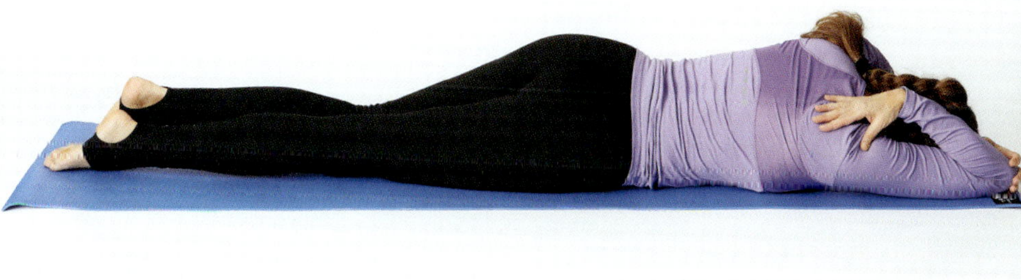

» VIDEO
Übungssequenz 8

Abschnitt 2 – Dehnen

Legen Sie in Bauchlage die Hand auf das Schulterblatt und bringen Sie Ihre Schulter möglichst Richtung Boden. Drehen Sie dazu Ihren Körper etwas in Seitenlage. Nun greifen Sie mit der anderen Hand auf das Handgelenk und versuchen so Ihren Arm weiter nach unten zu schieben. ***Lenken Sie Ihre Aufmerksamkeit auf die Oberarmrückseite – auf Ihren Trizeps.***

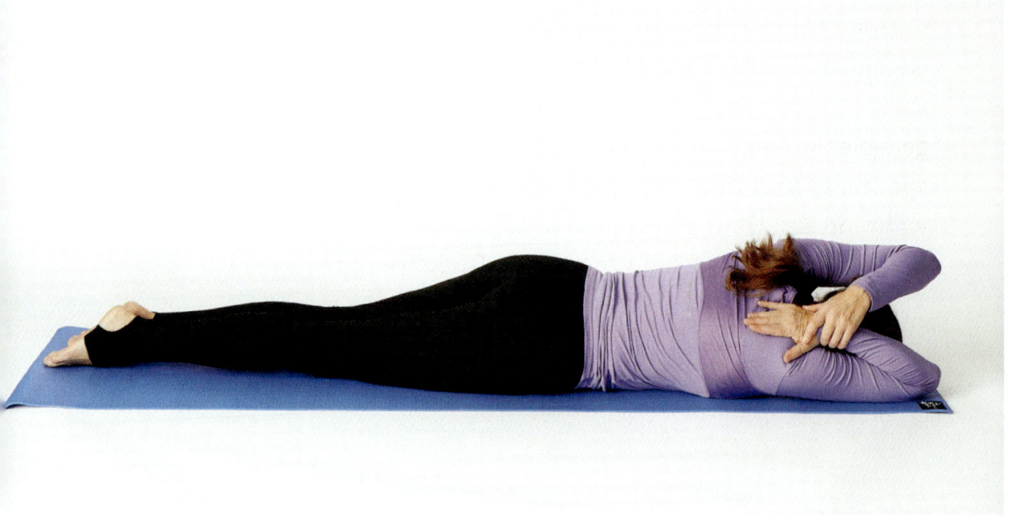

Abschnitt 3 – Dehnen plus mit Anspannen und Lösen

In dieser Dehnposition versuchen Sie die Hand wegzudrücken, indem Sie mit Ihrem Arm gegen die Hand anspannen, Ihre Schulter zieht dabei weiter Richtung Boden. Lösen Sie die Spannung wieder. Mit dem Ausatmen schieben Sie Ihre Hand noch weiter nach unten, die Schulter bleibt am bzw. Richtung Boden.

Abschnitt 4 – ZUSATZKICK

Hier stelle ich Ihnen drei Übungen zur Auswahl:

ÜBUNG 1 – Kräftigung für die Oberarme und den ganzen Körper im verkehrten Stütz

Im Langsitz am Boden setzen Sie beide Hände ungefähr schulterbreit neben dem Körper auf, die Finger zeigen etwas nach außen. Sie spannen Ihren Körper an und drücken sich mit dieser Körperspannung in den Stütz. Ihre Schulterblätter ziehen dabei Richtung Gesäß und Wirbelsäule. Ihr Brustbein zeigt schräg nach oben. Senken und heben Sie Ihren Körper im Wechsel, indem Sie Ihre Ellbogengelenke langsam beugen und strecken. ***Spüren Sie Ihre Körperspannung und Ihre Oberarme.*** Halten Sie Ihre Körperspannung während der Übung aufrecht. Weniger intensiv ist die Variante, wenn sie beide Beine beugen und das Becken etwas absenken.

TIPP:

Drehen Sie bzw. verändern Sie die Position Ihrer Hände und der Finger so, dass es für Ihre Handgelenke nicht zu strapaziös ist.

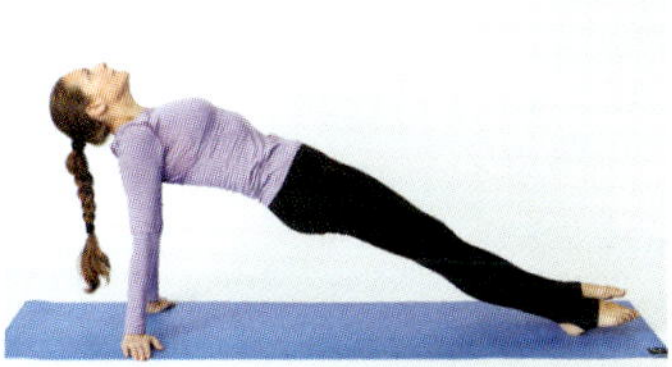
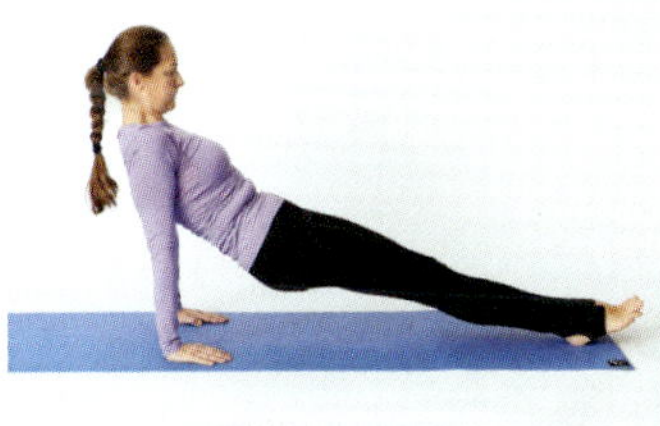
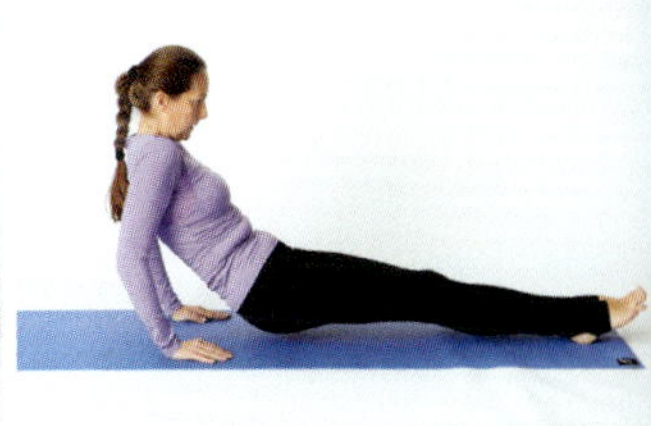
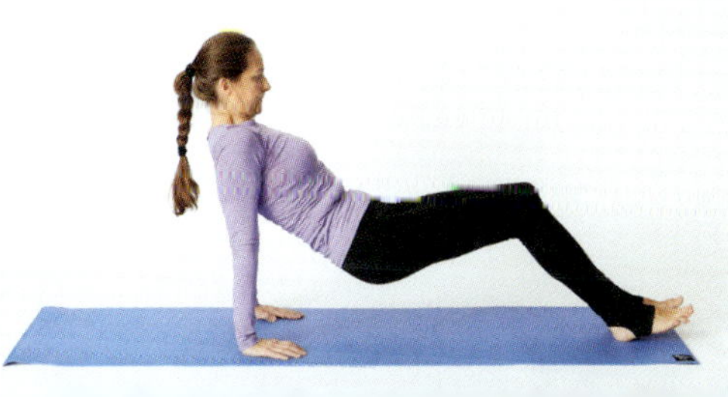
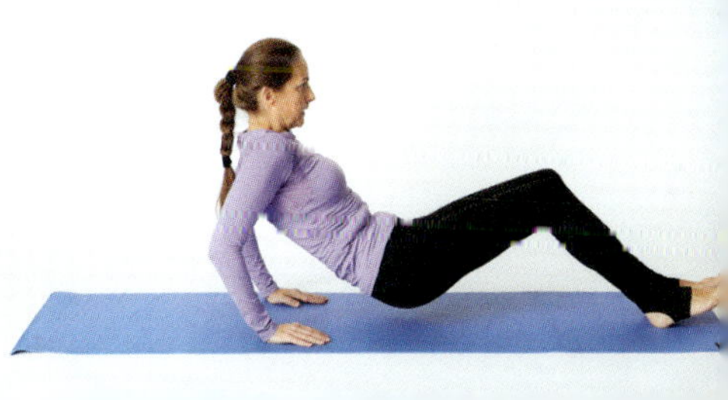

Falls Sie keine Stützposition einnehmen möchten, können Sie folgende Übung machen:

ÜBUNG 2 – Kräftigungsübung für die Oberarmrückseite und den hinteren Teil des Deltamuskels mit Armrückheben

Aus dem Kniestand machen Sie einen Ausfallschritt nach vorne und beugen Ihren Oberkörper nach vorne. Sie drehen Ihre Arme ein und strecken sie nach hinten hoch. Die Handflächen zeigen zur Decke. Heben Sie Ihre Arme mit kleinen pulsierenden Bewegungen nach oben an. Ihre Schulterblätter ziehen Richtung Wirbelsäule und Gesäß.

Spüren Sie Ihre Oberarme, vor allem die Oberarmrückseite.

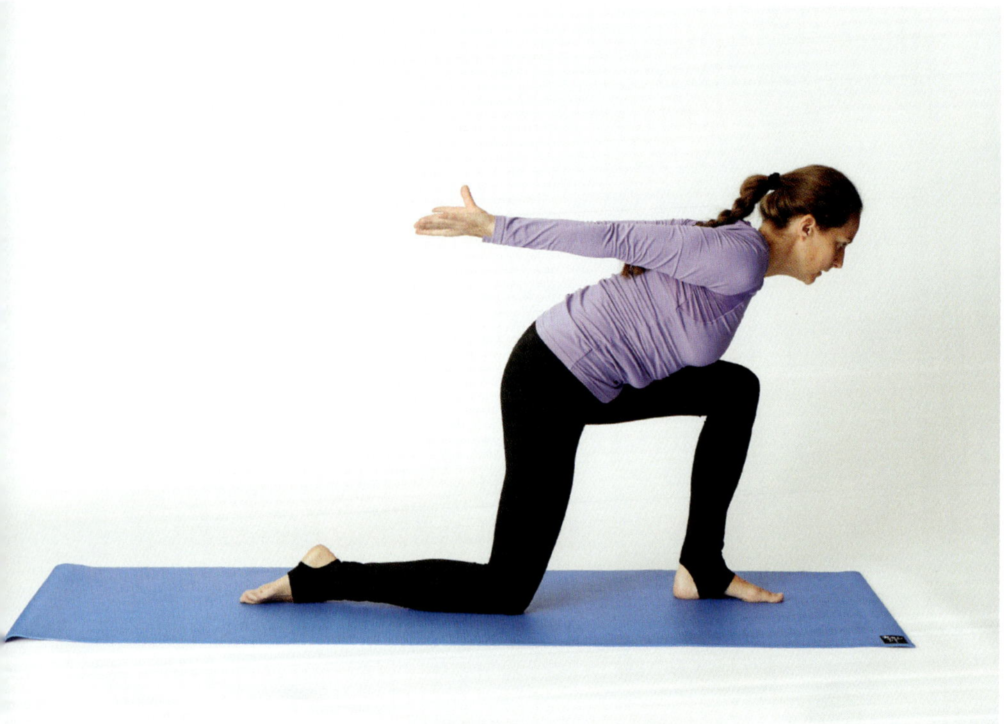

ÜBUNG 3 – Kräftigungsübung für die Oberarmrückseite mit Trizeps-Power

Sie legen sich auf die Seite und stützen den oberen Arm etwa auf Schulterhöhe vor dem Körper ab. Nun drücken Sie sich aus der Seitenlage hoch und senken den Oberkörper anschließend langsam wieder ab. ***Spüren Sie Ihren Trizeps.*** Wenn Sie die Position Ihres Stützarmes verändern, können Sie die Übung intensivieren. Stützen Sie den Arm weiter weg vom Körper, weiter oben Richtung Kopf, probieren Sie verschiedene Positionen aus. Im Wechsel hochdrücken und absenken.

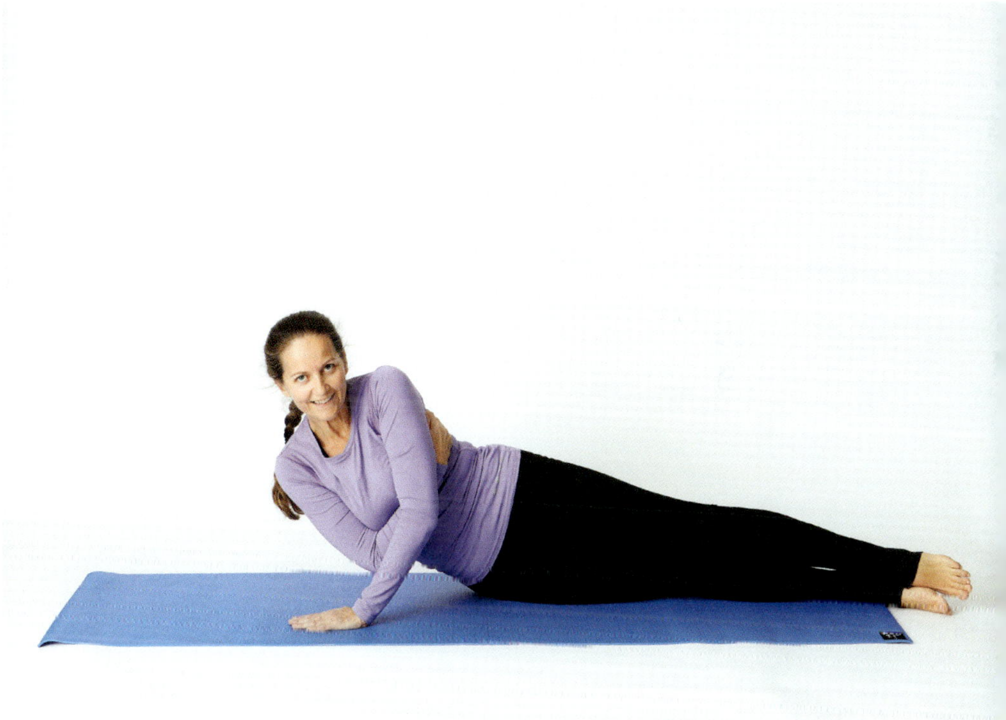

Abschnitt 5 – Dehnen und Nachfedern

Begeben Sie sich wieder langsam in die Dehnposition von Abschnitt 2 und federn Sie etwas nach.

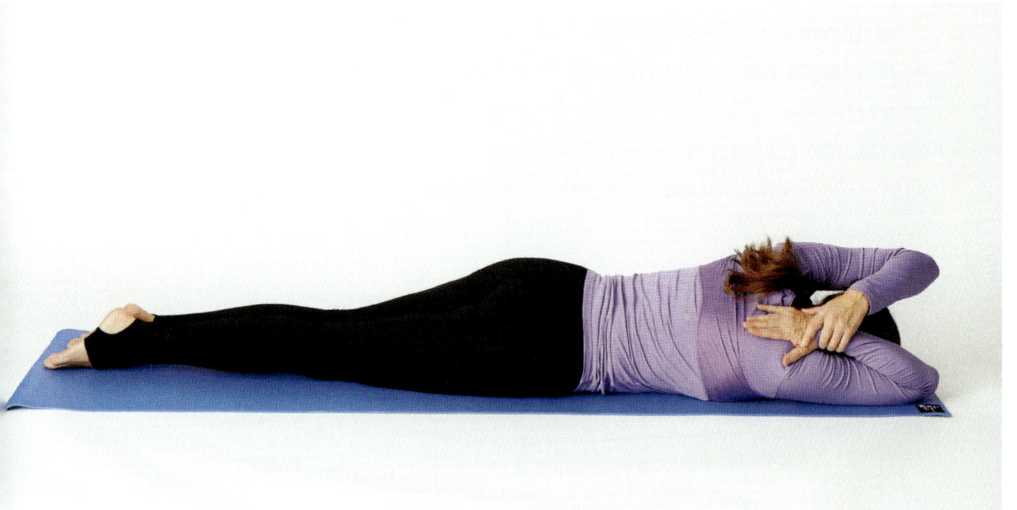

Abschnitt 6 – Abspeichern

Nehmen Sie wieder die Position von Abschnitt 1 ein.

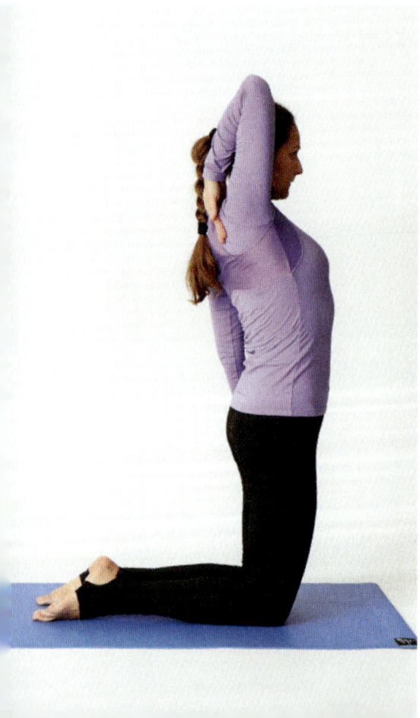

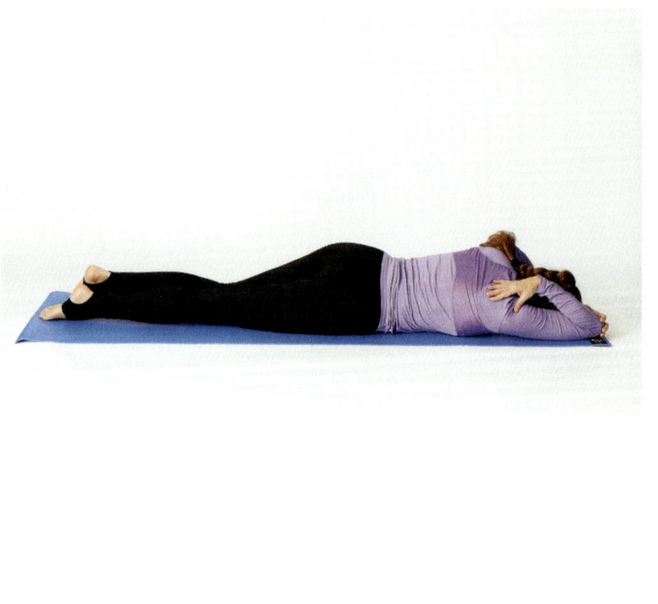

Abschnitt 7 – Mobilisieren und Entspannen

Im aufrechten Stand legen Sie Ihre Hände auf die Schultern und beschreiben mit Ihren Ellbogen große Kreise in beide Richtungen.

Falls Ihnen das Wiederholen der Kräftigungsübung des Übungsvorschlags 1 im „Abschnitt 4 – Zusatzkick" zu anstrengend wird, gehen Sie wie folgt vor: Abschnitt 1 bis 3 – jeweils zuerst rechte Seite, dann linke Seite; Abschnitt 4 – Zusatzkick – Kräftigungsübung; Abschnitt 5 und 6 jeweils zuerst eine Seite, dann die andere.

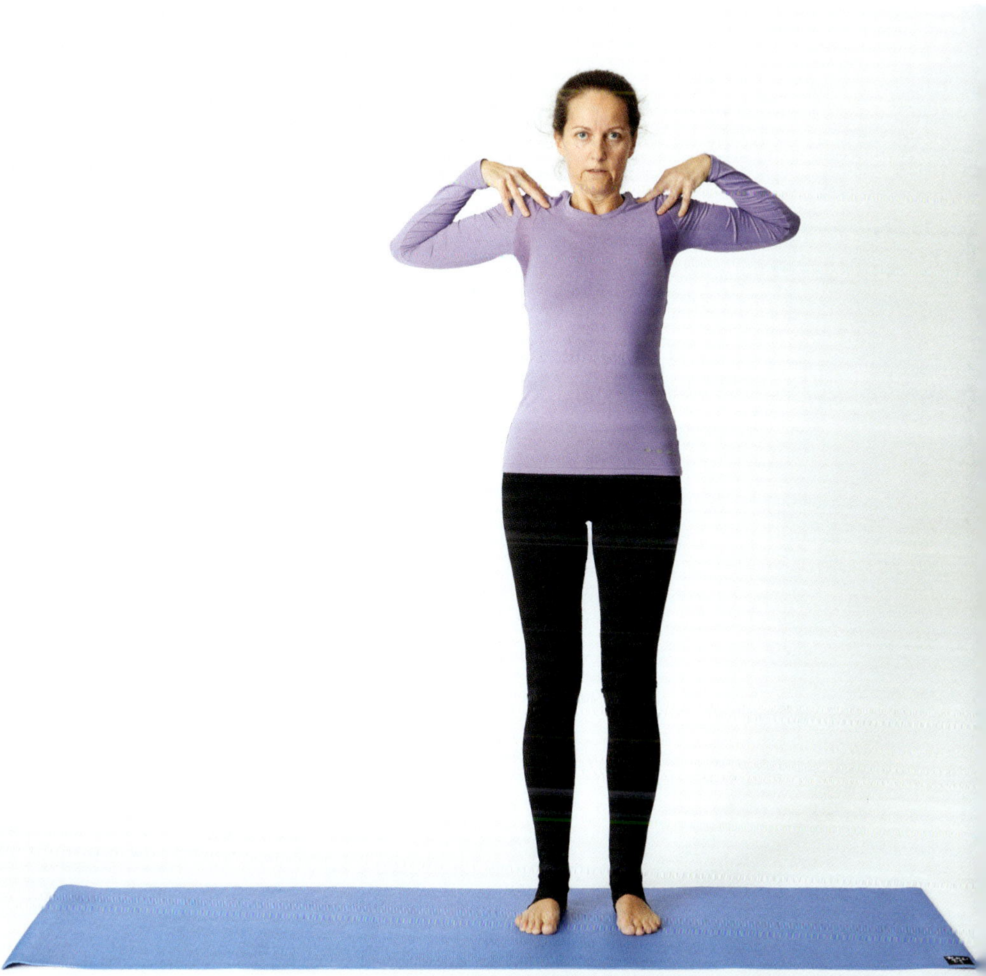

ÜBUNGS-SEQUENZ 9

- *AKTIVIERUNG VORDERE FASZIENKETTE*
- *KRÄFTIGUNG BAUCHMUSKULATUR*
- *DEHNUNG BAUCHMUSKULATUR*

» VIDEO
Übungssequenz 9

Abschnitt 1 – Vorbereiten und Aktivieren

In Bauchlage legen Sie Ihre Stirn auf die verschränkten Arme und heben dabei den Oberkörper mit dem Kopf langsam und nur ganz wenig an.

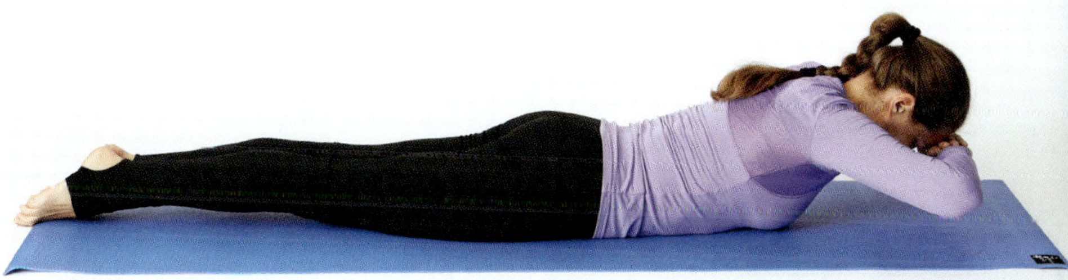

Abschnitt 2 – Dehnen

In Bauchlage stützen Sie Ihre Unterarme so ab, dass sich die Ellbogengelenke unterhalb der Schultergelenke befinden. Strecken Sie nun langsam die Arme im Ellbogengelenk. Sie können die Position auch aus dem Vierfüßerstand einnehmen, indem Sie Ihren Leistenbereich Richtung Boden senken. Mit dem Hochdrücken des Oberkörpers bzw. mit dem Absenken aus dem Vierfüßerstand spannen Sie die Bauchmuskulatur etwas an. Wenn Sie merken, der Druck im unteren Rücken wird zu stark, gehen Sie nicht so weit in die Dehnung. Sie können außerdem auch ein Bein beugen. Die Dehnspannung sollte auf der Körpervorderseite im Bauchbereich spürbar sein.

» Fotos auf der nächsten Seite

Lenken Sie Ihre Aufmerksamkeit auf die Oberkörpervorderseite.

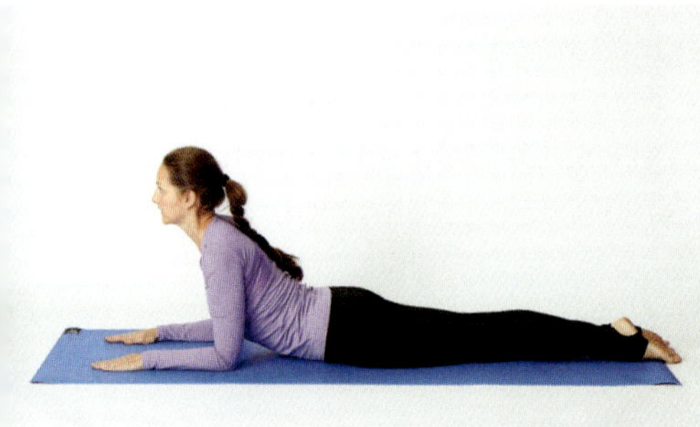

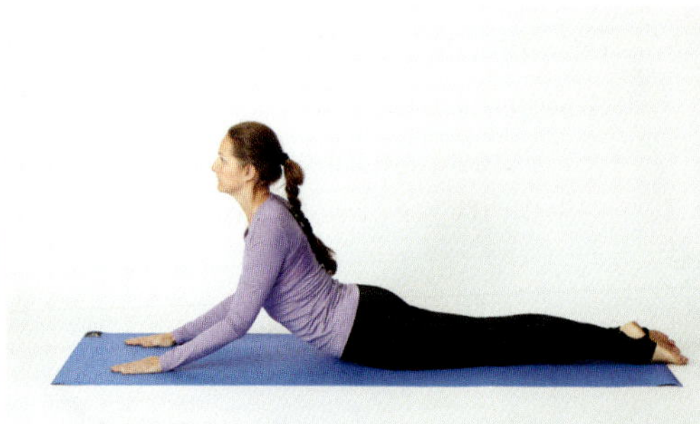

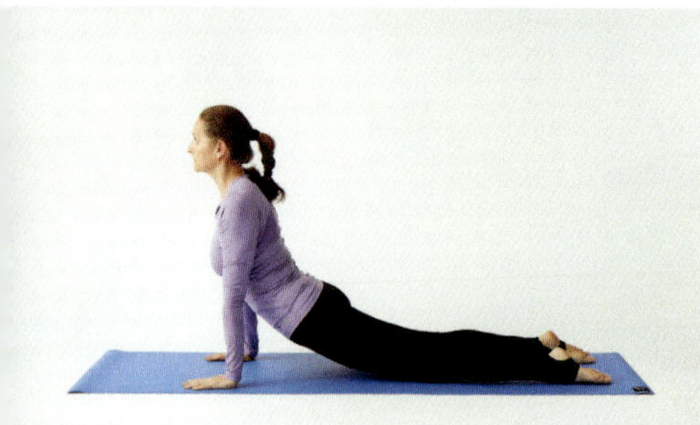

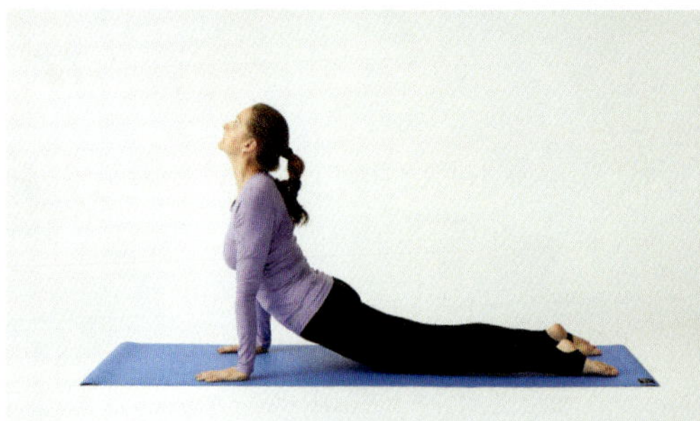

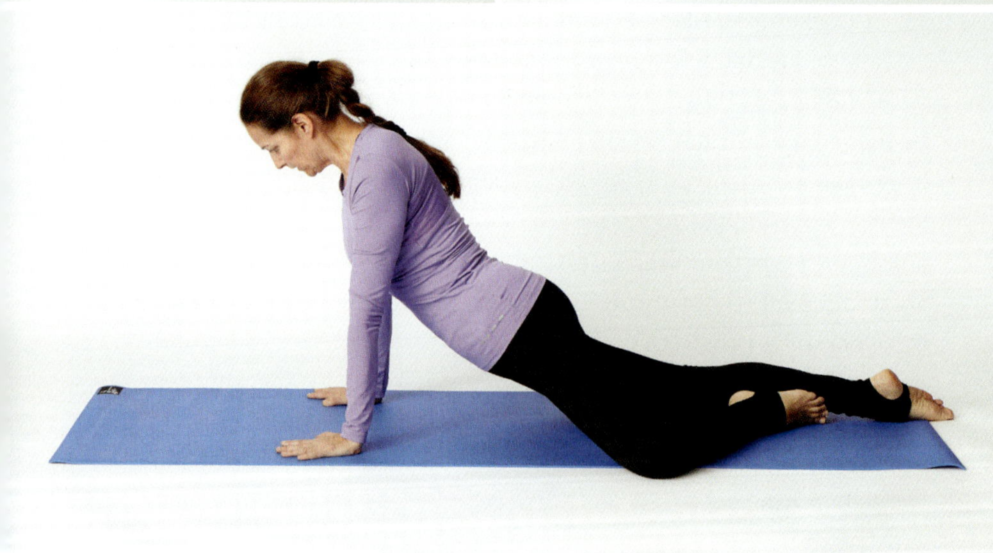

Abschnitt 3 – Dehnen plus mit Anspannen und Lösen

Nun in dieser Dehnposition die Beine und die Hände gegen den Boden anspannen und wieder lösen. Wenn Sie ein Bein angewinkelt haben, spannen Sie das ausgestreckte Bein gegen den Boden an. Mit dem Ausatmen verstärken Sie noch etwas die Dehnung. Wenn Sie ein Bein angewinkelt haben, wechseln Sie danach die Seite.

Abschnitt 4 – ZUSATZKICK – Kräftigung der Bauchmuskulatur

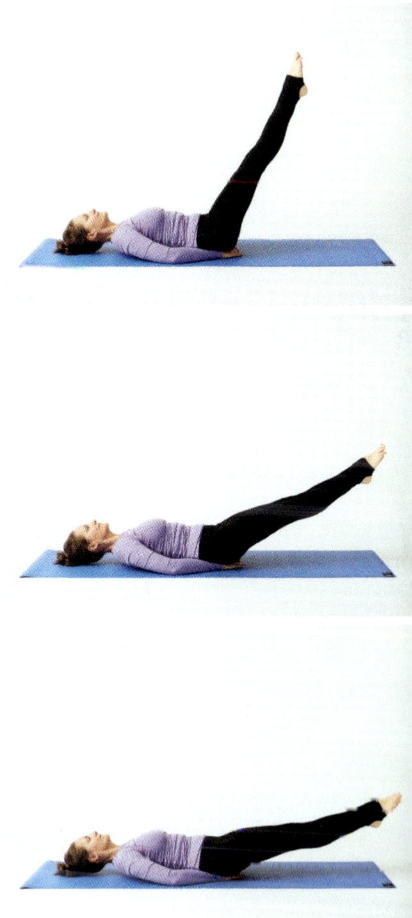

In Rückenlage ziehen Sie beide Beine zunächst zur Brust und legen beide Hände unter das Gesäß bzw. Steißbein. Strecken Sie dann ein Bein nach dem anderen Richtung Decke. Ziehen Sie Ihren Nabel zur Wirbelsäule und spannen Sie Ihre Bauchmuskeln an. Den unteren Rücken – die Lendenwirbelsäule – drücken Sie dabei fest gegen den Boden. Nun lassen Sie die gestreckten Beine langsam Richtung Boden absinken. Senken Sie Ihre Beine allerdings nur so weit ab, solange Ihr unterer Rücken am Boden bleibt. Bleiben Sie in diesem Neigungswinkel. Sobald sich der untere Rücken vom Boden abhebt, Sie also ins Hohlkreuz kommen, müssen Sie die Beine wieder Richtung Decke anheben.

Lenken Sie die Aufmerksamkeit auf die Oberkörpervorderseite und Ihren Bauch.

Abschnitt 5 – Dehnen und Nachfedern

Begeben Sie sich wieder langsam in die Dehnposition von Abschnitt 2 und federn Sie sanft nach.

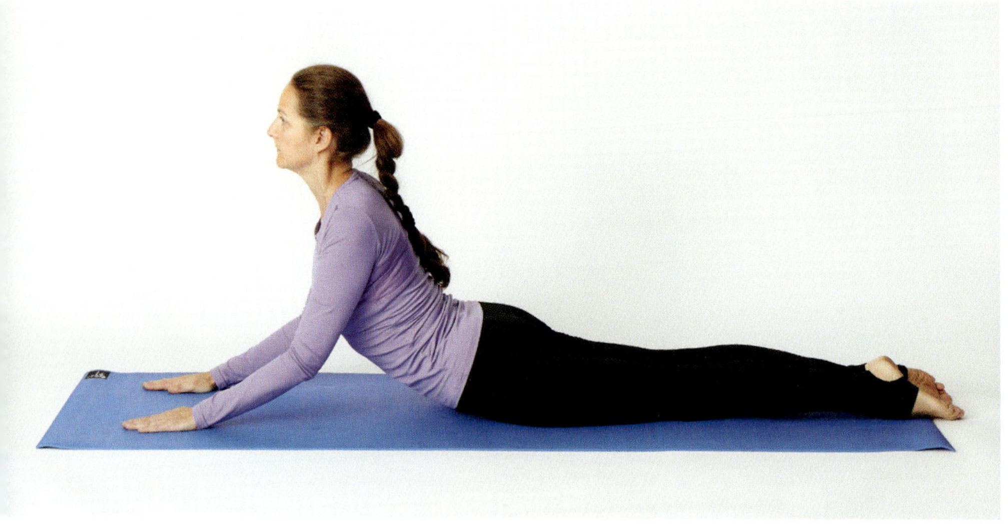

Abschnitt 6 – Abspeichern

Nehmen Sie wieder die Position von Abschnitt 1 ein.

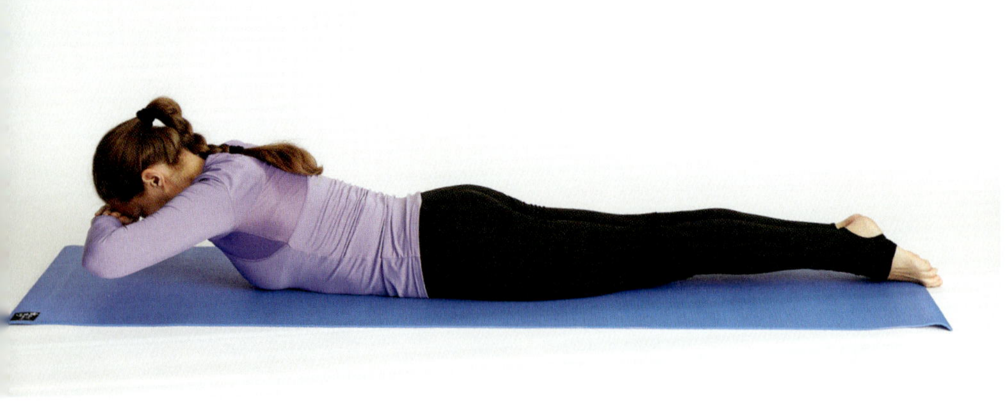

Abschnitt 7 – Mobilisieren und Entspannen

Im aufrechten Stand beschreiben Sie mit Ihrem Becken große Kreise in beide Richtungen.

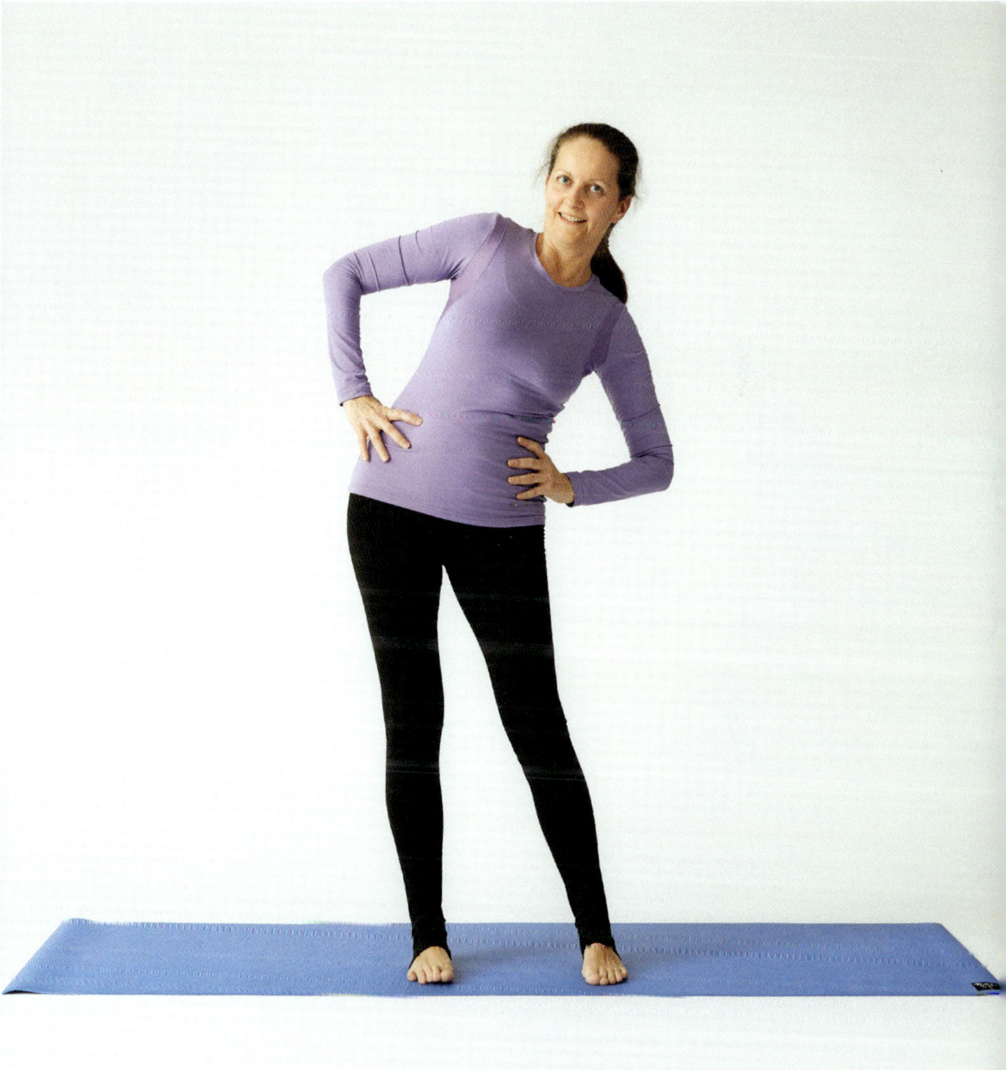

ÜBUNGS-SEQUENZ 10

- *AKTIVIERUNG RÜCKWÄRTIGE FASZIENKETTE, SPIRALLINIE UND ARMLINIEN*
- *KRÄFTIGUNG OBERER RÜCKEN, OBERARME*
- *DEHNUNG OBERER RÜCKEN, SCHULTER*

» **VIDEO**
Übungssequenz 10

Abschnitt 1 – Vorbereiten und Aktivieren

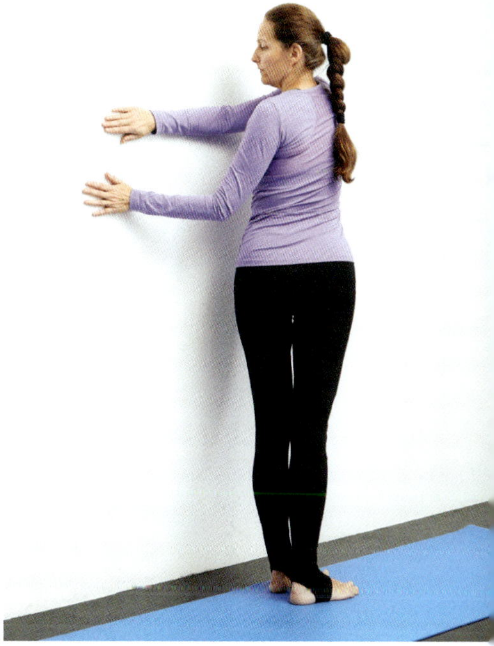

Stellen Sie sich seitlich vor eine Wand und wandern Sie mit beiden Armen und Händen nach hinten. Drehen Sie sich nur so weit zurück, wie Ihre Beine und Füße geradeaus gerichtet bleiben können.

Abschnitt 2 – Dehnen

Legen Sie sich auf die Seite, die Sie vorhin vorbereitet haben. Sie liegen auf der Seite auf Ihrem gestreckten Arm, sodass die Handfläche nach oben schaut. Drehen Sie langsam den Körper in Bauchlage und auf den ausgestreckten Arm.

Lenken Sie Ihre Aufmerksamkeit auf den hinteren Bereich der Schulter.

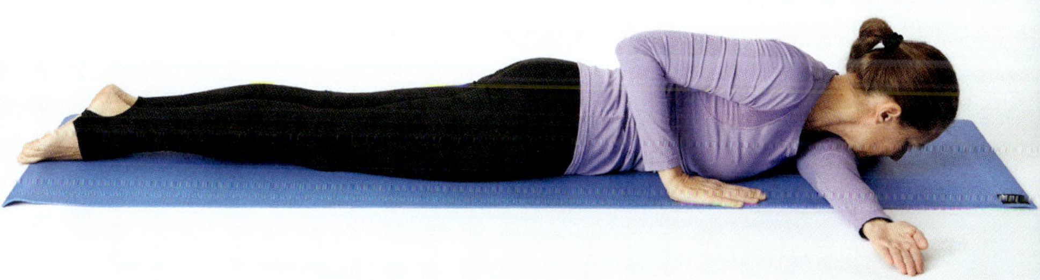

Abschnitt 3 – Dehnen plus mit Anspannen und Lösen

Mit dem gestreckten Arm spannen Sie gegen den Boden an und lösen die Spannung wieder. Nun drehen Sie sich mit jedem Ausatmen langsam und sanft weiter in die Dehnung.

Abschnitt 4 – ZUSATZKICK – Kräftigung der oberen Rückenmuskulatur, hinterer Schulterbereich und Oberarme

In Bauchlage spreizen Sie die gebeugten Arme in etwa auf Schulterhöhe (ca. 90°) vom Körper ab. Ballen Sie Ihre Hände zu Fäusten und setzen Sie so auf den Boden ab, dass Ihre Unterarme senkrecht stehen und die Ellbogen nach oben zeigen. Drehen Sie dabei die Handflächen schräg nach außen, so dass die Daumen Richtung Hüften zeigen. Heben Sie nun in kleinen pulsierenden Bewegungen die Fäuste vom Boden abheben, so als ziehe jemand an den Ellbogengelenken nach oben. Achten Sie darauf, dass Ihre Schulterblätter während der Übung Richtung Wirbelsäule und Gesäß ziehen. Falls Sie anfangs die Fäuste nicht abheben können, stellen Sie sich gedanklich vor, wie Ihre Ellbogen nach oben pulsieren.

Lenken Sie Ihre Aufmerksamkeit auf Ihren oberen Rücken, hinteren Schulterbereich und auf die Oberarme.

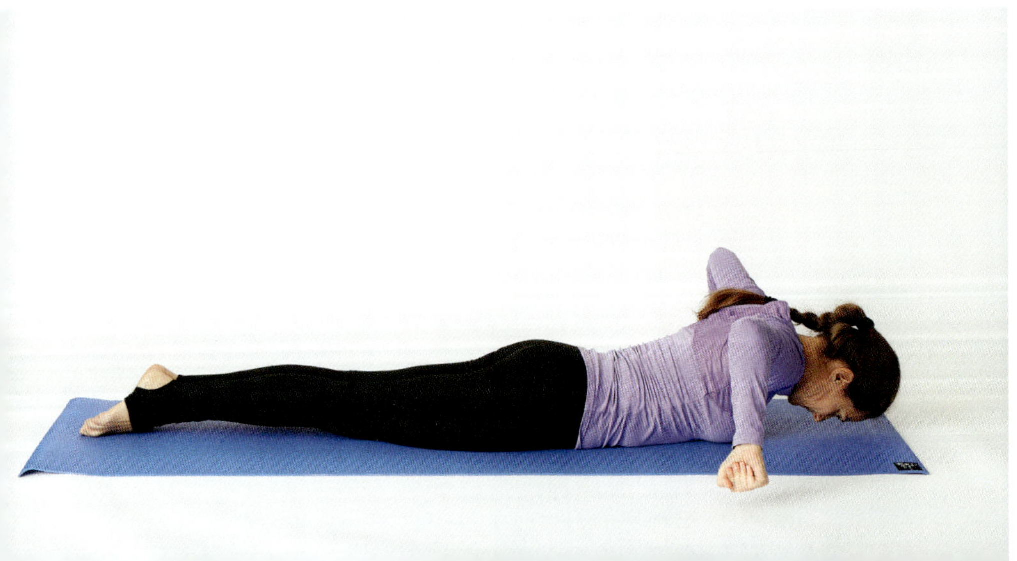

Abschnitt 5 – Dehnen und Nachfedern

Begeben Sie sich wieder langsam in die Dehnposition von Abschnitt 2 und federn Sie sanft nach.

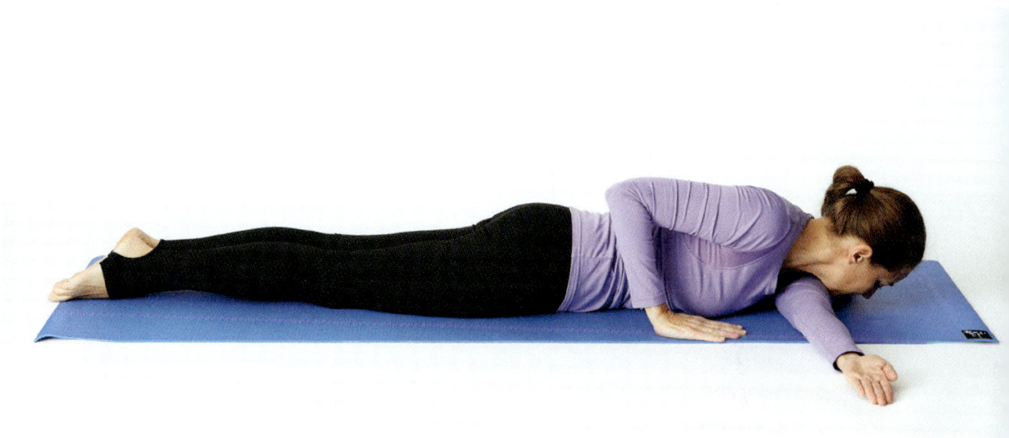

Abschnitt 6 – Abspeichern

Nehmen Sie wieder die Position von Abschnitt 1 ein.

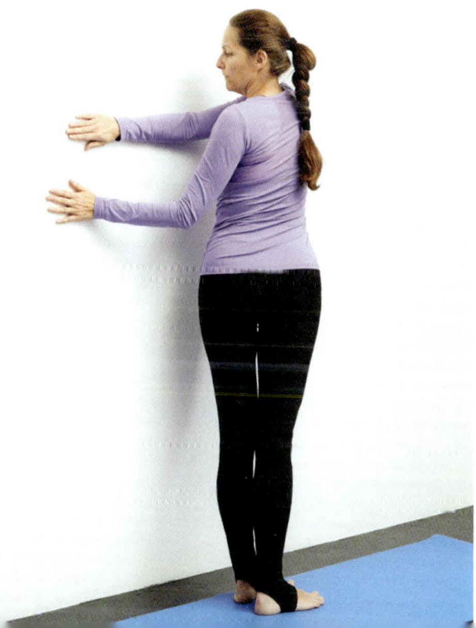

Abschnitt 7 – Mobilisieren und Entspannen

Aus dem Vierfüßerstand stellen Sie ein Bein gestreckt zurück und drehen Ihren Oberkörper mit dem gestreckten Arm der Gegenseite zuerst nach hinten und danach wieder zurück. Sie strecken ihn dabei unter dem Oberkörper durch. Beugen Sie Ihren Stützarm so weit, dass Sie den gestreckten Arm samt Schulter bequem auf der Matte ablegen können. Falls Sie die Schulter nicht ablegen wollen, gehen Sie nur in die Drehbewegung und strecken den Arm unter dem Oberkörper durch.

Falls Ihnen das Wiederholen der Kräftigungsübung im „Abschnitt 4 – Zusatzkick“ zu anstrengend wird, gehen Sie wie folgt vor: Abschnitt 1 bis 3 – jeweils zuerst rechte Seite, dann linke Seite; Abschnitt 4 – Zusatzkick – Kräftigungsübung; Abschnitt 5 und 6 jeweils zuerst eine Seite, dann die andere.

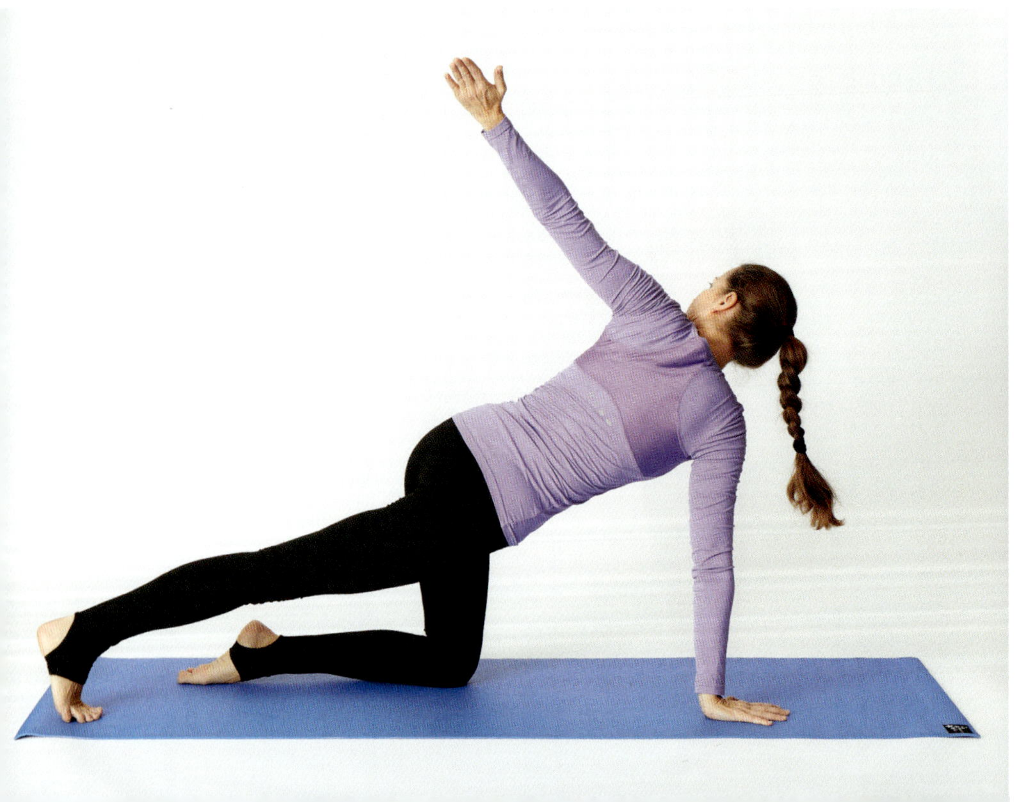

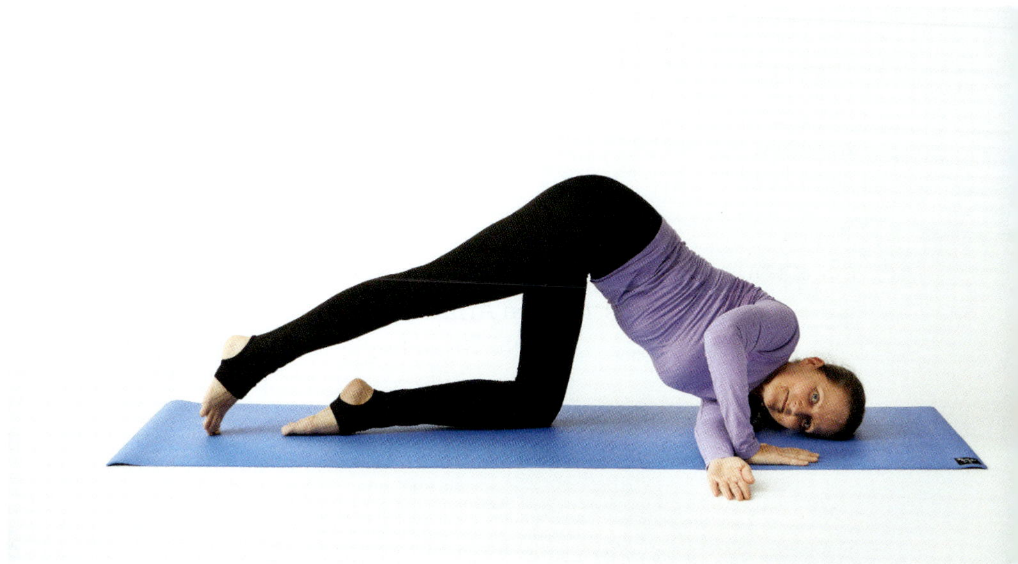

ÜBUNGS-SEQUENZ II

- *AKTIVIERUNG VORDERE FASZIENKETTE*
- *KRÄFTIGUNG OBERSCHENKELVORDERSEITE*
- *DEHNUNG OBERSCHENKELVORDERSEITE, HÜFTE*

Abschnitt 1 – Vorbereiten und Aktivieren

In Bauchlage schließen Sie beide Beine, Ihr Kopf liegt bequem auf Ihren Händen. Sie beugen nun ein Bein und ziehen Ihre Ferse Richtung Gesäß.

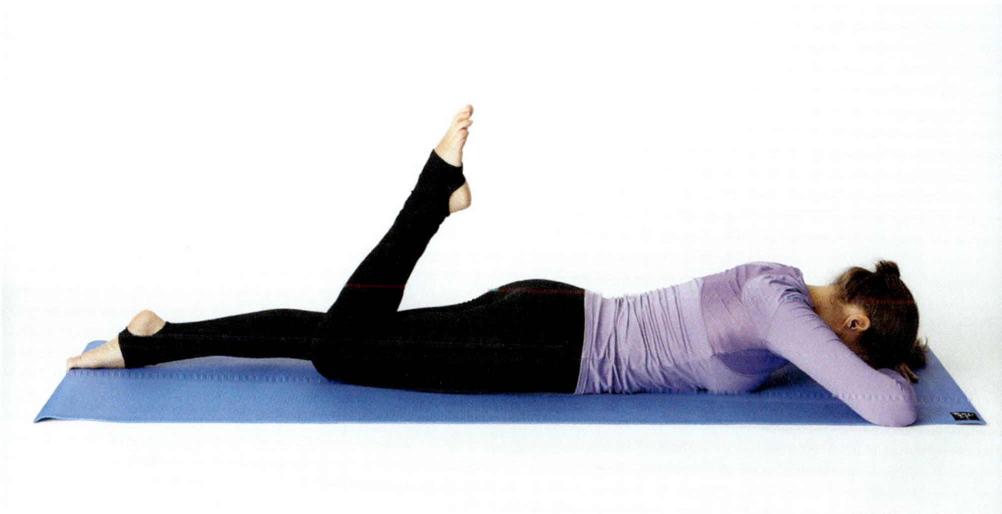

Abschnitt 2 – Dehnen

Mit den Händen (oder einem Band) greifen Sie Ihren Fuß und bringen Ihre Ferse langsam weiter zum Gesäß. Das Becken bleibt während der Übung die gesamte Zeit über mit dem Boden in Kontakt. Heben Sie das Becken nicht ab und weichen Sie bitte nicht aus.

Lenken Sie Ihre Aufmerksamkeit auf die Oberschenkelvorderseite und auf die Leistenregion des gebeugten Beines.

Falls Sie eine zu geringe Dehnspannung verspüren, können Sie das gebeugte Bein auch abheben und eine Erhöhung darunter platzieren.

» VIDEO
Übungssequenz 11

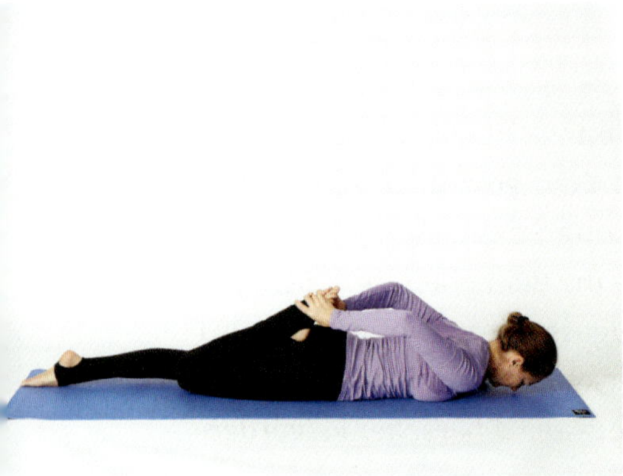
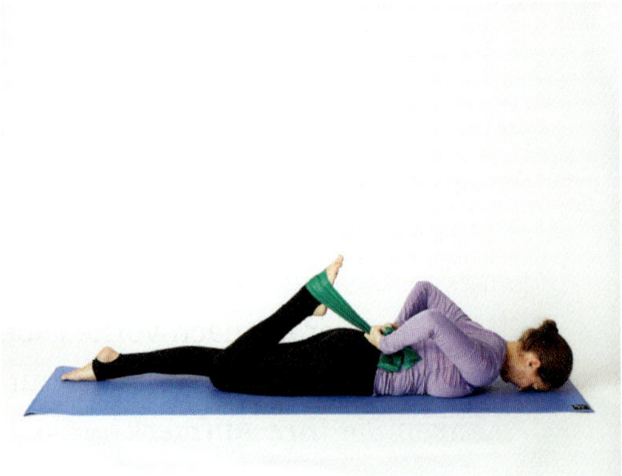
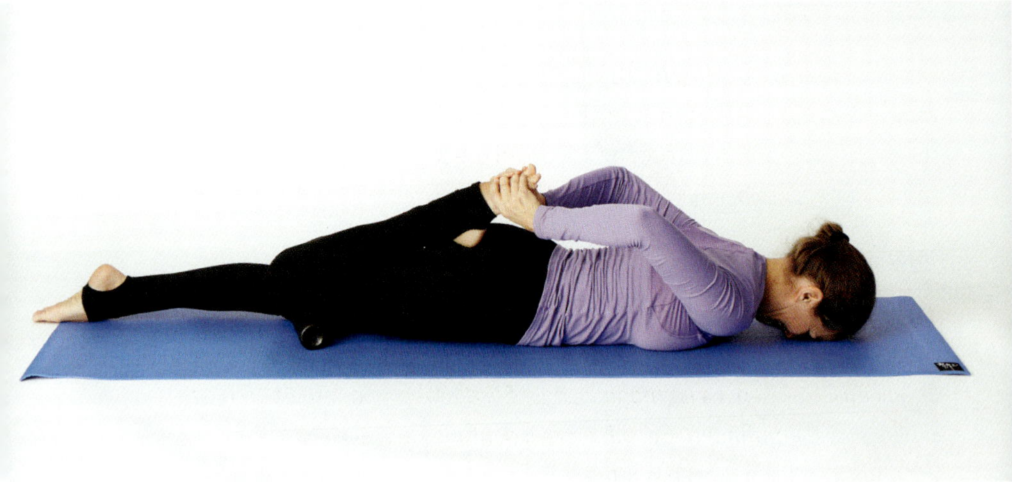

Abschnitt 3 –Dehnen plus mit Anspannen und Lösen

Mit dem Fußrücken spannen Sie nun gegen die Hände (oder das Band) und lösen die Spannung wieder. Mit dem Ausatmen können Sie die Dehnung noch weiter verstärken.

Abschnitt 4 – ZUSATZKICK – Kräftigung der Oberschenkelvorderseite

Sie sitzen mit gestreckten Beinen und aufrechtem Oberkörper im Langsitz. Werden Sie „stolz" und kippen Sie Ihr Becken etwas.

Ziehen Sie Ihre Schulterblätter Richtung Wirbelsäule und Gesäß. Heben Sie nun das vorhin gedehnte Bein gestreckt vom Boden ab. Ihre Zehen ziehen Sie dabei Richtung Schienbein. Mit kleinen pulsierenden Bewegungen halten Sie Ihr Bein oben. Je weiter der Oberkörper gerade nach vorne gebeugt ist, desto intensiver wird die Übung. Leichter wird sie mit zurückgeneigtem Oberkörper.

Lenken Sie Ihre Aufmerksamkeit auf die Oberschenkelvorderseite.

Im Gegensatz zu vielen Übungen für die vordere Oberschenkelmuskulatur an Geräten können Sie diese Übung auch bei Problemen im Kniegelenk durchführen, weil diese Übung Ihr Kniegelenk nicht belasten kann.

TIPP:

Wenn das Bein abgehoben ist, können Sie den Oberschenkel mit beiden Händen vom Knie beginnend nach oben Richtung Becken mit leichtem Druck ausstreichen. Es ist möglich, dass Sie die Übung dann als weniger anstrengend empfinden. Bei mir ist es jedenfalls so. Vorteil ist dabei, dass Sie zusätzlich den Lymphfluss unterstützen und eventuell die Übungsdauer dadurch verlängern können.

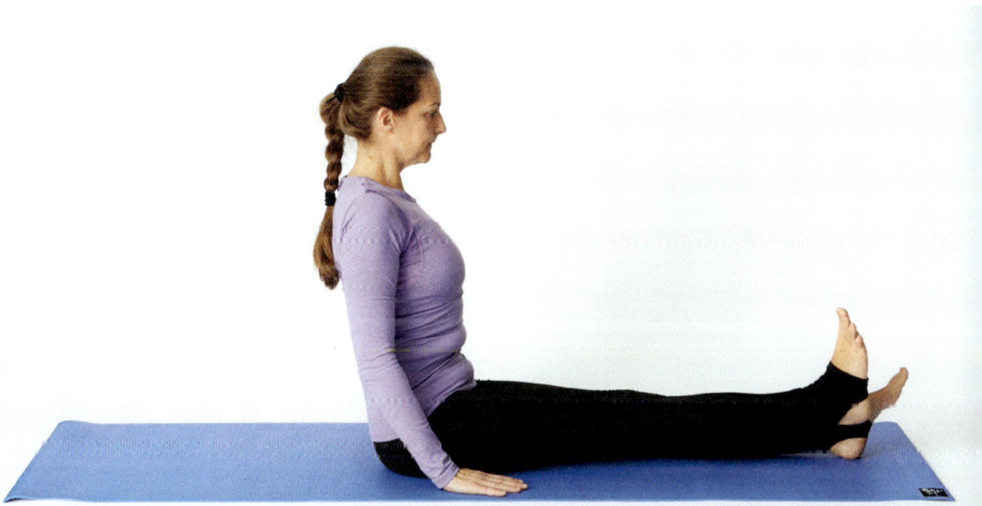

Abschnitt 5 – Dehnen und Nachfedern

Begeben Sie sich wieder langsam in die Dehnposition von Abschnitt 2 und federn Sie etwas nach.

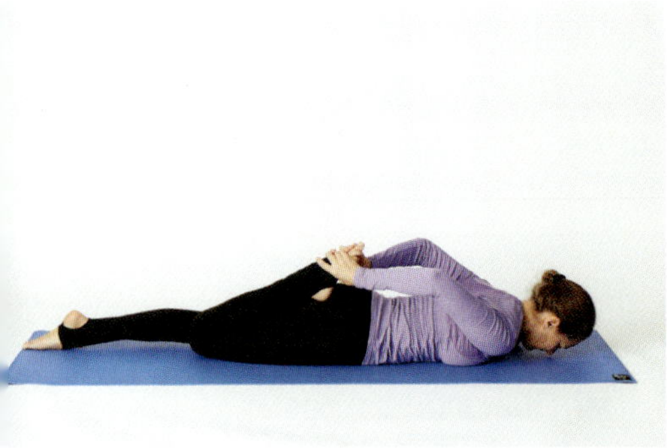

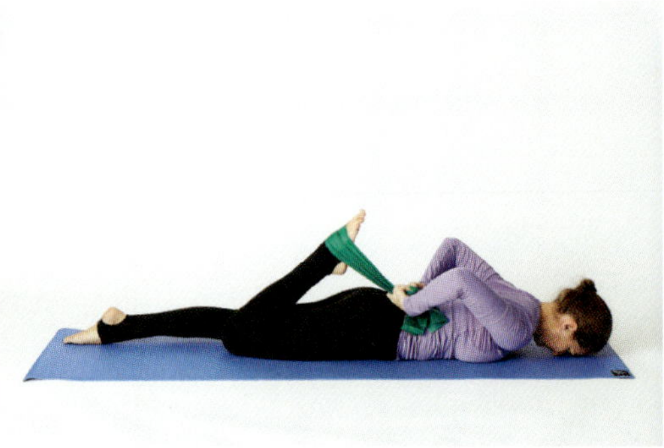

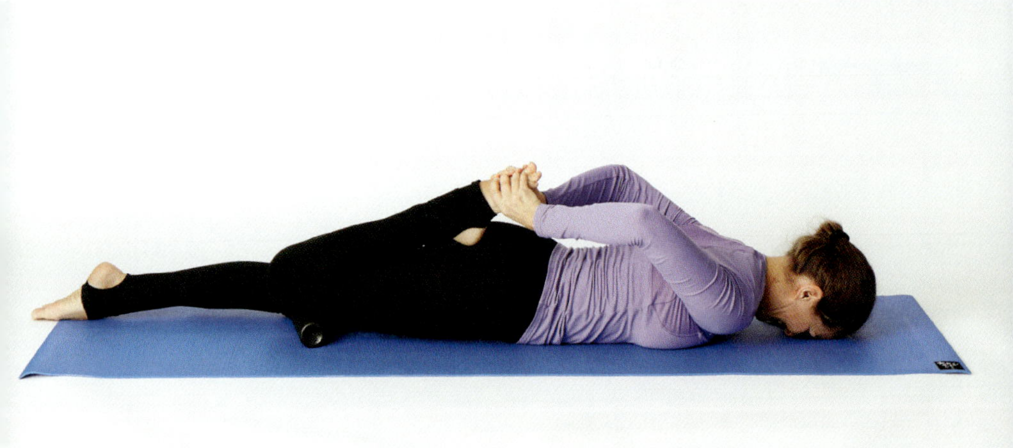

Abschnitt 6 – Abspeichern

Nehmen Sie wieder die Position von Abschnitt 1 ein.

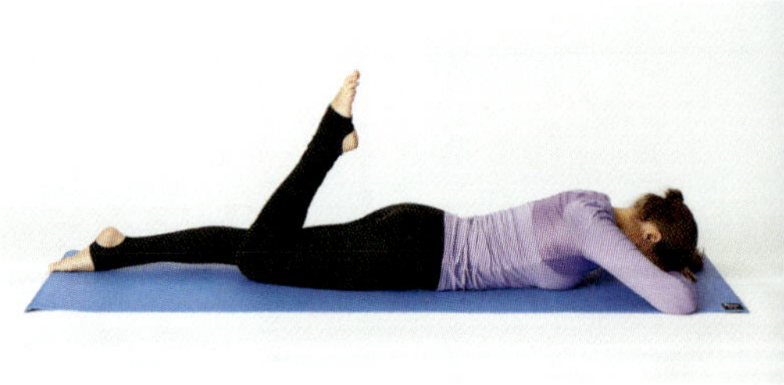

Abschnitt 7 – Mobilisieren und Entspannen

In Bauchlage beugen und strecken Sie im Wechsel sowohl Ihr Knie- als auch Ihr Fußgelenk.

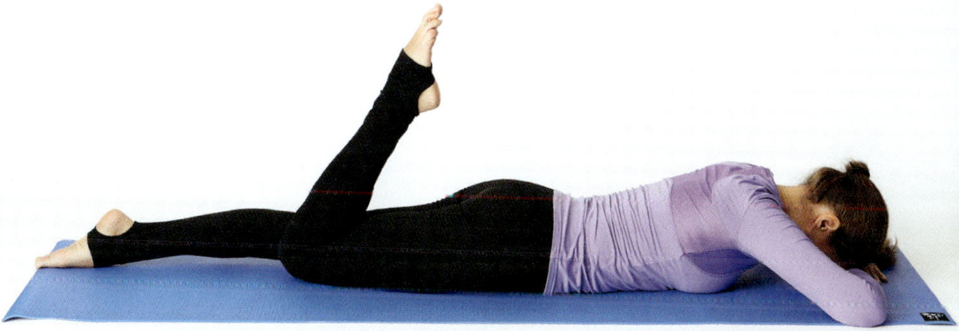

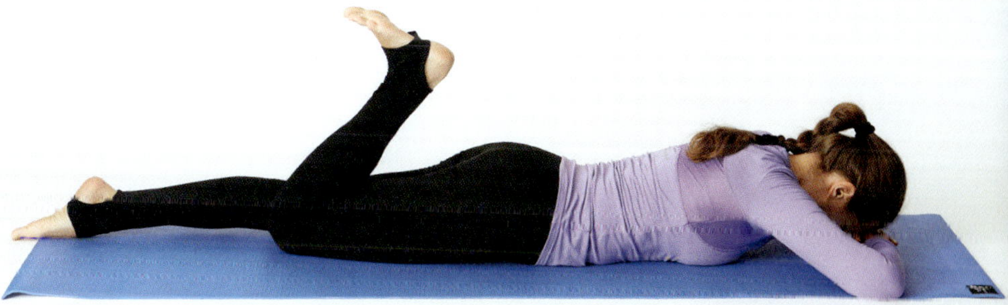

ÜBUNGS-SEQUENZ 12

- *AKTIVIERUNG ARMLINIEN, SPIRALLINIE*
- *KRÄFTIGUNG VORDERE OBERARM-MUSKULATUR (BIZEPS, DELTAMUSKEL)*
- *DEHNUNG VORDERE OBERARM- UND BRUSTMUSKULATUR*

» VIDEO
Übungssequenz 12

Abschnitt 1 – Vorbereiten und Aktivieren

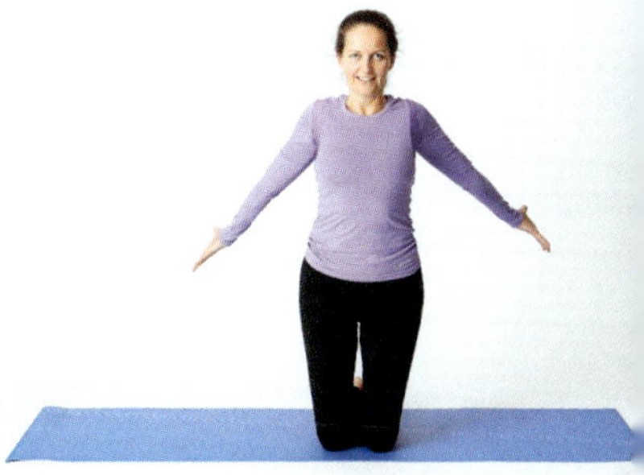

Im Kniestand strecken Sie die Arme zur Seite nach unten hinten.

Abschnitt 2 – Dehnen

In Bauchlage legen Sie Ihren Arm mit der Handfläche auf den Boden seitlich nach unten gestreckt ab und drehen Ihren Körper langsam auf die Seite des gestreckten Armes. Mit dieser Dehnung erreichen Sie den langen Kopf Ihres Bizeps. Möchten Sie auch den kurzen Kopf aktivieren, dann drehen Sie den Arm und lassen Ihre Handfläche nach oben schauen.

Lenken Sie die Aufmerksamkeit auf die vordere Oberarmmuskulatur.

Sie können den Winkel des Armes auch etwas verändern, spüren Sie nach, in welcher Position Sie eine Dehnspannung im vorderen Oberarm merken.

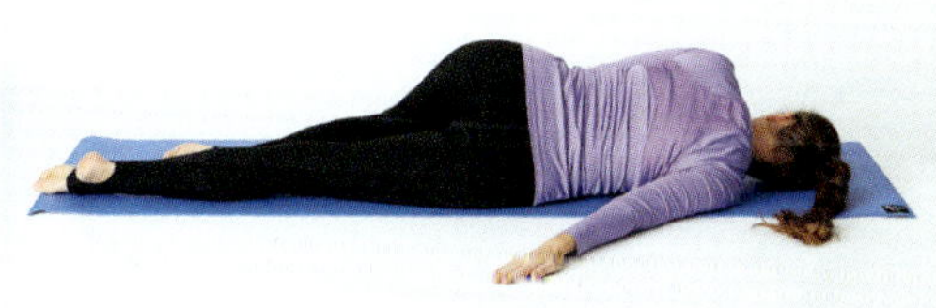

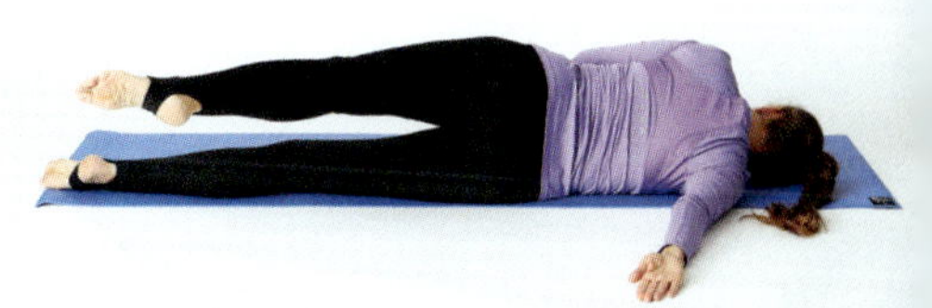

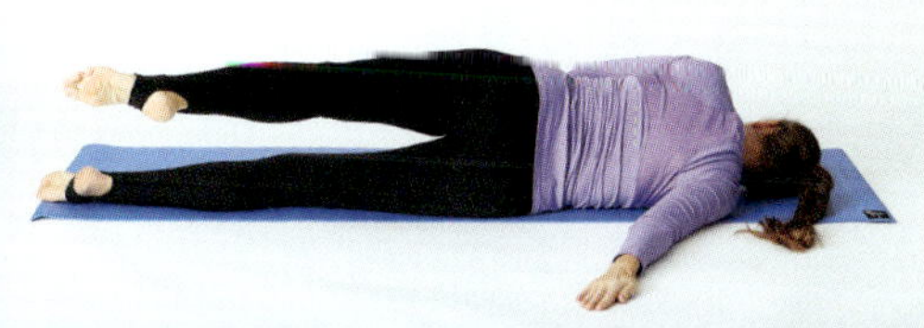

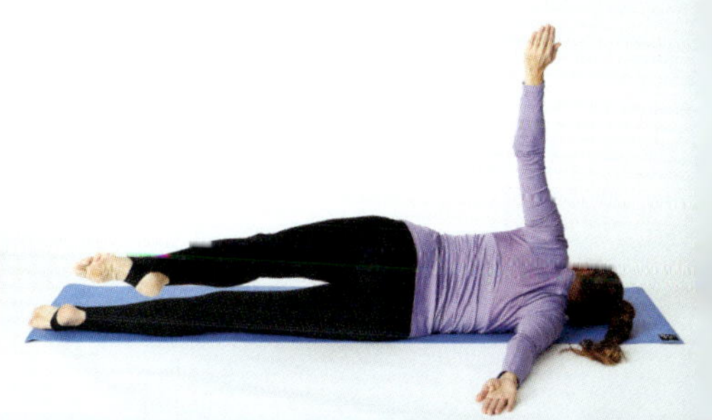

Abschnitt 3 – Dehnen plus mit Anspannen und Lösen

In der jeweiligen Dehnposition spannen Sie den gestreckten Arm gegen den Boden und lösen die Spannung wieder. Mit jedem Ausatmen können Sie weiter in die Dehnung drehen.

Abschnitt 4 – ZUSATZKICK

Hier habe ich wieder zwei Übungen zur Auswahl.

ÜBUNG 1 – Kräftigung Oberarm – Bizeps

Sie setzen sich auf die Matte und öffnen Ihre gebeugten Beine. Ihren Oberarm fixieren Sie am Oberschenkel der gleichen Körperseite und greifen mit der zur Faust geballten Hand unter den Oberschenkel des anderen Beines oberhalb des Kniegelenks. Sie beugen und strecken im Wechsel gegen den Beinwiderstand Ihren Arm im Ellbogengelenk. Sie bestimmen, wie stark Ihr ***Bizeps*** arbeiten soll, indem Sie den Beinwiderstand höher oder niedriger halten.

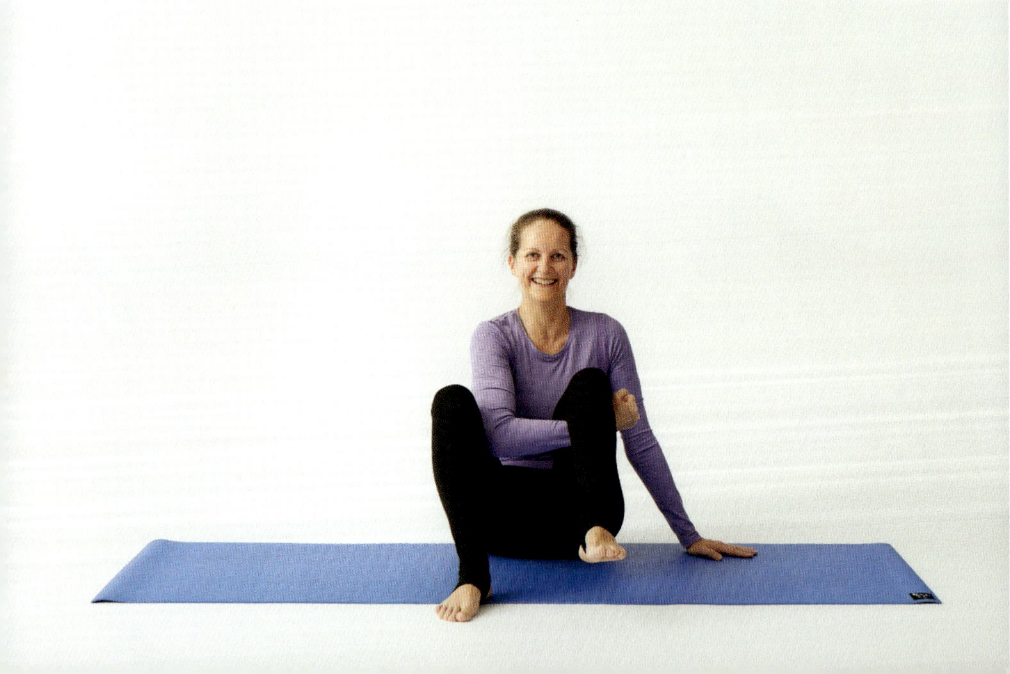

ÜBUNG 2 – Kräftigung seitlicher Deltamuskel

Diese Übung war in den Untersuchungen im Vergleich zu Armseithebeübungen mit Kurzhanteln weitaus intensiver. Daher habe ich sie in mein Programm aufgenommen.

Sie stützen sich in Seitenlage auf den Unterarm ab und ziehen beide Beine etwa im rechten Winkel zu Ihrem Oberkörper gebeugt an. Nun fassen Sie mit der Hand von außen oberhalb des Knöchels unter das oben liegende Bein. Greifen Sie so weit darunter, dass das Bein mit dem Handgelenk gehoben werden kann. Der Handrücken und das Handgelenk zeigen dabei nach oben. Ziehen Sie wieder die Schulterblätter Richtung Wirbelsäule und nach unten Richtung Gesäß. Nun heben und senken Sie den Arm gegen den Widerstand des Beines an und ab. Die Kraft für diese Übung kommt vorwiegend aus Ihrem Deltamuskel, weil er in dieser Bewegung wenig Unterstützung von anderen Muskeln bekommen kann. Der Deltamuskel ist übrigens auch derjenige Muskel, der für eine schön geformte Schulter sorgt.

Lenken Sie Ihre Aufmerksamkeit auf die vordere seitliche Muskulatur Ihres Armes.

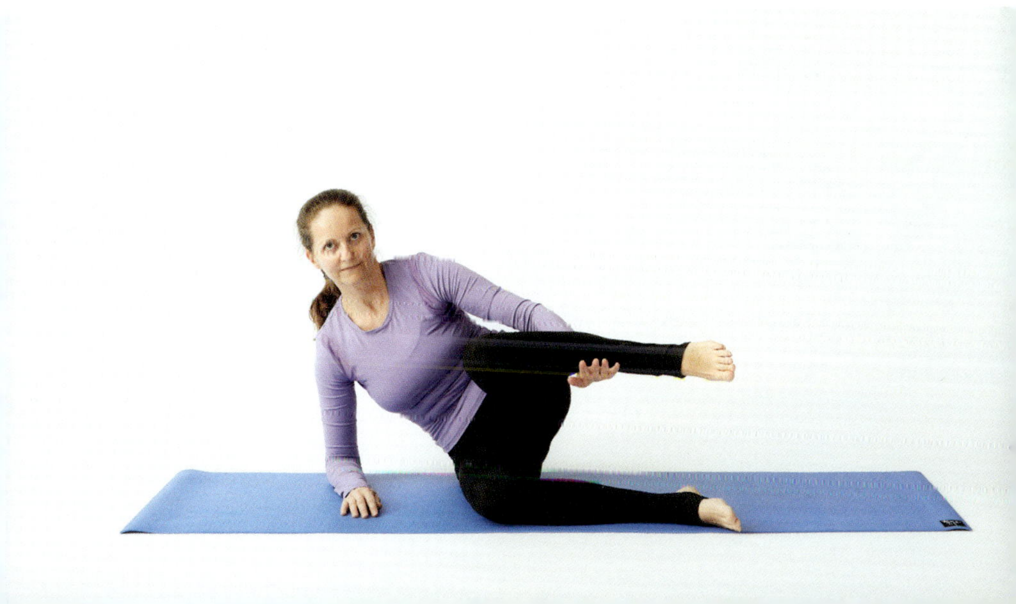

Abschnitt 5 – Dehnen und Nachfedern

Begeben Sie sich wieder langsam in die Dehnposition von Abschnitt 2 und federn Sie sanft nach.

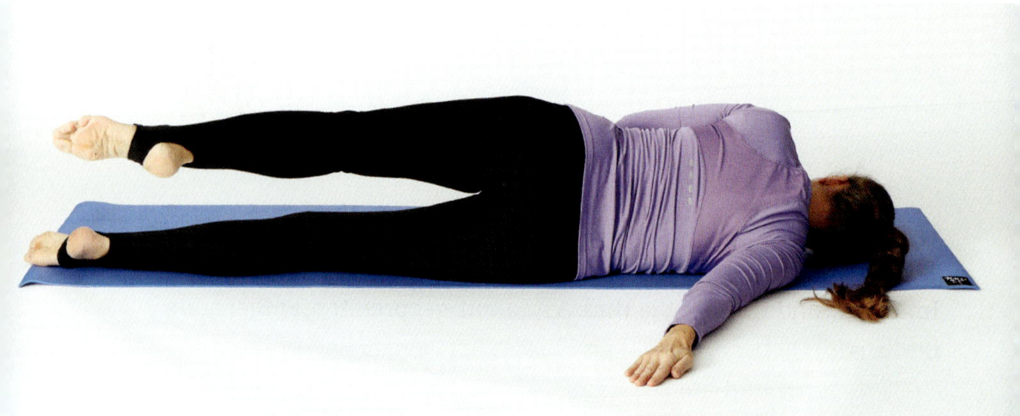

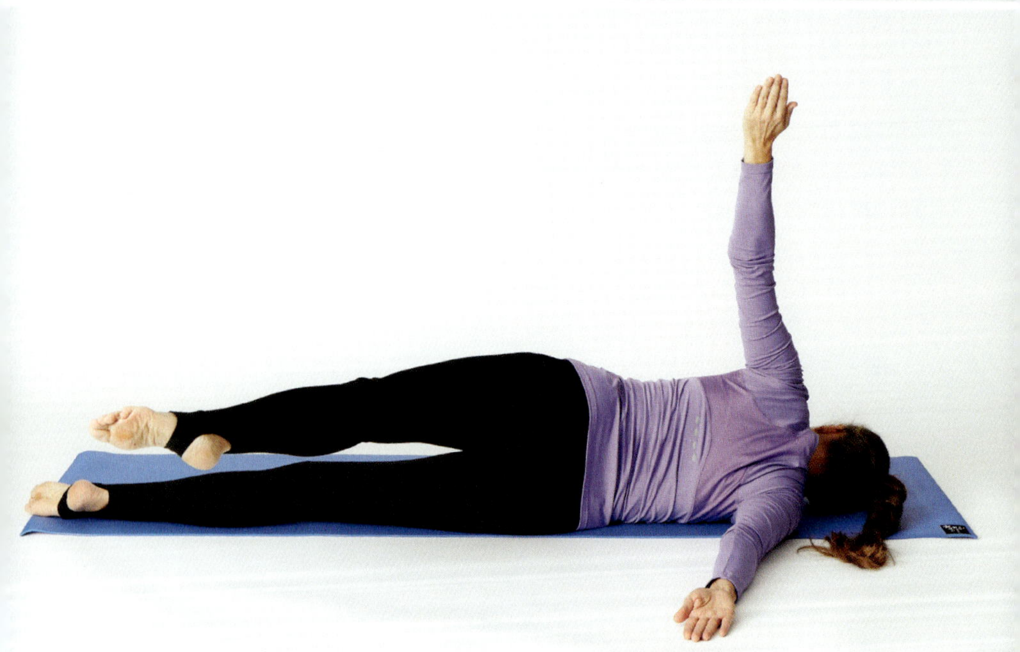

Abschnitt 6 – Abspeichern

Nehmen Sie wieder die Position von Abschnitt 1 ein.

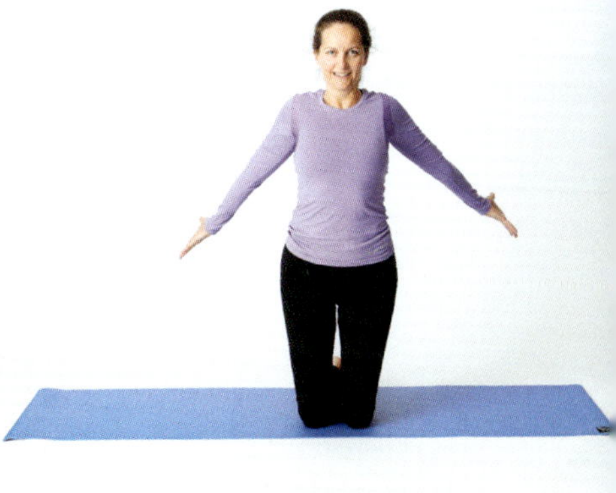

Abschnitt 7 – Mobilisieren und Entspannen

Im Kniestand drehen Sie Ihre Arme mit gespreizten Fingern ein und aus.

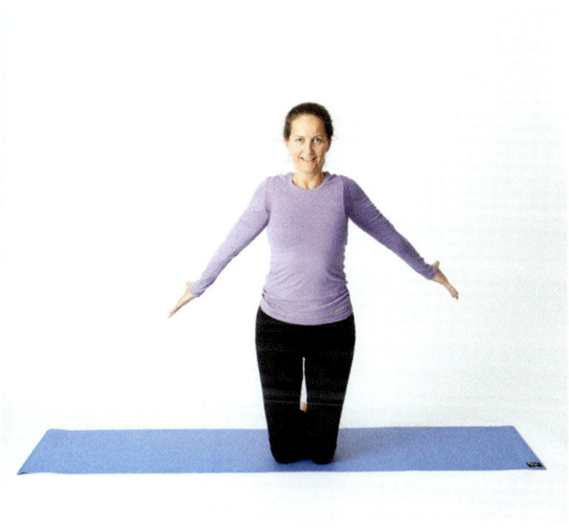

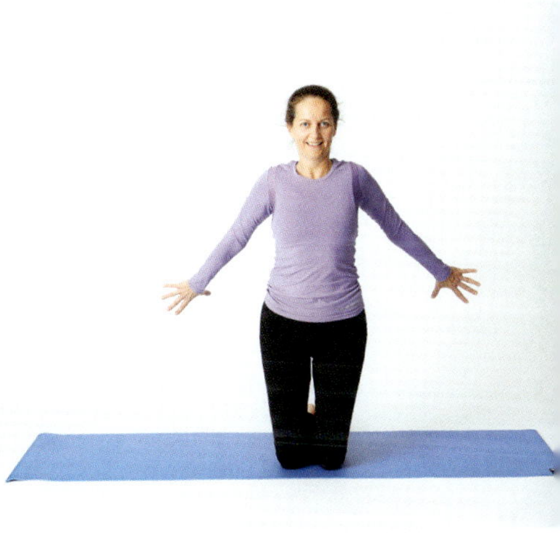

ÜBUNGS-SEQUENZ 13

- *AKTIVIERUNG SEITLICHE UND VORDERE FASZIENKETTE*
- *KRÄFTIGUNG OBERSCHENKELINNENSEITE (ADDUKTOREN)*
- *DEHNUNG OBERSCHENKELINNENSEITE UND HÜFTE – LEISTENREGION*

» VIDEO
Übungssequenz 13

Abschnitt 1 – Vorbereiten und Aktivieren

In Rückenlage legen Sie beide Fußsohlen aneinander und bringen Ihre Knie nach außen. Oder Sie heben beide Beine gestreckt und öffnen zu einem „V".

TIPP:
Sie können mit den Händen die Innenseite der Oberschenkel vom Knie Richtung Becken mit sanftem Druck ausstreichen.

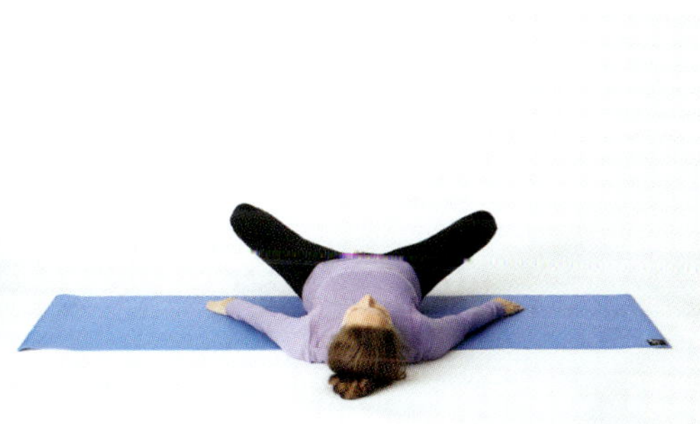

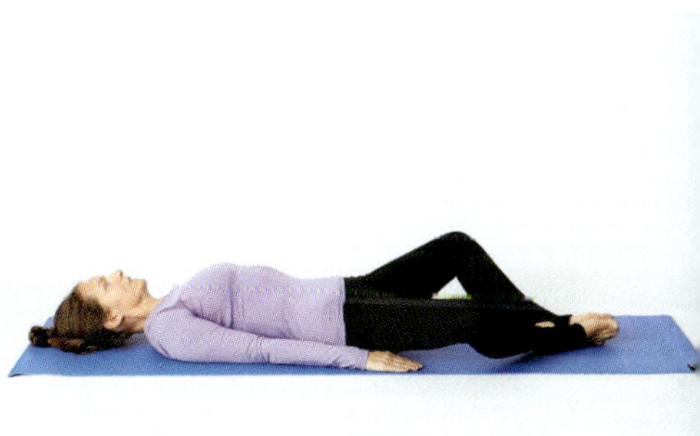

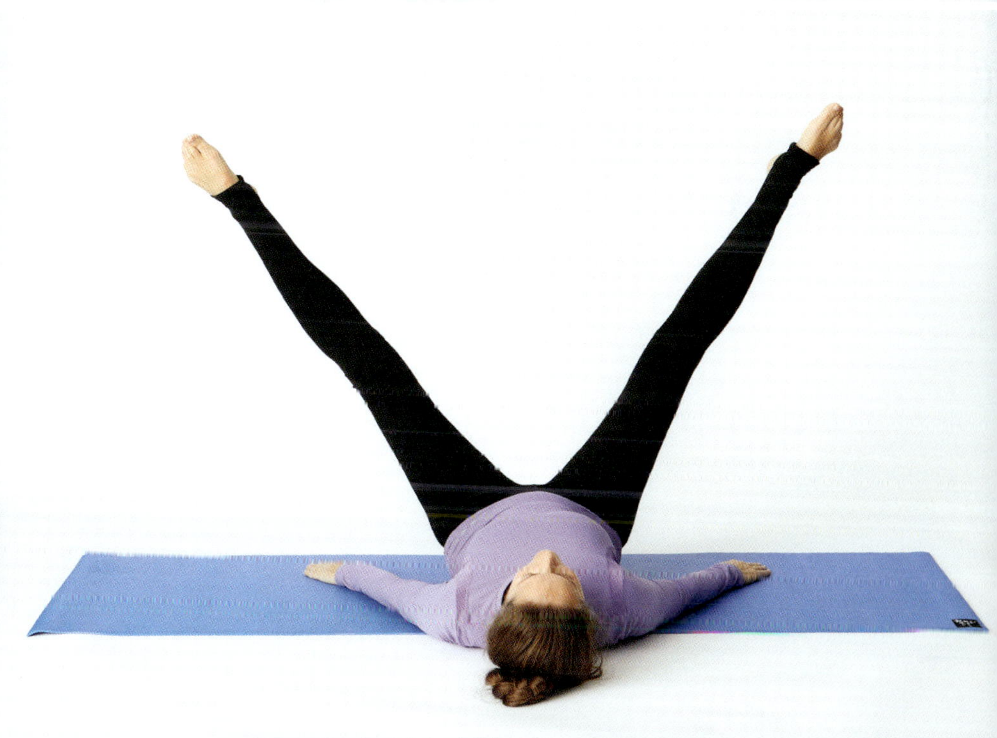

Abschnitt 2 – Dehnen

Im Vierfüßerstand öffnen Sie beide Knie weit und legen Ihre Fußsohlen möglichst aneinander. ***Lenken Sie Ihre Aufmerksamkeit auf die Oberschenkelinnenseite – Adduktoren.*** Falls Ihnen der Druck auf die Knie zu unangenehm wird, legen Sie sich etwas Weiches unter Ihre Knie.

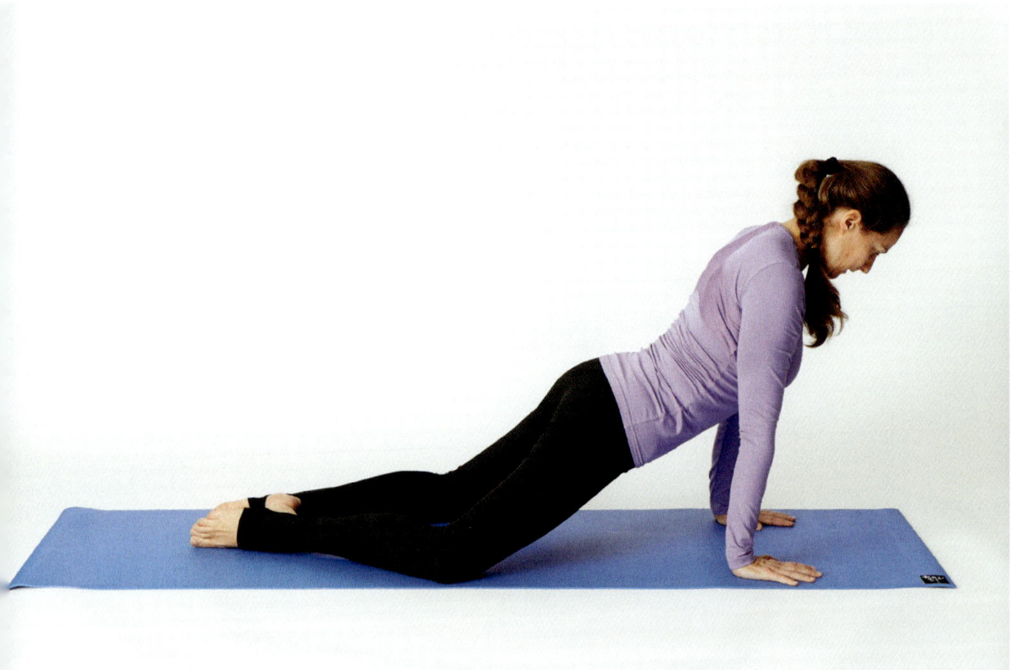

Abschnitt 3 – Dehnen plus mit Anspannen und Lösen

Spannen Sie mit Ihren Knien gegen den Boden an und lösen Sie die Spannung wieder. Mit dem Ausatmen versuchen Sie, Ihre Knie noch etwas weiter zu öffnen.

Abschnitt 4 – ZUSATZKICK – Kräftigung der Oberschenkelinnenseite

Hier können Sie wieder zwischen zwei Übungen wählen:

ÜBUNG 1 – Adduktoren-Spannung

Im Sitz klemmen Sie Ihren Unterarm zwischen die geöffneten, gebeugten Beine. Sie können beispielsweise auch Yoga-Blöcke oder Ähnliches einklemmen. Drücken Sie Ihre Beine nun fest zusammen und steigern Sie den Druck langsam.

Spüren Sie Ihre Oberschenkelinnenseiten.

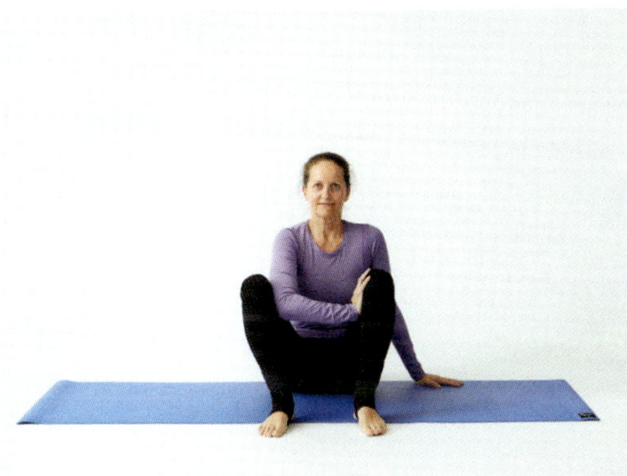

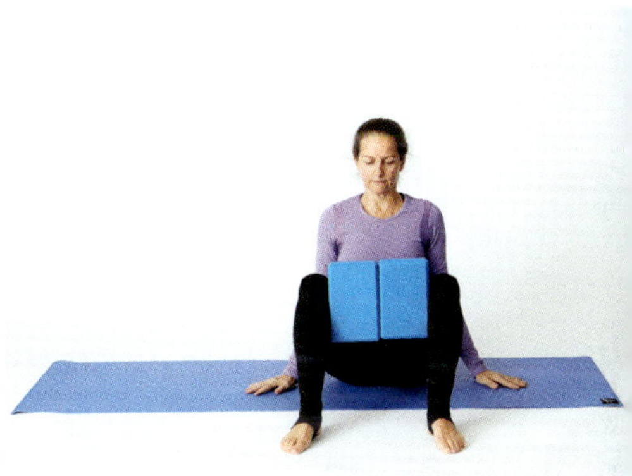

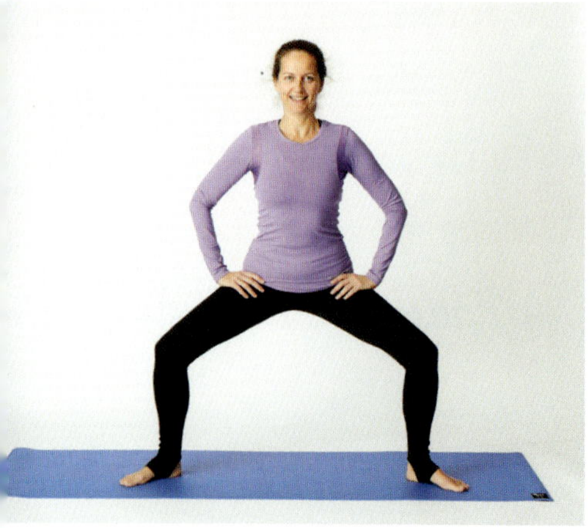

ÜBUNG 2 – Breiter Squat

Sie stellen Ihre Beine weit auseinander und beugen Ihre Knie. Gehen Sie so tief wie möglich hinunter und lassen Sie dabei Ihren Oberkörper aufrecht.

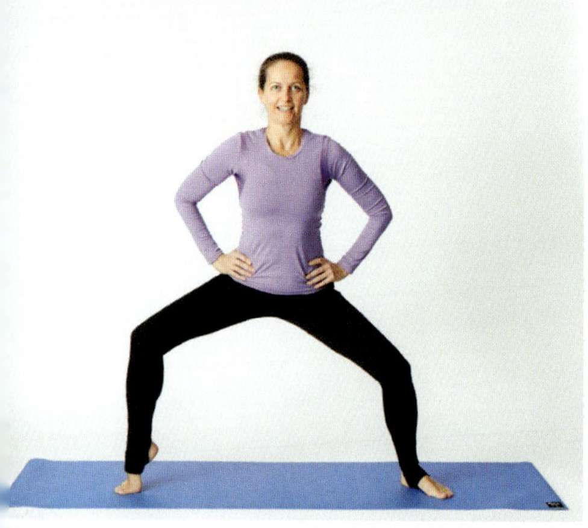

Nun heben Sie abwechselnd eine Ferse hoch und senken sie wieder.

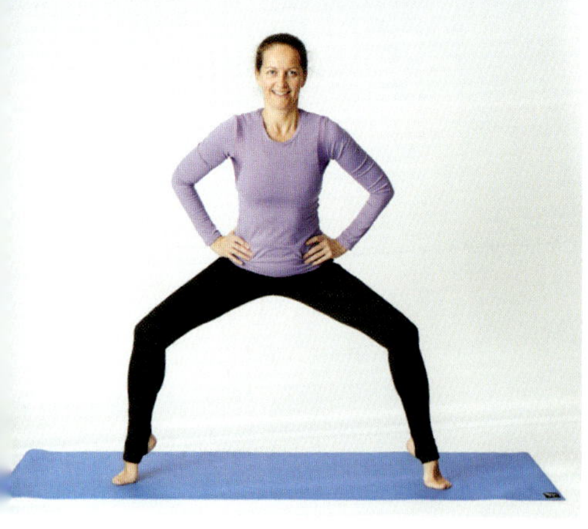

Intensiver wird die Übung, wenn Sie beide Fersen gleichzeitig heben und senken. Dabei ist außerdem Ihr ***Balancegefühl*** gefragt.

Abschnitt 5 – Dehnen und Nachfedern

Begeben Sie sich wieder langsam in die Dehnposition von Abschnitt 2 und federn Sie etwas nach.

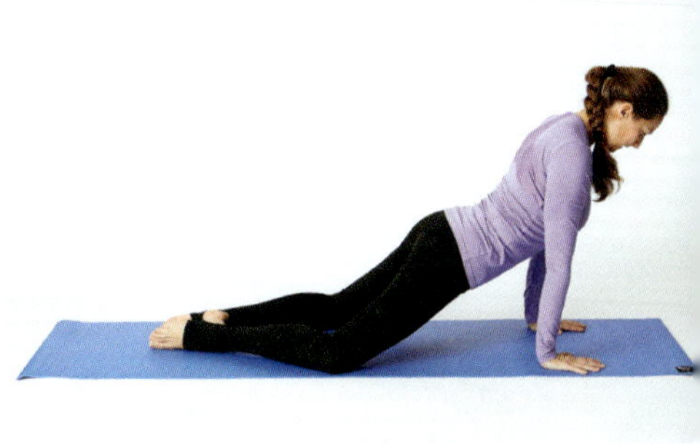

Abschnitt 6 – Abspeichern

Nehmen Sie wieder die Position von Abschnitt 1 ein.

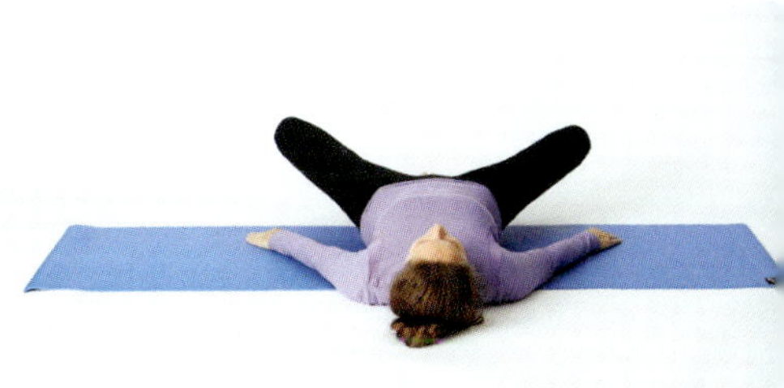

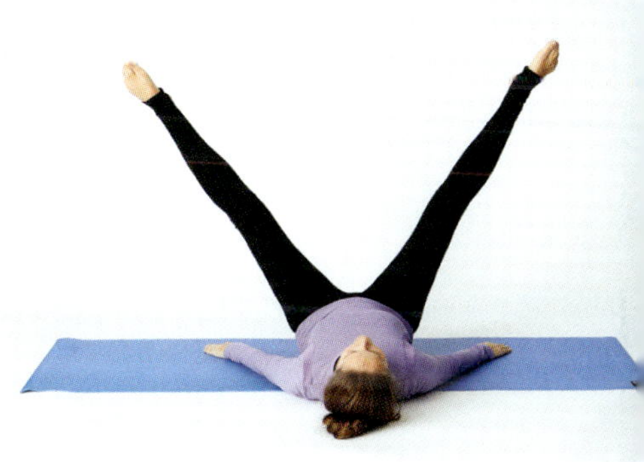

Abschnitt 7 – Mobilisieren und Entspannen

In Rückenlage beide Beine aufstellen und ausschütteln und dann mit beiden Händen vor allem die Oberschenkelinnenseite vom Knie Richtung Becken mit sanftem Druck ausstreichen.

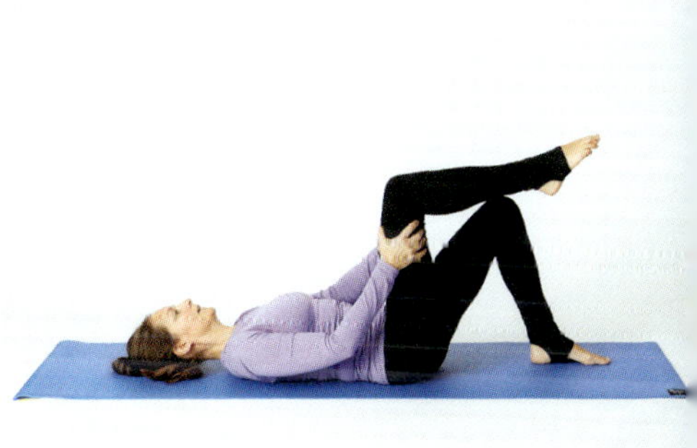

ÜBUNGS-SEQUENZ 14

- *AKTIVIERUNG RÜCKWÄRTIGE FASZIEN-KETTE*
- *KRÄFTIGUNG GESÄSS, OBERSCHENKEL-MUSKULATUR*
- *DEHNUNG BEINRÜCKSEITE, WADEN*

Abschnitt 1 – Vorbereiten und Aktivieren

Im aufrechten Stand stellen Sie ein Bein gestreckt nach vorne auf die Ferse, ziehen Ihre Zehen Richtung Schienbein und beugen den Oberkörper gerade etwas nach vorne.

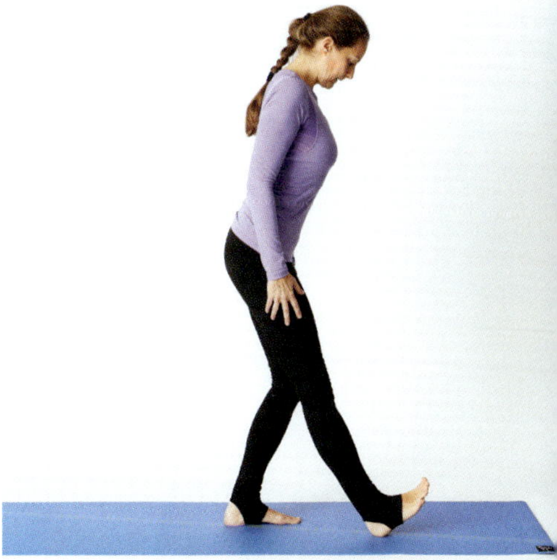

Abschnitt 2 – Dehnen

Stellen Sie nun langsam das vorhin vorbereitete Bein gestreckt zurück. Der Fuß steht dabei gerade und ist nicht nach außen gedreht. Beugen Sie nun das vordere Bein. Die Ferse des gestreckten Beines bleibt ständig am Boden. Verändern Sie die Position der Ferse des hinteren Beines und Sie werden die Dehnspannung der Unterschenkelrückseite unterschiedlich spüren können. Machen Sie bitte kein Hohlkreuz, sondern lassen Sie Ihr Becken aufgerichtet.

Lenken Sie Ihre Aufmerksamkeit auf die gesamte Beinrückseite, v. a. auf die Unterschenkelrückseite, Wade (Übergang der Achillessehne in die Wadenmuskulatur) und Kniekehle.

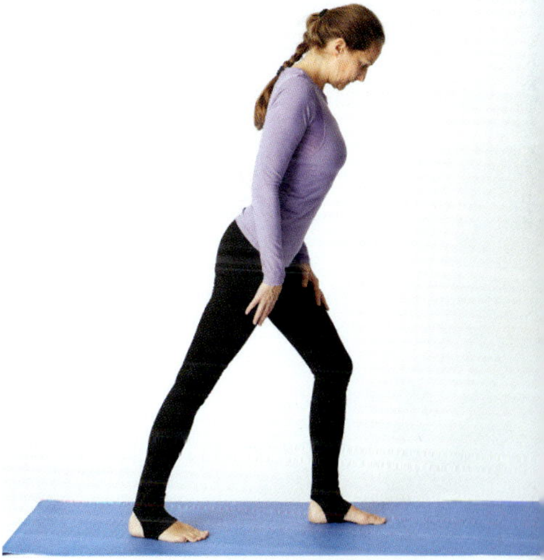

» VIDEO Übungssequenz 14

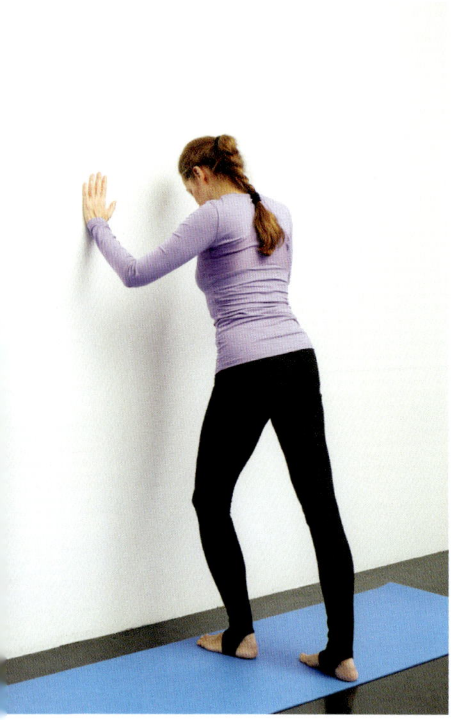

Variante: Sie können sich für diese Übung im Ausfallschritt mit den Armen gegen eine Wand stützen. Achten Sie bitte auch bei dieser Variante darauf, dass die Ferse des hinteren gestreckten Beines am Boden bleibt.

Abschnitt 3 – Dehnen plus mit Anspannen und Lösen

In dieser Position spannen Sie mit der Ferse des hinteren gestreckten Beines gegen den Boden an und lösen die Spannung wieder. Mit dem Ausatmen können Sie langsam die Dehnung verstärken.

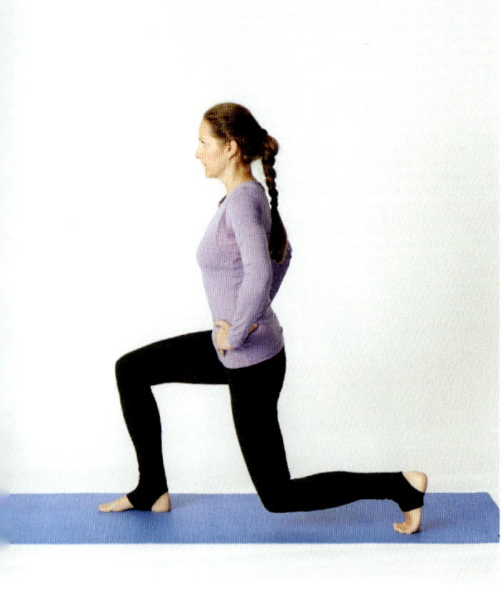

Abschnitt 4 – ZUSATZKICK – Kräftigung der Bein- und Gesäßmuskulatur

Die Kniebeuge mit einem Bein: Sie stellen das vorhin gedehnte Bein nach vorne, das andere Bein mit dem Fuß nach hinten etwa hüftbreit und seitwärts. Das Körpergewicht verlagern Sie auf das vordere Bein. Langsam beugen und strecken Sie im Wechsel beide Beine. Gehen Sie dabei tief hinunter und halten Sie Ihren Oberkörper aufrecht.

Variante weniger intensiv: Sie verlagern Ihr Körpergewicht auf beide Beine. Der Körperschwerpunkt liegt nun zwischen den Beinen und Sie gehen nicht so tief hinunter.

Abschnitt 5 – Dehnen und Nachfedern

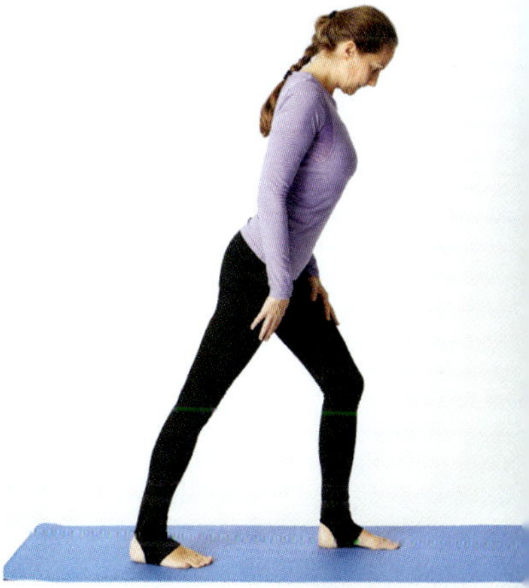

Begeben Sie sich wieder langsam in die Dehnposition von Abschnitt 2 und federn Sie sanft nach.

Abschnitt 6 – Abspeichern

Nehmen Sie wieder die Position von Abschnitt 1 ein.

Abschnitt 7 – Mobilisieren und Entspannen

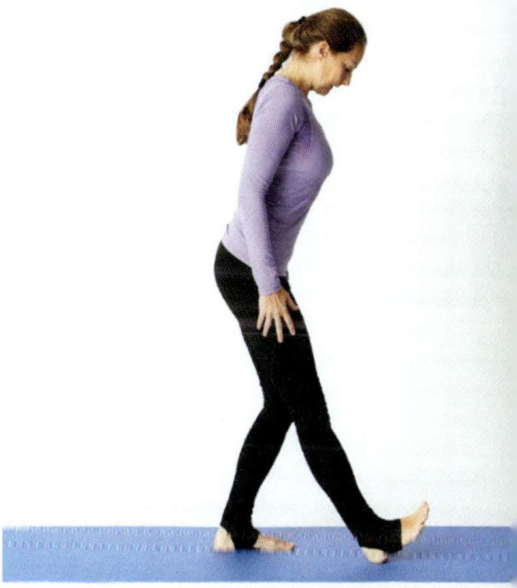

Im Sitz ziehen Sie ein Bein ganz eng zum Körper und drehen Ihren Oberkörper nach hinten in eine Abwandlung des Drehsitzes.

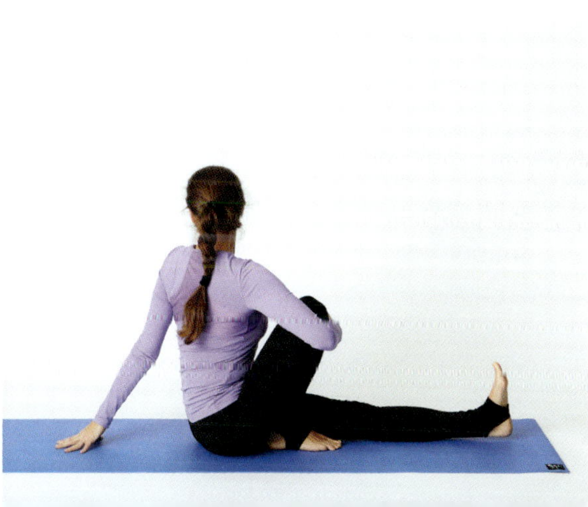

ÜBUNGS-SEQUENZ 15

- *AKTIVIERUNG RÜCKWÄRTIGE FASZIEN-KETTE*
- *KRÄFTIGUNG WADEN UND GESÄSS*
- *DEHNUNG BEINRÜCKSEITE*

Abschnitt 1 – Vorbereiten und Aktivieren

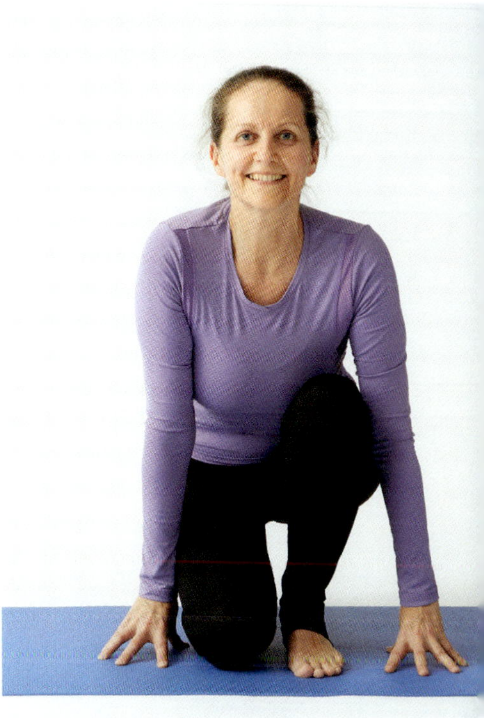

Die „einbeinige Hocke“: Aus dem Kniestand stellen Sie den Fuß neben dem Knie des anderen Beines so auf, dass die ganze Fußsohle guten Bodenkontakt hat. Der Fuß steht gerade und ist nicht nach außen gedreht. Langsam und behutsam schieben Sie das Knie Richtung Zehen. Wir bereiten damit die gesamte Wadenmuskulatur (natürlich auch die Achillessehne) vor, dabei vor allem auch den Schollenmuskel, der unter dem Zwillingswadenmuskel liegt.

TIPP:

Gehen Sie auch im Alltag so oft wie möglich in die Hocke – beim Telefonieren, beim Warten. Statt auf einem Sessel zu sitzen, tun Sie Ihrem Körper etwas Gutes und „programmieren“ ihn wieder für diese Beweglichkeit.

Abschnitt 2 – Dehnen

Sie strecken im Langsitz das vorhin vorbereitete Bein aus und ziehen Ihre Fußspitzen an. Ihren Oberkörper neigen Sie dabei langsam gerade nach vorne. Greifen Sie nun so weit wie möglich mit Ihren Händen Richtung Fuß. Sie können auch mit einem Band oder einer Hand den Fuß greifen und die Zehen noch weiter Richtung Schienbein ziehen.

» VIDEO
Übungssequenz 15

Lenken Sie Ihre Aufmerksamkeit auf die gesamte Beinrückseite des gestreckten Beines, auch auf die Unterschenkelrückseite und Kniekehle.

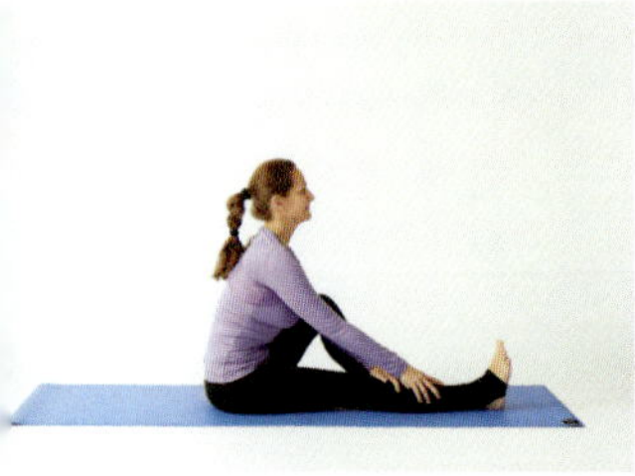
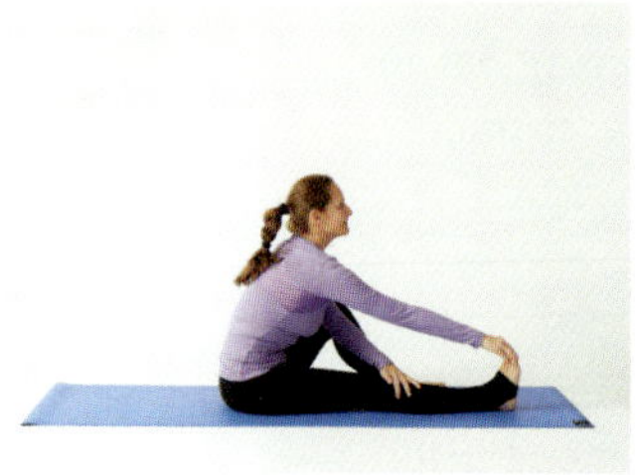
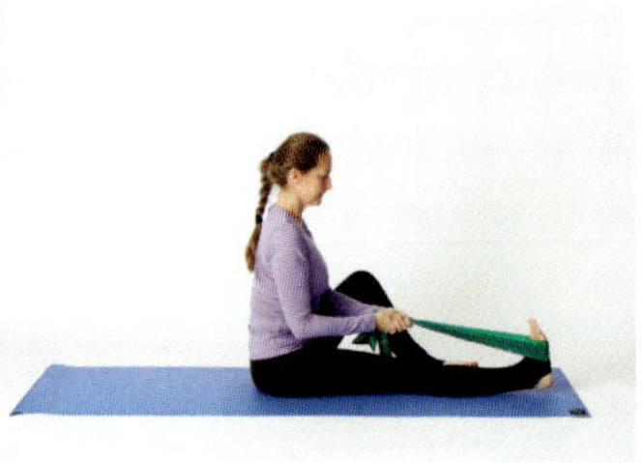

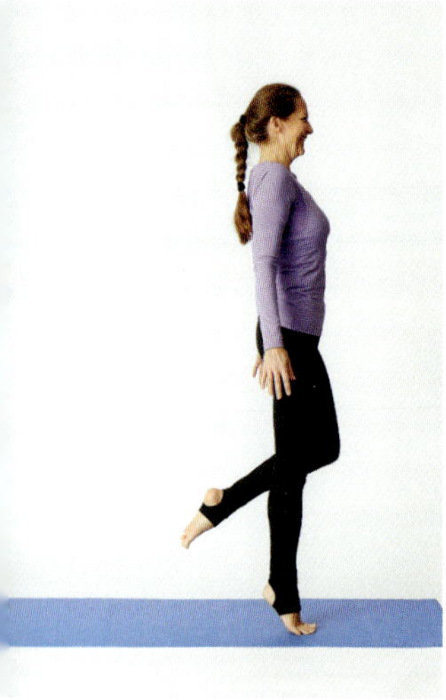

Abschnitt 3 – Dehnen plus mit Anspannen und Lösen

In dieser Position spannen Sie das gestreckte Bein samt Ferse gegen den Boden an und lösen die Spannung wieder. Mit dem Ausatmen können Sie die Dehnung noch verstärken.

Abschnitt 4 – ZUSATZKICK – Kräftigung Wadenmuskulatur, Gesäß

Sie stehen auf dem vorhin gedehnten Bein und drücken sich in den hohen Ballenstand hoch. Stützen Sie sich eventuell an einer Wand ab. Das Kniegelenk ist gestreckt und der Oberkörper aufrecht. Die Ferse nun bis fast auf den Boden absenken und wieder hochdrücken in den Ballenstand. Heben und senken im Wechsel.

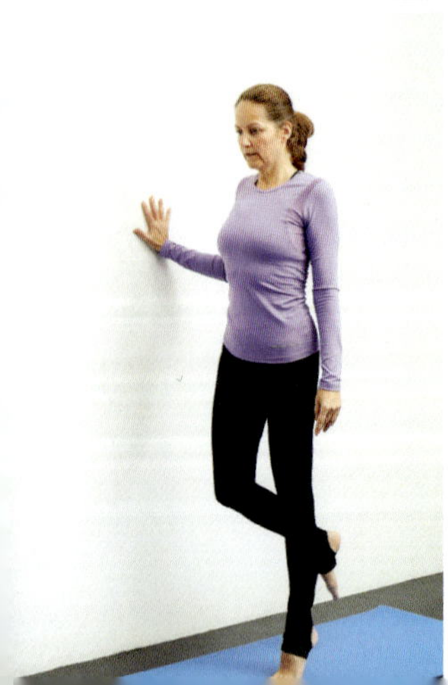

TIPP:

Diese Übung lässt sich auch auf einer Stiege machen, wodurch sie intensiver wird, weil die Ferse weiter nach unten abgesenkt werden kann. Das kann sich dann natürlich auch positiv auf den Sprunggelenksradius auswirken.

Abschnitt 5 – Dehnen und Nachfedern

Begeben Sie sich wieder langsam in die Dehnposition von Abschnitt 2 und federn Sie sanft nach.

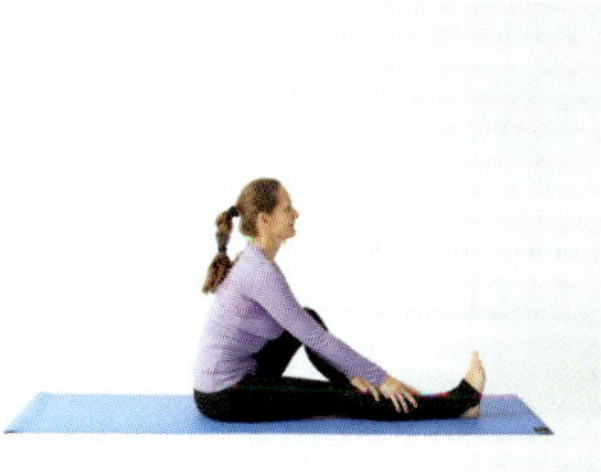

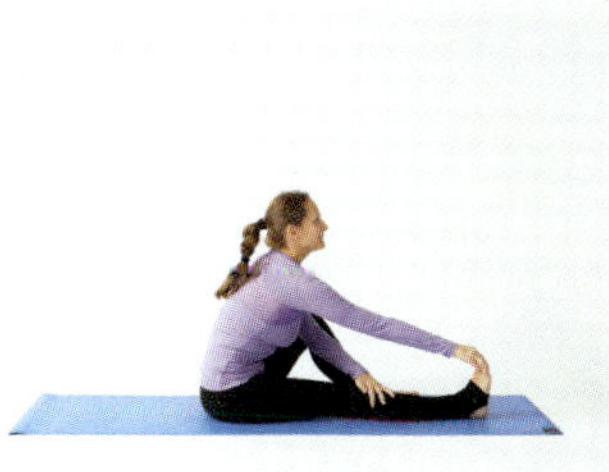

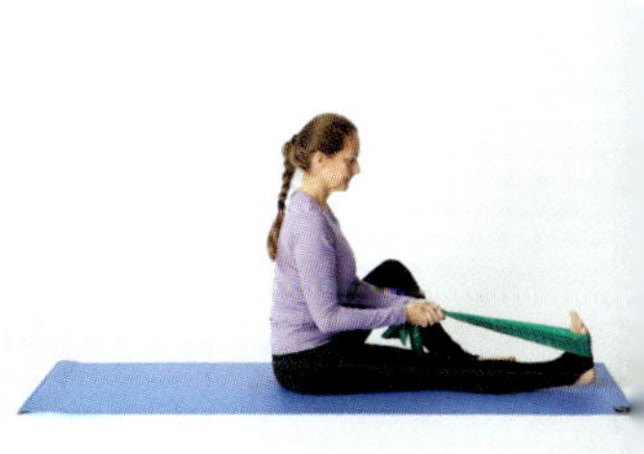

Abschnitt 6 – Abspeichern

Nehmen Sie wieder die Position von Abschnitt 1 ein.

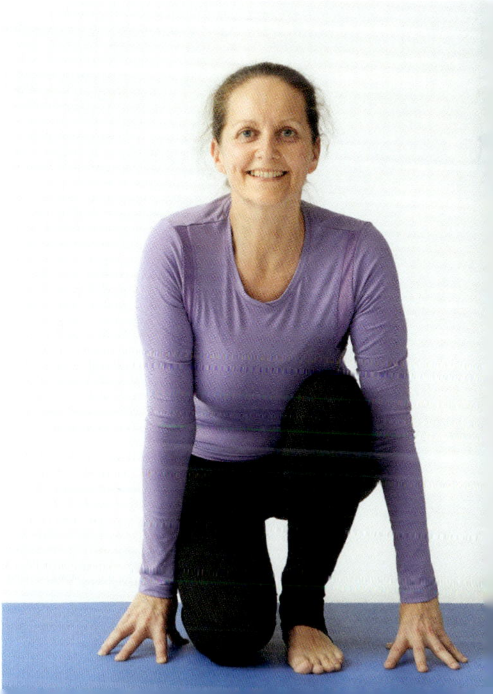

Abschnitt 7 – Mobilisieren und Entspannen

Im Fersensitz das Bein nach vorne strecken und mit dem Fuß kreisen.

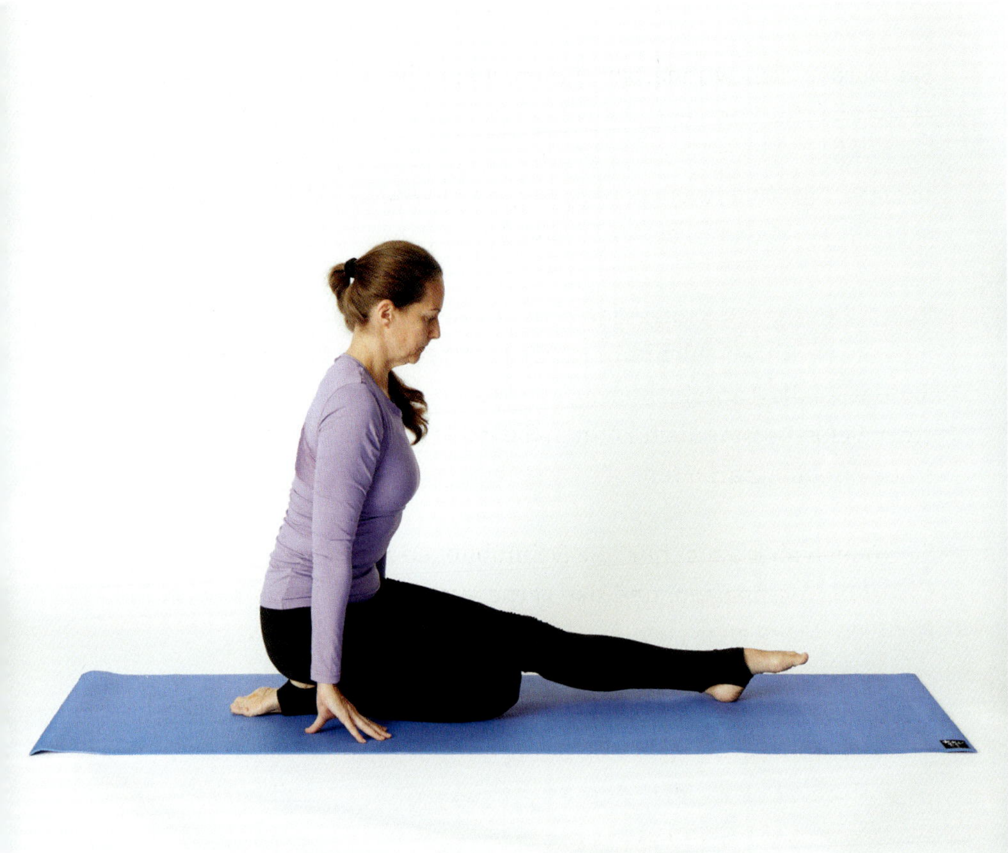

SIE HABEN IMMER DIE WAHL

Hören Sie auf Ihren Körper und entscheiden Sie, was, wann und wie oft Sie trainieren.

Sie werden sich wunderbar fühlen, wenn Sie alle Faszienketten aktivieren. Sie können sich die Übungssequenzen beliebig zusammenstellen. Sie finden in jeder Überschrift zur jeweiligen Übungssequenz die Beschreibung, welche Körperregionen gekräftigt bzw. gedehnt und welche Faszienketten aktiviert werden.

Wenn Sie alle 15 Übungssequenzen nach einem kurzen Aufwärmen durchführen möchten, reicht es meiner Meinung nach, wenn Sie das zu Beginn ein Mal in der Woche oder alle 10 Tage machen. Selbstverständlich können Sie jeden Tag mit einer anderen Übungssequenz arbeiten.

Sie können aber auch „nur" die Dehnübungen zur Beweglichkeitsverbesserung machen, und das gerne auch 7 Tage in der Woche. Die Dehnübungen in meinem Programm mit Anspannen und Lösen können Sie ganz schön ins Schwitzen bringen. Ich bin Genuss-Sportlerin und entscheide nach Lust und Laune. Daher trainiere ich gelegentlich „nur" die Dehnübungen mit Anspannen und Lösen ohne Krafttraining oder „nur" Krafttraining mit anschließendem Dehnen ohne Anspannen.

Wenn Sie nur Krafttraining machen möchten, dann nehmen Sie nach einem Aufwärmen die jeweiligen Übungen aus Abschnitt 4 – Zusatzkick. Dabei reicht es auch, wenn Sie diese zu Beginn ein Mal in der Woche oder alle 10 Tage machen.

Ich bin ziemlich sicher, das gesamte Programm wird Ihnen mit der Zeit so gefallen, dass Sie Ihr Training gerne öfter machen werden. Vielleicht sind Sie nach diesem Programm so richtig motiviert, die Übungen abzuwandeln oder sich sogar eigene Übungen einfallen zu lassen.

ENTSPANNTER NACKEN

Lassen Sie es gar nicht erst zu Nackenverspannungen kommen. Alle hier vorgestellten Übungen eignen sich auch für zwischendurch, wenn Sie viel sitzen müssen.

Da die Beweglichkeit unserer Augen auch mit dem Gewebe unserer Nackenmuskulatur zusammenhängt und umgekehrt, habe ich verschiedene „Klassiker" mit Augenbewegungen verbunden. Und weil dieser Bereich auch von der Funktion einiger Hirnnerven abhängen kann, stelle ich Ihnen einige geniale Übungen vor, die Stanley Rosenberg entwickelt hat.[124] Auf die Übung für den Vagus-Nerv habe ich bereits bei den Stressreaktionen hingewiesen.

Bei allen diesen Übungen gilt natürlich auch:
Lenken Sie Ihre Aufmerksamkeit auf den jeweiligen Bereich.

Achten Sie bitte auch auf Ihre Haltung und lassen Sie Ihren Oberkörper aufrecht – denken Sie sich Ihr Brustbein schräg nach oben und entspannen Sie Ihre Schultern. Bleiben Sie immer in Ihrem Wohlfühlen-Schmerzlevel.

Massieren Sie mit einem Ball oder auch mit Ihren Fingern und lockern somit den Schulter-Nacken-Bereich sowohl auf der Körperrück- wie auf der -vorderseite.

Lassen Sie den Arm und die Schulter auf der Seite, die Sie massieren, locker. Machen Sie kleine kreisende Bewegungen entlang des Schulterblattrandes bis hin zum Nacken bzw. vorne entlang des

124 Aus seinem Buch „Der Selbstheilungsnerv – So bringt der Vagus-Nerv Psyche und Körper ins Gleichgewicht"

Schlüsselbeins bis hin zum Brustbein. Sollten Sie eine Stelle finden, die schmerzt, dann bleiben Sie an dieser Stelle und verstärken den Druck etwas, beachten Sie aber Ihren Schmerzlevel und bleiben Sie unter 9.

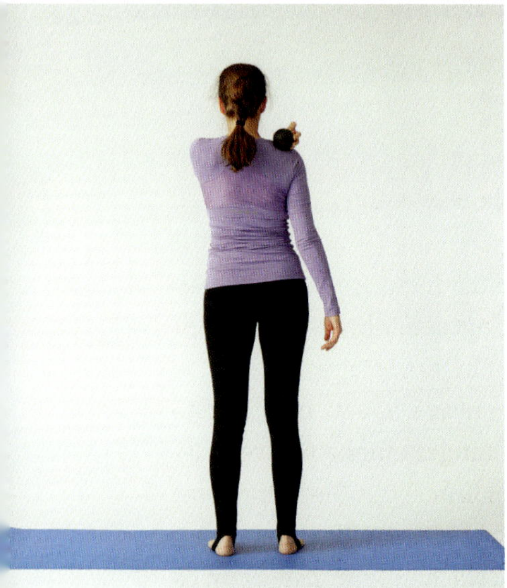

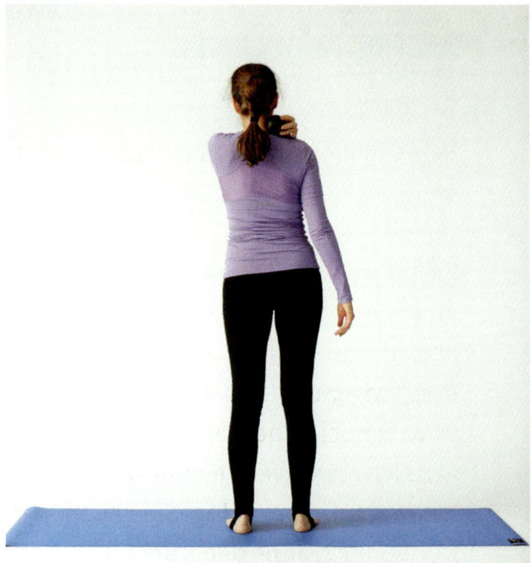

Übung für den Vagus-Nerv[125]

Mit dieser Übung können Sie nicht nur Ihr Nervensystem optimal unterstützen, sondern auch die Bewegungen Ihrer Halswirbelsäule und die Durchblutung Ihres Gehirns.

Bevor Sie beginnen, überprüfen Sie Ihren Bewegungsradius. Stellen Sie sich aufrecht hin und drehen Sie den Kopf langsam auf die rechte und dann auf die linke Seite. Merken Sie sich, wie es sich an-

125 Rosenberg, Der Selbstheilungsnerv, S 258 ff.

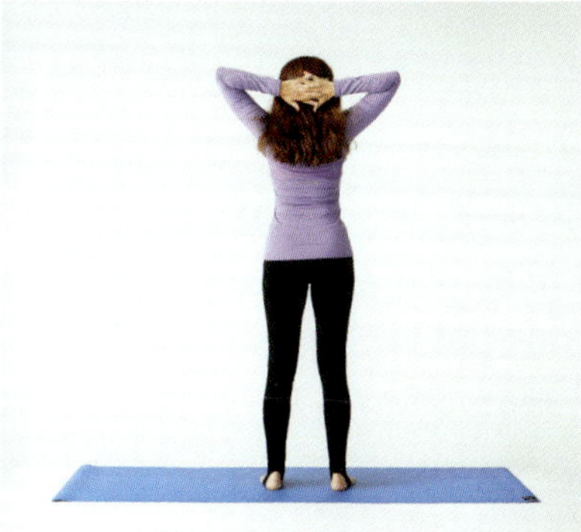

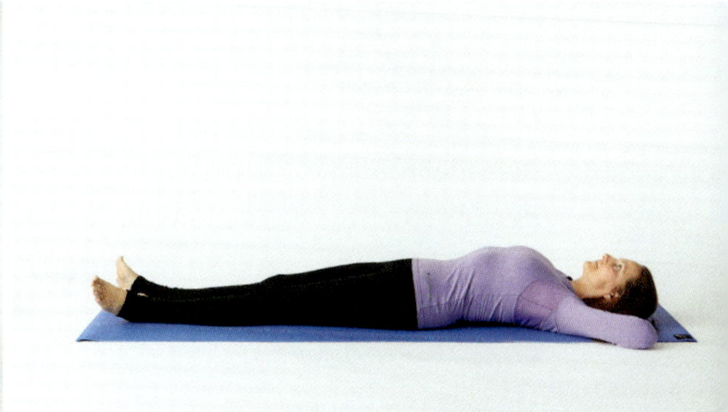

fühlt, ob Sie Spannungen spüren. Oft lässt sich der Kopf auf eine Seite leichter drehen. Nun zur eigentlichen Übung:

Sie legen sich auf den Rücken. Nehmen Sie Ihre Arme über Ihren Kopf, verschränken Sie Ihre Finger und legen Sie Ihren Hinterkopf darauf. Ihr Hinterkopf ruht auf Ihren Fingern. Dabei sollten Sie Ihre Finger deutlich spüren. Falls Sie Probleme haben, beide Arme so weit hochzunehmen, nehmen Sie die Finger einer Hand oder legen sich etwas Vergleichbares unter den Hinterkopf. Sie halten nun Ihren Kopf ganz ruhig. Sie schauen mit beiden geöffneten Augen nach rechts, ohne den Kopf zu bewegen. Nach einiger Zeit kann es sein, dass Sie gähnen müssen oder schlucken oder aber auch einen ganz tiefen Seufzer machen. Dann hat sich Ihr Nervensystem entspannt und Sie können mit Ihren Augen wieder zur Mitte wandern und geradeaus schauen. Nun bewegen Sie Ihre Augen langsam nach links. Der Kopf bleibt wieder ruhig liegen. Warten Sie auch hier wieder darauf, bis Sie schlucken, gähnen oder tief seufzen müssen. Es kann sein, dass es etwas Zeit braucht, bis sich die Entspannung einstellt. Bei mir hat es beim ersten Ausprobieren dieser Übung über eine Minute gedauert, bis ich schlucken musste. Stehen Sie dann langsam wieder auf und überprüfen nun nochmals Ihren Bewegungsradius. Drehen Sie wieder langsam den Kopf zuerst auf die eine, dann auf die andere Seite.

Kopf-Neigen

Sie setzen oder stellen sich aufrecht hin und neigen Ihren Kopf seitlich. Ihr Ohr wandert Richtung Schulter. Bleiben Sie in dieser Position für etwa 4 AZ. Sie können auch Ihre Hand zur sanften Verstärkung der Dehnung zuhilfe nehmen. Spüren Sie die Dehnspannung. Wenn Sie wollen, können Sie die Dehnung so lange genießen, bis Sie merken, wie das Gewebe in diesem Bereich „nachgibt".

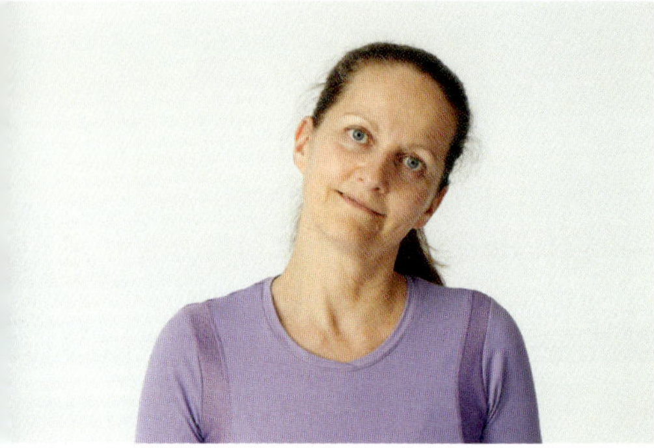

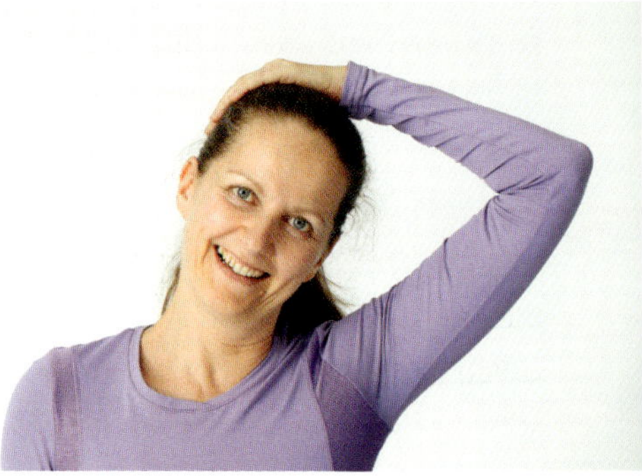

Sie neigen Ihren Kopf nach vorne, bringen Ihr Kinn Richtung Brust und bleiben so für etwa 4 AZ. Danach drehen Sie Ihren Kopf etwa 45° zur Seite und führen wieder Ihr Kinn Richtung Brust. Sie können Ihre Hand zur sanften Verstärkung der Dehnung zuhilfe nehmen.

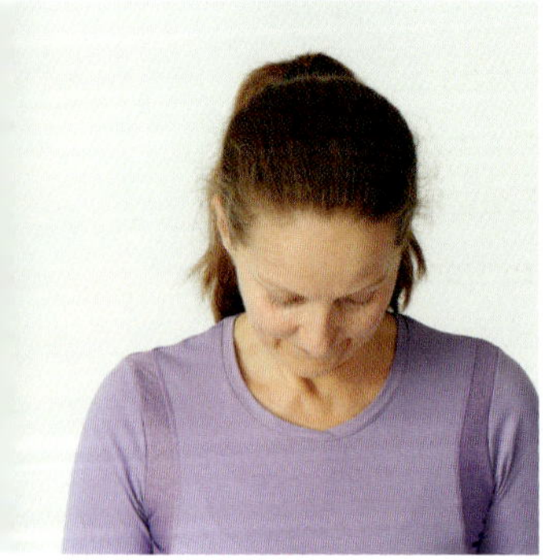

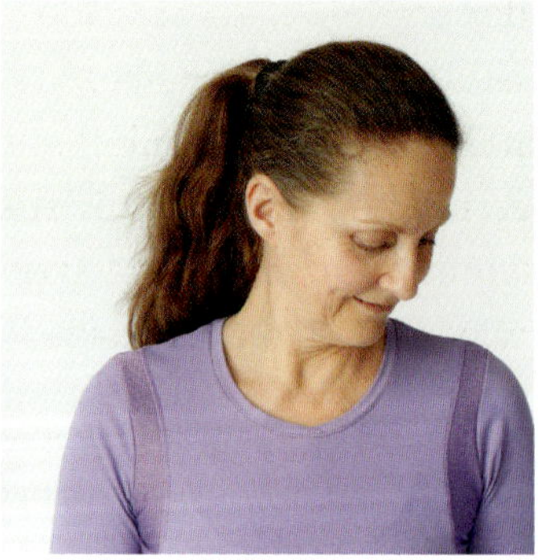

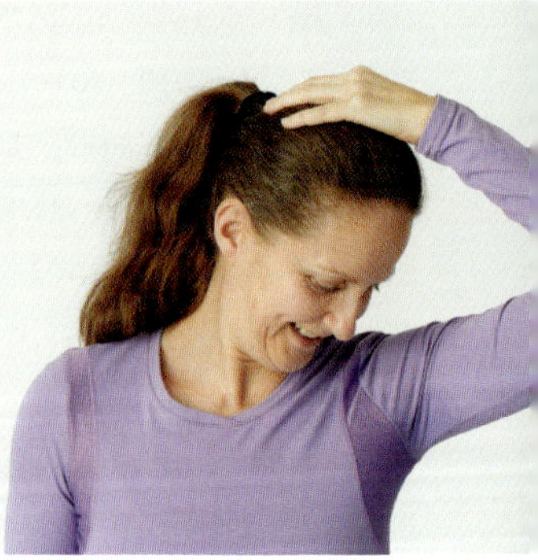

Diese Übung eignet sich nicht nur für die Hals-/Nackenmuskulatur, sondern auch für Ihre Gesichtsmuskeln. Sie neigen Ihren Kopf zurück und formen Ihren Mund zu einem Kussmund. Schicken Sie ein paar Küsse nach „oben", egal ob Sie an eine Göttin oder Ähnliches glauben oder nicht. In meinen Bewegungskursen zaubert diese Übung immer auch ein Lächeln ins Gesicht meiner Teilnehmerinnen. Und Lächeln ist, wie Sie sicher wissen, das beste Gesichtsmuskeltraining.

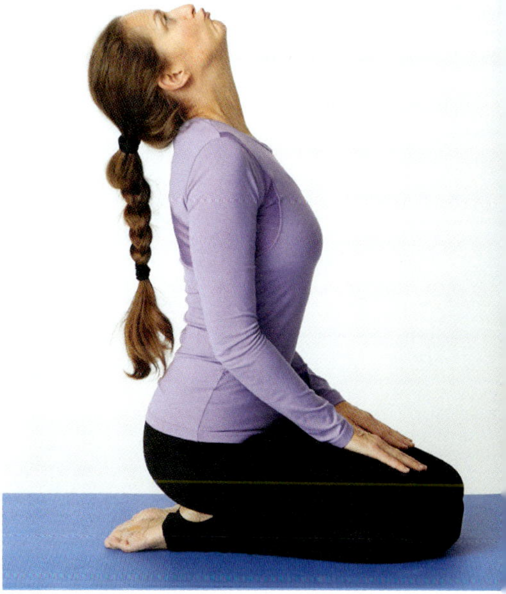

Bei den folgenden Varianten können sich die Halswirbel wieder besser ausrichten und Schmerzen zwischen den Schultern reduzieren.[126]

Kopf-Neigen mit Augen

Die Übung ist ähnlich, der Unterschied besteht darin, dass Sie zuerst Ihre Augen langsam zu einer Seite bewegen und dann Ihren Kopf zur gleichen Seite neigen. Ihr Ohr wandert dabei wieder Richtung Schulter. Sie bleiben in dieser Position für etwa 30 Sekunden oder länger. Danach richten Sie Ihren Kopf wieder gerade und schauen geradeaus. Sie wiederholen diesen Ablauf auf der anderen Seite.

126 Rosenberg, Der Selbstheilungsnerv, S 274 ff.

Eine weitere Möglichkeit: Derselbe Ablauf wie vorhin, mit dem Unterschied, dass Augen und Kopf jeweils zur anderen Seite gerichtet sind.

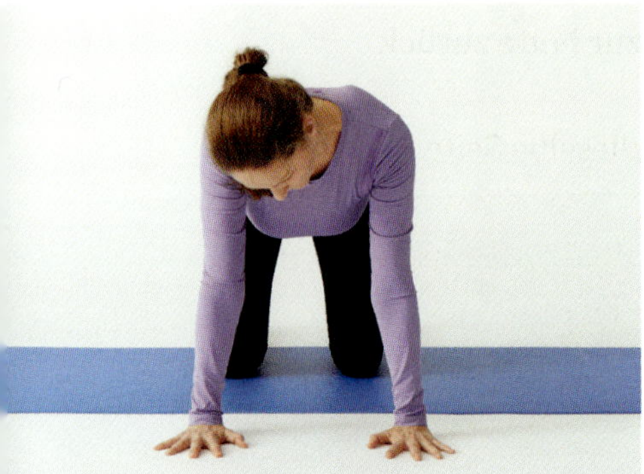

Eine weitere Variante dieser Übung im Vierfüßerstand: Sie wandern wieder zuerst mit den Augen und neigen dann den Kopf. Wie bei allen diesen Übungen, sollten Sie darauf achten, dass Sie nicht Ihre Schultern hochziehen. Denken Sie sich lang in der Wirbelsäule.

Kopf-Drehen mit Weitblick

Sie setzen oder stellen sich aufrecht hin und drehen zuerst Ihren Kopf so auf eine Seite in Richtung Schulter, als ob Sie mit einem an Ihrer Nase befestigten Stift eine gerade Linie ziehen wollten. Bleiben Sie kurz in dieser Position und drehen nun den Kopf wieder zurück zur Mitte. Dieselbe Bewegung machen Sie noch einmal zur selben Seite. Dabei schauen Sie mit Ihren Augen langsam bis ganz

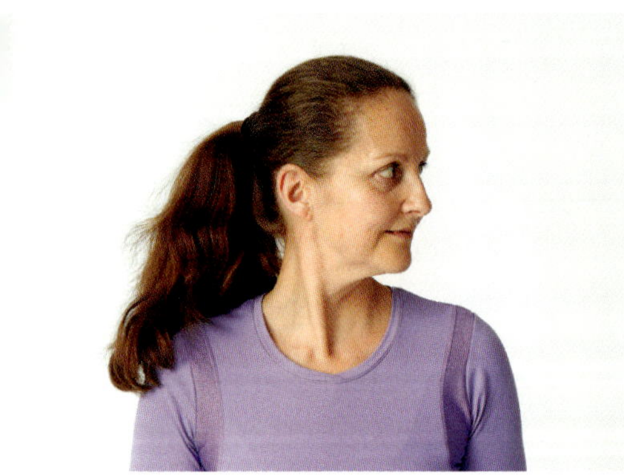

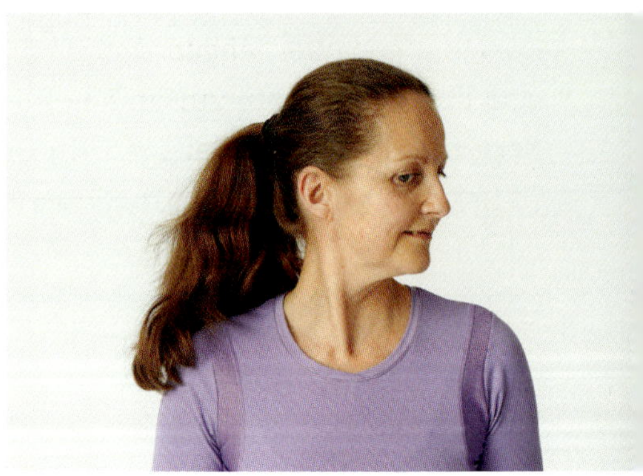

nach hinten. Merken Sie sich, wie weit Sie nach hinten schauen können. Bleiben Sie in dieser Position für etwa 4 AZ. Sie lassen nun Ihren Kopf in dieser Position und bewegen nur die Augen langsam in die Gegenrichtung nach vorne. Nach etwa 4 AZ schauen Sie wieder geradeaus und bringen Ihren Kopf zur Mitte zurück.

Nun drehen Sie erneut Ihren Kopf auf dieselbe Seite und schauen wieder ganz nach hinten zurück mit den Augen. Hat sich Ihr Blickfeld vielleicht verändert, können Sie weiter nach hinten schauen? Das Ganze wiederholen Sie zur anderen Seite.

Sollte der Kopfwender – der sog. *Musculus Sternocleidomastoideus* – für Ihren steifen Nacken verantwortlich sein, können Sie mit dieser Übung Abhilfe schaffen.[127]

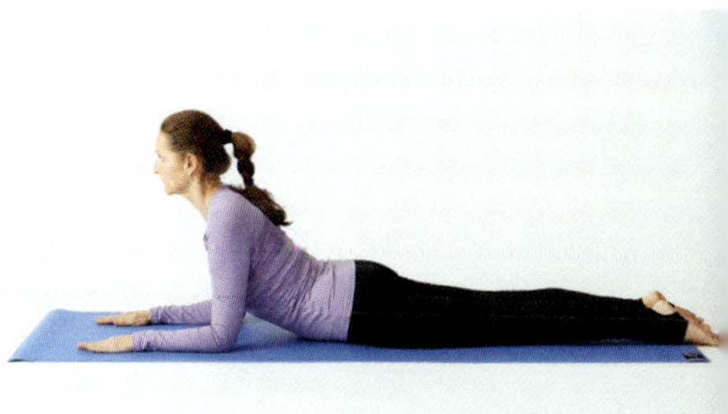

Sie legen sich auf den Bauch und positionieren Ihre Ellbogen direkt unter Ihre Schultern. Drehen Sie den Kopf in dieser Position so weit, wie es für Sie möglich ist, zur Seite. Bleiben Sie für ca. 30 Sekunden oder länger. Danach drehen Sie den Kopf zur anderen Seite und bleiben wieder so für ca. 30 Sekunden.

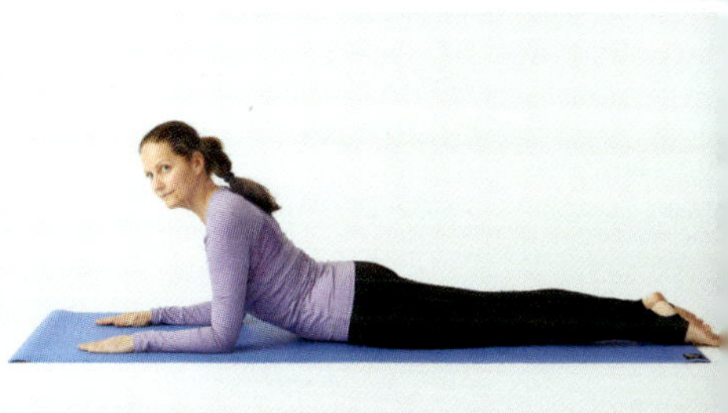

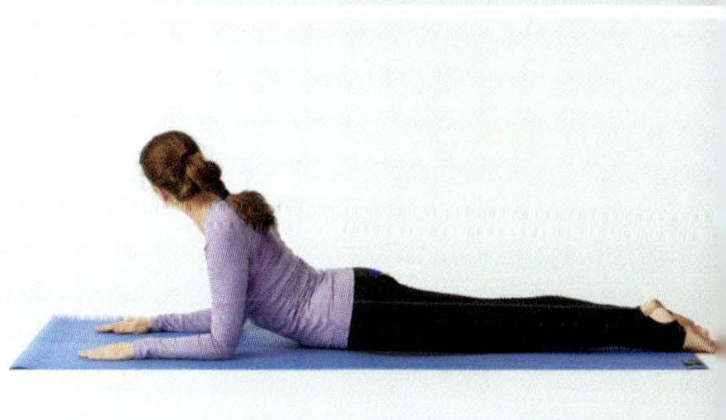

127 Rosenberg, Der Selbstheilungsnerv, S 279 ff.

Bei der Variante dieser Übung können Sie Ihre Augen wieder mitarbeiten lassen. Sie drehen Ihren Kopf zur Seite, lassen ihn in dieser Position und wandern mit Ihren Augen so weit wie möglich nach hinten. Dann schauen Sie nach vorne, ohne dabei den Kopf nach vorne zu drehen. Wiederholen Sie die Übung zur anderen Seite.

GUT ZU FUSS

Vergessen Sie nicht auf Ihre Füße. Ich habe bereits beim Statement zu den Faszienrollen auf die Fußsohlen hingewiesen. Sie können Ihre Fußsohlen mit einem Ball oder einer kleinen Rolle ausrollen.

Folgende Übungen können und sollten Sie immer wieder machen.

Greifen Sie mit Ihrer Hand unter Ihre Zehen und versuchen Sie die Zehen Richtung Fußrücken zu dehnen. Danach greifen Sie um und dehnen den Fußrücken.

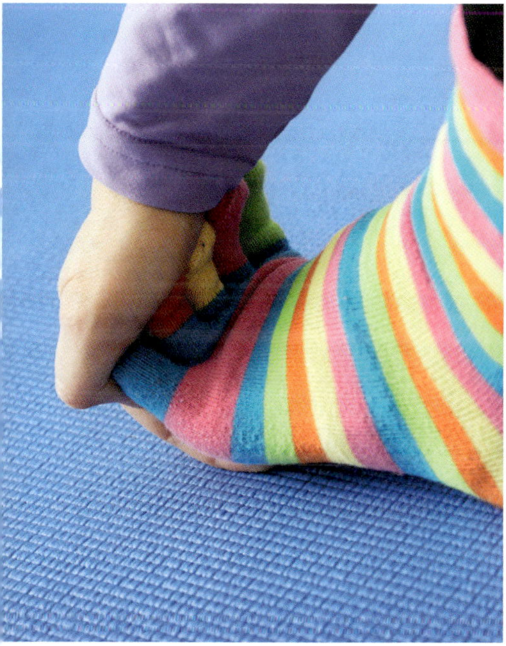

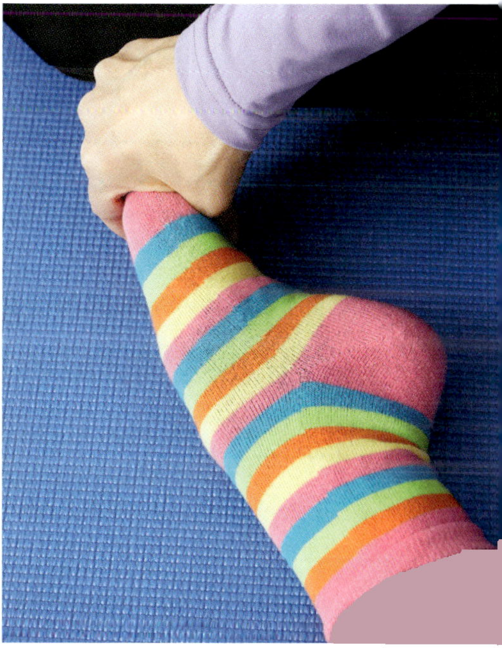

Eine tägliche Übung nach dem Duschen oder Baden: Spreizen Sie mithilfe Ihrer Finger Ihre Zehen auseinander oder stecken Sie das Handtuch zwischen Ihre Zehen. Wenn Sie Ihre Zehennägel lackieren, kennen und haben Sie vielleicht Zehentrenner aus Schaumstoff. Ohne derartige Hilfsmittel geht's mit Ihren Fingern: Stecken Sie diese zwischen Ihre Zehen von oben und von unten. Noch besser ist es allerdings, Sie nehmen dabei Ihre Zehen – wie ich Ihnen hier zeige.

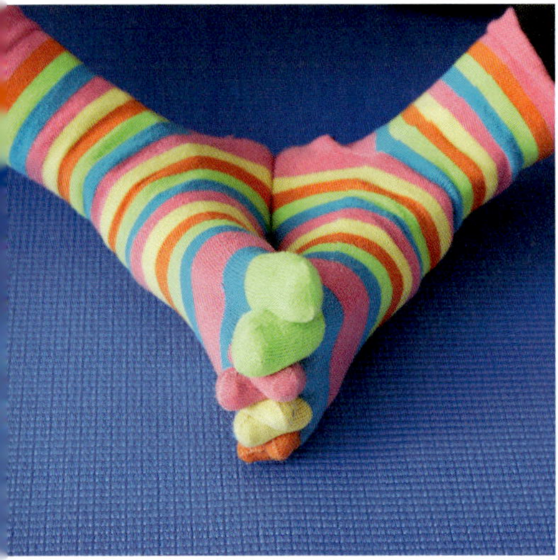

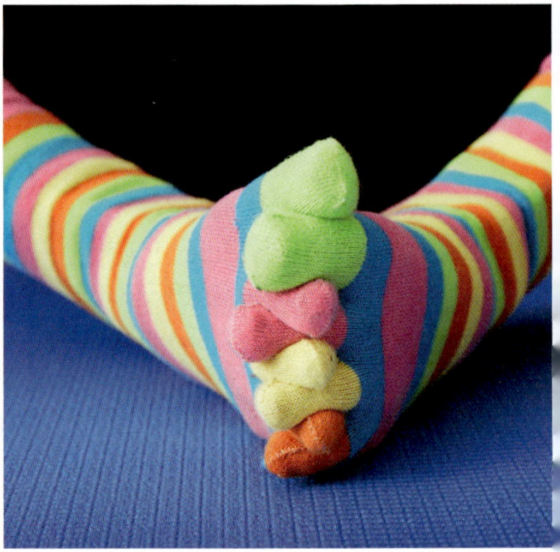

Mit dieser Übung habe ich immer die Lacher auf meiner Seite. Sobald meine Teilnehmer in den Bewegungskursen diese Übung ausprobieren und merken, wie schwierig es anfangs für sie ist, erwacht ihr Eifer. Verschränken Sie Ihre Zehen, positionieren Sie die Zehen des einen Fußes gegebenenfalls mithilfe Ihrer Finger zwischen die Zehen des anderen Fußes. Auch wenn es anfangs schwierig ist, ich garantiere Ihnen, es wird von Mal zu Mal leichter. Ich hoffe, dass ich auch Ihren Eifer geweckt habe. Ihr Körper wird es Ihnen danken.

EINE KURZE ZUSAMMENFASSUNG

Mit einer ausgewogenen Ernährung sind Sie immer auf der „richtigen" Seite. Behalten Sie aber im Hinterkopf, dass es Zeiten geben kann, in denen Sie einen erhöhten Bedarf an Mikronährstoffen haben können. Hören Sie auf Ihren Körper, was Ihnen guttut, und lassen Sie sich gegebenenfalls von fachlich kompetenten Ärztinnen oder Ernährungswissenschafterinnen beraten.

Ein kurzer Blick in das Hormonsystem hat gezeigt, dass körperliche und psychische Beschwerden durch ein hormonelles Ungleichgewicht entstehen können, und das auch ein Erklärungsansatz dafür sein kann, dass es vor allem Frauen ab einem fortgeschrittenen Alter schwerfallen kann, sich zu bewegen bzw. sich dazu zu motivieren. Sie haben viele Möglichkeiten, Ihre Hormone in Balance zu bringen. Hören Sie auf Ihre innere Ärztin.

Mit einem Ausflug in die Sportpsychologie haben Sie anhand der Attributionstheorien Erklärungen bekommen, warum Sie handeln oder nicht handeln und sich dementsprechend verhalten. Da Ihre Handlungen durch Ihre (früh-)kindliche Sozialisierung beeinflusst werden, ist es wichtig, dass Sie sich genauer beobachten und Ihr Verhalten reflektieren. Dabei ist es hilfreich, Ihre Erfahrungsschatzkiste zu durchforsten und diejenigen Verhaltensweisen „auszusortieren", die Ihnen nicht mehr förderlich sind. Damit können Sie auch einen inneren Schweinehund „überreden".

Aus der Stressforschung wissen Sie nun, dass Stress aufgrund automatisch ablaufender Bewertungsprozesse entsteht und deshalb jeder völlig unterschiedlich auf Stress reagieren kann. Wenn Sie regelmäßig Ihre Stressreaktionen und Ihre stressverschärfenden

Denkmuster reflektieren, können Sie auch die unbewusst ablaufenden Prozesse ans Licht bringen und diese durch unterstützende Denkweisen erfolgreich verändern. Hinterfragen Sie Ihre Gedanken und Verhaltensmuster, aber versuchen Sie auch, Dinge, die Sie selbst nicht ändern können, so anzunehmen, wie sie sind. Sie können höchstens das Verhalten einer Person beeinflussen, indem Sie sie darauf ansprechen, was Sie an deren Verhalten stört und worin Sie dabei eingeschränkt werden. Sie sind für Ihre Befindlichkeit verantwortlich, niemand sonst. Geben Sie den Gedanken auf, eine Person ändern zu müssen. Erleben Sie sich als Subjekt und gehen Sie in dieser Rolle auf. Nutzen Sie das Wissen aus der Gehirn- und Stressforschung, wenn Sie Verhaltens- und Stressmuster bei sich verändern möchten. Programmieren Sie sich um mit zielgerichtetem Denken, schreiben Sie Ihr Drehbuch und genießen Sie Ihren Lieblingsfilm.

Ich hoffe, Sie sind ebenso begeistert wie ich über die faszinierende Welt der Faszien und ich konnte Ihnen verständlich machen, warum es so wichtig ist, dass Sie Ihren Körper mit der optimalen Bewegung regelmäßig verwöhnen.

Ich wünsche Ihnen viele kreative Einfälle bei der Planung Ihres Genuss-Gesundheitsprojektes, wunderbare und entspannende Momente bei den Genuss-Entspannungsübungen und viel Erfolg bei den Genuss-Sportübungen. Posen Sie sich mutig und stecken Sie andere mit Ihrer „Wow"-Ausstrahlung an. Erweitern wir gemeinsam die „Blaue Zone".

Auf geht's in ein selbstbestimmtes, genussvolles und zufriedenes Leben!